周仲瑛
中医内科急症学

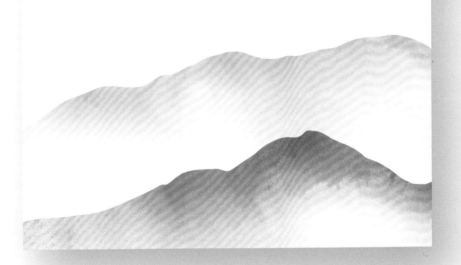

主编单位◎南京中医药大学

主　　编◎周仲瑛　金妙文

副主编◎过伟峰

编　者◎周仲瑛　金妙文　过伟峰　王志英　周学平

顾　勤　汪　红　陈文垲　刘军楼

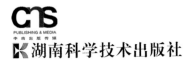

湖南科学技术出版社

图书在版编目（CIP）数据

周仲瑛中医内科急症学 / 周仲瑛，金妙文主编. —长沙：
湖南科学技术出版社，2022.2
ISBN 978-7-5710-1261-8

Ⅰ．①周… Ⅱ．①周… ②金… Ⅲ．①中医内科学②中
医急症学 Ⅳ．①R25②R278

中国版本图书馆 CIP 数据核字（2021）第 206486 号

ZHOUZHONGYING ZHONGYI NEIKE JIZHENGXUE

周仲瑛中医内科急症学

主　　编：周仲瑛　金妙文
出 版 人：潘晓山
责任编辑：李　忠
出版发行：湖南科学技术出版社
社　　址：长沙市芙蓉中路一段 416 号泊富国际金融中心
网　　址：http://www.hnstp.com
湖南科学技术出版社天猫旗舰店网址：
　　　　　http://hnkjcbs.tmall.com
邮购联系：0731-84375808
印　　刷：长沙艺铖印刷包装有限公司
　　　　　（印装质量问题请直接与本厂联系）
厂　　址：长沙市宁乡高新区金洲南路 350 号亮之星工业园
邮　　编：410604
版　　次：2022 年 2 月第 1 版
印　　次：2022 年 2 月第 1 次印刷
开　　本：889mm×1194mm　1/16
印　　张：11.75
彩　　插：2 页
字　　数：350 千字
书　　号：ISBN 978-7-5710-1261-8
定　　价：78.00 元

国医大师
周仲瑛教授
简介

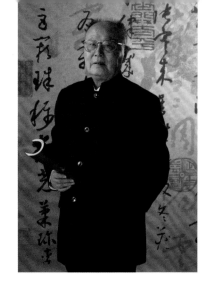

　　周仲瑛，男，生于 1928 年，江苏如东人，当代著名中医学家，医德高尚，医术精湛，享誉海内外。自幼随父著名中医专家周筱斋教授学习医术，先后求学于上海新中国医学院中医师进修班、江苏省中医进修学校，1956 年毕业后留南京中医学院附属江苏省中医院工作，1983 年调至南京中医学院担任院长。现为南京中医药大学终身教授、主任中医师、博士生导师，中国中医科学院学部委员。

　　曾担任七届全国人大代表、国务院学位委员会学科评议组（中医）成员、中国中医科学院学术委员、国家中医药管理局中医药工作专家咨询委员会委员、国家教委科技委医药卫生学科组组员、卫生部药品审评委员会委员、中华中医药学会终身理事、江苏省中医学会名誉会长等学术职务。

　　获首届"国医大师"、全国中医药杰出贡献奖、国务院首批政府特殊津贴、全国高等学校先进科技工作者、全国老中医药专家学术思想优秀指导老师、全国优秀中医临床人才研修项目优秀指导老师、全国首届中医药传承特别贡献奖、第一批国家级非物质文化遗产项目"中医诊法"代表性传承人、江苏省名中医、江苏省先进工作者、江苏省科技先进工作者、江苏省优秀研究生导师、江苏省优秀共产党员等多项荣誉称号。

　　从事中医内科临床工作70余年，对中医内科各种常见病，尤其是急难疑重病症（心、肺、脑血管病，肝胆、脾胃疾病，免疫性疾病及肿瘤等）的诊疗具有丰富经验，擅长发挥中医辨证论治优势，复合立法，组方选药，临床疗效良好。作为新中国中医教育事业和中医内科学科的开拓者之一，创建内科学总论和辨证施治纲要，确立以脏腑为辨证核心、内科疾病系统分类的基础，为临床专业的分化开辟了途径；为中医内科急症医学做了大量开拓性工作，造诣精深，构建了中医内科急症学学术体系；以病机十三条为纲，构建中医病机辨证新体系，创建如审证求机论、辨证五性论、瘀热论、湿热论、癌毒论、复合病机论、复法组方论等多项创新理论在临床被广泛采用，丰富了辨证论治内容，发展了中医学理论。在科研中坚持以中医理论为指导，临床实践为基础作为课题研究设计的基本原则。坚持理论为先导，实践出真知，继承与创新并举，发展中医急难病证新理论。

　　先后主持、参与国家七五、八五、九五攻关计划，十五、十一五国家科技支撑计划，国家重点基础研究发展973计划等部省级课题37项，获各类科技进步奖及科学技术奖47项，如"中医药治疗流行性出血热的临床和实验研究"获国家中医药管理局科技进步一等奖（1988年），多项成果在国内外处于领先地位。获授权发明专利34项，创制科研新药并转让5种。发表学术论文300余篇，编写《中医内科学》教材、《中医内科学》教学参考书、《中医内科急症学》、《中医病机辨证学》、《瘀热论》等著作39 部。先后培养硕士博士43人次、各级师带徒21人次、各级优才弟子22人次、各级平台传承人32人次，亲自带教师承弟子计百余名，为中医药事业的发展做出了重要的贡献。

金妙文教授简介

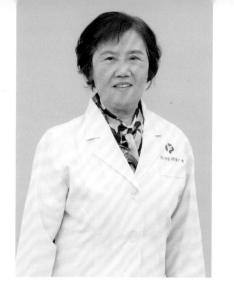

金妙文，女，研究员、教授、博士生导师、享受国务院特殊津贴专家、第三批全国老中医药专家学术经验继承指导老师、江苏省名中西医结合专家、江苏省第三批中医师带徒指导老师。国家食品药品监督管理局审评专家、国家博士后基金评审专家，中国中西医结合学会急症专业委员会委员，曾任江苏省中西医结合学会急症专业委员会主任委员等职。先后荣获中国中西医结合贡献奖（2001年）及江苏省高校先进科技工作者、江苏省名中西结合专家、江苏省优秀党员、江苏省三八红旗手等称号。

金妙文教授临床医疗能遵循中医理论，发挥辨证论治诊疗体系的优势，在中西医结合内科急难症领域具有坚实而系统的理论和专业知识，在省内外有很高的知名度。从事临床医疗、教学、科研工作50余年，擅长治疗中医内科急难症等多种病证，临床疗效显著。提出论治既须与证对应，又应从理论上扩大思路多途径寻求治法，重视复合立法，即讲究虚实补泻、标本缓急，又重视其相互关系。在实践中善于总结临床经验，提出新的见解，对传统理论的应用有了进一步的发展。先后承担省级以上课题28项，其中国家级8项，获省级以上科技进步奖23项，多项成果在国内外处于领先水平。先后作为主编、副主编等出版教材、专著17部。发表论文100余篇。

前　言

　　《周仲瑛中医内科急症学》是以中医理论为指导，临床实践经验为基础，多种综合疗法为特色，介绍内科临床常见急症、危症、重症的发生发展规律、诊疗技术和救护措施的一本专著。

　　中医诊治内科急重症，历史悠久，积累了丰富的经验，具有一定的特色和优势。50余年来，随着急症研究的深入，中医急救的诊疗水平不断提高。因此，编写《周仲瑛中医内科急症学》成为时代的需要，中医事业发展的需要，其目的在于通过系统的中医急症理论的学习，掌握救治内科急症、危症、重症的基本知识和操作技能，使读者在今后的临床工作中能充分运用中医的诊疗手段与方法去处理和研究急救中出现的各种复杂问题，为中医急救医学的发展做出贡献。

　　我们编写本书的指导思想在于力求反映中医内科辨证论治诊疗体系在急症医学中的具体应用，体现其优势，表达其作用和地位，贯彻古为今用、西为中用的原则，以临床实践经验为基础，吸取当前科研新成果，充实丰富相关内容，反映中医自身的特色。本书病名以中医为主，尽量保持中医特色，并从临床实际出发，引入少数西医病名，为我所用，或创造性地确立病名。例如，根据肾综合征出血热的临床特点，命名为"疫斑热"；针对原有"关格"涉及现代病种多、含义不清的情况，命名为"急性肾衰竭"；厥、脱历来为症状名称，不是一个病证名，现在我们理解厥与脱既有区别，又有联系，有由轻转重、由厥致脱的因果关系，因此，较早明确地把厥脱作为一个独立的病证名。在病证选择上，确保重点，授人以渔，力求通过介绍急症的主要常见重点病证，达到举一反三的目的。同时明确划清本专著与临床相关学科、教材病证的界线。例如，中风，内科学中已作介绍，春温、暑温等则属儿科学、温病学范畴，这里都不再重复；至于抽搐，内科学虽已有痉病专论，但因是痉、厥、闭、脱重证之一，故将其有关急症部分的内容附述于外感高热之后；急黄病篇的内容与内科黄疸既相呼应，又有不同的重点，它突出该病的危重性，丰富充实了辨证论治内容。全书理论以临床实用为宗旨，既保持中医理论体系的特色，又不是引经据典、空洞文字的堆砌，并在实践中有所创新。例如，病因中的饮食因素，历来归属于内伤范畴，但从临床实际认识，应该是饮食失宜不节，属内伤范围，而饮食不洁实属外感因素，也就是一般所说的"病从口入"，应在历来认为饮食因素皆属内伤范围的基础上，进一步加以区别。在辨证论治部分采取辨证与治法方药分开的方式，旨在体现证与证之间的有机联系，治法与治法之间的交叉融合，有别于内科病证历来一证一治的编写模式。又如疫斑热的每一个病期，虽分几个证型，但在突出各病期主要病机病证的基础上，着重介绍了各期主要治法方药，从而达到执简驭繁、切合实用的目的。

　　本书由绪论、中医内科急症学基础、常见急危重症中医内科诊疗、常见急性中毒中医内科救治、中医内科常用急救技术 5 章组成。

　　中医内科急症学基础阐述中医内科急症的基本特点、病机特点、辨证要点和治疗原则，为掌握急症的理论体系和辨治要领奠定基础。

　　常见急危重症中医内科诊疗介绍了内科常见急危重症 16 种，每个病证按导言、病因病机、诊查要点、辨证、治疗、护理、临证要点等项叙述。每一部分的基本内容如下。

　　导言：包括概念、临床特征和讨论范围 3 个方面，扼要阐述该病证的定义、临床主要表现和病证特征，介绍中医与西医的病证关系，或做某些必要的说明。

　　病因病机：叙述发病原因，阐明发病机制，如病理因素、病理性质、脏腑病位、预后转归等。这部分采取病因与病机分列的方式，有利于详细论述疾病的发生、发展、转归、传变规律。

　　诊查要点：介绍诊断要点，包括起病形式、主症特点、体征和实验室检查等，类证鉴别主要介绍中医有关病证的鉴别，部分病证则适当引入西医鉴别诊断内容。既体现中医特色，又有必要的西医诊断依据。意图明确中医四诊为辨证提供依据，而西医诊断与鉴别诊断主要在辨病，两者不可偏废，力求融会贯通。

　　辨证：突出辨证的基本要领，根据自身临床实践经验，介绍常见证候的主要症状表现，并以证机概要的方式来叙述，旨在概括证候的病机要领，以有利于为临床病案辨证分析的书写打好基础。分证切合实用，有自己的独特见解，体现了证的动态变化。

　　治疗：介绍综合性的治疗，中医多种应急措施，专用方药，辨证论治原则，主要证候的治法、例方、常用药、随证加减等。同时适当介绍一些西医实用的非特异性的基础和支持疗法，但特异性治疗不予介绍，以体现我们的临床指导思想以中医为主。简要介绍每一治法的作用机制，说明其为什么；处方部分突出对本病证的功能、主治、适应证，以便掌握该治法的最佳处方和不同处方的综合应用，避免重复方剂学的内容。随后环绕主方提出常用药物，源于例方而不拘泥于例方中的所含药物，力求实用性强，贯穿了临床实际选方用药的经验和体会（例方保留原方药名，涉及羚羊角、犀角等中药，目前按法律法规使用替代品）。专用方药部分融汇了我们的科研成果，如在疫斑热、厥脱、肾衰竭篇中引用了我们行之有效的多种科研方药，同时亦引进了其他新的制剂、新的疗法，这些新品选用的原则是实用、有效，能反映中医特色，体现中医救治急症的优势。

　　护理：根据各病种的特点，指出应该注意观察的要点以及精神、起居、环境、饮食、锻炼等综合性调摄护理措施。尽量反映辨证施护的特色。

　　临证要点：提出在诊治本病中需注意的问题，旨在深化中医理论，提高临床治疗水平和能力，是作者临床经验的总结，也是全篇的精华部分。

　　常见急性中毒中医内科救治扼要介绍了 12 个内科常见急性中毒的诊断和救治方法。

　　中医内科常用急救技术介绍了 16 种常用急救技术的适应证、操作方法和注意事项，以及中医急症外治法。

　　总之，我们编写《周仲瑛中医内科急症学》，旨在揭示中医治疗急症有其自身的规律性，而内科辨证论治理论体系是基础，对其他各科具有普遍的指导意义。

　　本书的编写由南京中医药大学中医内科急难症研究室的老师承担。其中中医内科急症学基础一章由周仲瑛、王志英、过伟峰、周学平、顾勤编写。周仲瑛负责昏迷、暴喘篇；金妙文负责疫斑热、急性肾衰竭、厥脱和常见急性中毒中医内科救治篇；陈文凯负责真心痛篇；王志英负责急性吐泻、中暑、咯血篇；过伟峰负责时感、外感高热、真心痛篇；周学平负责急性腹痛、急性上消化道出血、心力衰竭篇；汪红负责急黄、中医内科常用急救技术部分篇；顾勤负责肺炎篇；刘军楼负责中医内科常用急救技术部分篇；增加西医急救技术体现中西医结合的特色。全书由我国著名中医内科学专家、原南京中医学院院长周仲瑛国医大师设计、修改、审定。各个病证的西医部分及中医内科常用急救技术部分由金妙文教授、刘军楼副教授审定。

　　本书也可作为中医内科急症学教材供全国中医药大学选用。各校可根据教学循序渐进、由浅入深的原则，课程的讲授应安排在各临床学科后，通过教学实习，有初步的感性知识后进行。教学形式以课堂讲授为主，并与病例讨论、见习或示教相结合，力求做到理论切合实际，辅以实习操作示教与声像教学，帮助掌握辨证救治和操作技能的实际应用，使知识真正转化为能力。

　　本书适宜于从事中医及中西医结合医疗、科研的各类专业人员阅读，也可供全国高等中医药院校、高等西医院校中医专业应用。对于书中存在的缺点和不足之处，恳请各方面的同道在医疗、教学和科研过程中提出宝贵意见，以便我们改进，使这门新兴学科逐步充实和完善。

周仲瑛　金妙文

于南京中医药大学

目　　录

绪　论 ……………………………………………………………………………………（1）

　一、中医内科急症的概念 ………………………………………………………………（1）

　二、中医内科急症学的特色 ……………………………………………………………（1）

　三、继承发展中医急症医学是振兴中医药的关键 ……………………………………（1）

　四、发展中医内科急症学的思路和方法 ………………………………………………（1）

第一章　中医内科急症学基础 …………………………………………………………（3）

　第一节　急症的基本特点 ………………………………………………………………（3）

　　一、大实大虚，邪正消长多变 ………………………………………………………（3）

　　二、多脏同病，但有主次先后 ………………………………………………………（3）

　　三、多病同证，但又同中有异 ………………………………………………………（4）

　第二节　急症的病机要点 ………………………………………………………………（4）

　　一、内外合邪，每多因果夹杂 ………………………………………………………（4）

　　二、病理因素责之风火（热）痰瘀，并可转化并见 ………………………………（4）

　　三、邪盛酿毒，毒邪性质多端，外受、内生有别 …………………………………（5）

　　四、邪实机闭是阴竭阳脱、气血消亡的基础 ………………………………………（5）

　　五、病性多实，但常虚实夹杂 ………………………………………………………（6）

　　六、病机之间的演变转化，可致多证相关 …………………………………………（6）

　第三节　急症的辨证要点 ………………………………………………………………（6）

　　一、辨外感与内伤 ……………………………………………………………………（7）

　　二、辨脏腑病位 ………………………………………………………………………（7）

　　三、辨病理因素 ………………………………………………………………………（7）

　　四、辨标本主次 ………………………………………………………………………（8）

　　五、辨病势传变与顺逆 ………………………………………………………………（8）

　　六、辨证与辨病 ………………………………………………………………………（8）

　第四节　急症的治疗原则 ………………………………………………………………（9）

　　一、急则治标 …………………………………………………………………………（9）

　　二、综合救治 …………………………………………………………………………（9）

　　三、证病合治 …………………………………………………………………………（10）

　　四、祛邪扶正 …………………………………………………………………………（10）

　　五、防传杜变 …………………………………………………………………………（10）

　　六、严密监护 …………………………………………………………………………（10）

第二章　常见急危重症中医内科诊疗 …………………………………………………（12）

第一节　时感 ……………………………………………………………………………（12）

第二节　外感高热 ………………………………………………………………………（15）

　　附　抽搐 ………………………………………………………………………………（23）

第三节　疫斑热 …………………………………………………………………………（25）

第四节　肺炎 ……………………………………………………………………………（35）

第五节　暴喘 ……………………………………………………………………………（41）

第六节　昏迷 ……………………………………………………………………………（48）

第七节　真心痛 …………………………………………………………………………（56）

第八节　厥脱 ……………………………………………………………………………（64）

第九节　急性腹痛 ………………………………………………………………………（73）

　　附一　胆绞痛 …………………………………………………………………………（80）

　　附二　肾绞痛 …………………………………………………………………………（81）

第十节　急性吐泻 ………………………………………………………………………（82）

第十一节　中暑 …………………………………………………………………………（89）

第十二节　急黄 …………………………………………………………………………（95）

第十三节　咯血 ……………………………………………………………………………（100）

第十四节　急性上消化道出血 ……………………………………………………………（105）

第十五节　心力衰竭 ………………………………………………………………………（111）

第十六节　急性肾衰竭 ……………………………………………………………………（117）

第三章　常见急性中毒中医内科救治 ……………………………………………………（125）

第一节　概述 ………………………………………………………………………………（125）

第二节　毒蕈中毒 …………………………………………………………………………（130）

第三节　鱼胆中毒 …………………………………………………………………………（132）

第四节　毒蛇咬伤 …………………………………………………………………………（133）

第五节　雷公藤中毒 ………………………………………………………………………（137）

第六节　乌头类药物中毒 …………………………………………………………………（139）

第七节　马钱子中毒 ………………………………………………………………………（141）

第八节　斑蝥中毒 …………………………………………………………………………（142）

第九节　急性有机磷农药中毒 ……………………………………………………………（143）

第十节　急性巴比妥类药物中毒 …………………………………………………………（147）

第十一节　急性酒精中毒 …………………………………………………………………（149）

第十二节　一氧化碳中毒 …………………………………………………………………（151）

第四章　中医内科常用急救技术 …………………………………………………………（154）

第一节　针灸疗法 …………………………………………………………………………（154）

第二节　嗜鼻疗法 …………………………………………………………………………（155）

第三节　探吐疗法 …………………………………………………………………………（155）

第四节　刮痧疗法 …………………………………………………………………………（156）

第五节　放血疗法 …………………………………………………………………………（156）

第六节　捏脊疗法 …………………………………………………………………………（157）

第七节　关节脱臼复位 ……………………………………………………………………（158）

第八节　熏洗疗法 …………………………………………………………………………（159）

第九节　药熨疗法 …………………………………………………………………………（160）

第十节　雾化吸入疗法 ……………………………………………………………………（160）

第十一节　氧气疗法…………………………………………………………………（161）

第十二节　气管内插管………………………………………………………………（163）

第十三节　机械通气…………………………………………………………………（165）

第十四节　心脏电复律………………………………………………………………（168）

第十五节　紧急床边人工心脏起搏…………………………………………………（170）

第十六节　心肺复苏…………………………………………………………………（174）

绪　　论

一、中医内科急症的概念

中医内科急症是指内科所属领域内起病急暴、变化迅速或慢性疾病积渐突变，病势重危的一系列病证。

急症救治的目的要求，主要是经过对危重患者的紧急抢救，有效地纠正危及生命的病理和病理生理改变，保证生命器官（心、肺、脑、肾）维持其有效功能，使患者生命体征稳定，制止可能发生的死亡，为进一步治疗创造条件，但不包括疾病全过程的治疗。

二、中医内科急症学的特色

中医内科急症学是以中医理论为指导，实践经验为基础，多种综合疗法为特色的一门临床急救学科。

中医内科急症学是中医内科学的重要组成部分，又与其他临床各科急症学共同组成中医急症学。

中医内科急症学的形成和发展是随着中医学同步发展的，在历代医学典籍中，我们都可以看到有关急症的理论、诊治经验、急救技术方药、典型案例。

一方面，中医内科急症的诊疗，必须以辨证论治、理法方药的诊疗体系为主导，才能将行之有效的诊疗经验应用于医疗实践。

另一方面，内病外治的多种疗法，局部治疗所起的整体效应，新的剂型和给药途径，对内科急症的救治，充分体现了综合治疗的特色和优势，符合简、便、验的要求，有利于提高治疗急症的效果。

三、继承发展中医急症医学是振兴中医药的关键

近百年来，西医传入我国，由于社会因素等多方面的影响，中医药事业的发展未能得到应有的保证，反而趋向萎缩，中医治疗急症的阵地也日趋缩小，中医治疗急症的宝贵经验渐致湮没，在人们思想中长期形成了"西医治疗急性病，中医治疗慢性病"的印象。

中华人民共和国成立后，特别是党的十一届三中全会以来，随着党的中医政策的逐步落实，中医事业的复苏和发展，中医治疗急症已被提到重要的议事日程上来。

五十余年来，全国各地中医的临床实践证明，中医治疗急症有很好的疗效，具有其自身的特色和潜在优势，在某些方面，还可以与西医学互补不足。如内科方面对病毒感染类急性病证、重症肝炎、冠心病等的治疗就有它的长处。为此，我们首先要树立信心和坚定决心，脚踏实地，开拓进取，才能把萎缩了的中医急症诊疗重新振兴起来，改变那种所谓"中医人才不能适应社会医疗实际需要，因而必须以西代中才能具备应急能力"的片面错觉。

四、发展中医内科急症学的思路和方法

（一）在继承中求发展，在实践中再创新

继承是基础，发展是目的，我们必须重视历代中医对急症医学积累的成果，继承挖掘整理有关急症的理论知识、实践经验、急救方药和急救技术，这样才能有助于系统学习、掌握，应用于临床实际。

坚持应用中医理论指导急症实践，既是保证疗效的基础，同时通过实践又可促进发展提高中医急症

理论；进一步得到创新，以至突破，总结一套行之有效的诊疗规律。为此，我们必须把"辨证救治"与"辨病救治"（指中西医）相结合，传统的中医诊查与现代检验手段相结合，临床实践与实验研究相结合，现代通用性基础治疗与中医特异性疗法相结合，逐步使中医内科急症学不断得到充实、完善，上升到时代的水平。

（二）以症带病，病证结合，扬我所长，化短为长

急症是多种疾病危重情况下的共有表现，原发病虽有多端，但一旦出现同一急症时，其病理特点与"辨证救治"规律往往相同。为此，通过对某一急症的诊疗，可以带动许多与其相关疾病的应急处理。若能在此基础上，同时注意"辨病救治"的特异性治疗，就能达到病证结合，纵横联系，逐步制定内科急症的病证诊疗常规。

与此同时，在病证选择上，还应权衡中西医学之间的长短，扬我之长，选准突破口，通过重点带动一般，不断充实提高，进而逐步攻克自身之短，化短为长，决不能永久停止在一个水平上。

（三）医药结合，多剂型并举，多途径给药，多疗法配套

开展中医内科急症的治疗和研究，必须医药结合，同步加强，克服当前中药跟不上医疗需要的状况，一方面大力挖掘传统的中药应急制剂，另一方面解决剂型单调、不能适应急症要求的落后现象，遵循辨证论治要求，研制多类剂型，如针剂、合剂、冲剂、栓剂、片剂、舌下含化剂、气雾剂等；采取多途径给药，避免单一口服难以速效，无法解决急危患者的给药问题，如注射、嗜鼻、雾化吸入、灌肠、贴敷等，并由此发现新用途，扩大适用范围，提高治疗急症的疗效。此外，多种疗法和急救技术的综合应用，也是加强抢救手段，提高急救成功率的重要措施，如针灸、拔火罐、放血、刮痧、捏脊、外敷、吹鼻、烟熏等。

总之，中医对急症的治疗，有一定的基础，具有潜在的优势，但发展缓慢，还不能适应客观的需要。重视急症的开拓，是振兴中医的关键所在，我们一定要勇于实践，大胆探索，加强继承，不断创新，促使各个临床学科的急症同步发展，形成一门独立的新兴学科。

第一章　中医内科急症学基础

急症虽然起病急骤、病势危急、变化多端、证情复杂，但其发生发展也是有一定规律可循的，只要掌握其基本规律，紧紧抓住中医辨证论治的原则，知常达变，就可发挥自身的优势和特色，提高中医急症的诊疗水平。

第一节　急症的基本特点

急症的各个病证，虽然涉及多脏器、多系统，但在发生、发展、转归方面有其共同的特点和内在联系。

一、大实大虚，邪正消长多变

急症均以起病卒暴，来势凶猛为特征。其发生因邪气过盛，袭击人体以致突然发病；或因内伤久病，积渐加重，猝然突变而致。发病之时，邪势迅猛，正气奋起抗邪，邪正剧烈相争，但旋即耗伤正气，正不胜邪，形成邪盛正衰的局面，由于正邪力量消长转化快速，因此病情势急多变，转瞬之间即可发生传变。如疫斑热（出血热），因外感温疫热毒致病，由于邪毒炽盛，初起即见卫气同病，并迅即波及营分，内陷营血、心包，进一步发展可见阴伤气耗、阴竭阳亡等厥脱危候，其发生往往在数小时或数日内。

在病变过程中，邪盛与正衰常常互为因果，故多表现大实大虚的特点，即邪气的亢盛和正气的虚衰每易发展到极端，出现邪实内闭、正虚外脱的变局。其中外感、内伤所致者又有不同。外感急症，初起以邪实为主，但因邪毒致病力强，传变迅速，正不敌邪，进而导致正气耗伤，病情迅速由实至虚，或表现为虚实夹杂。如血证往往开始为火盛气逆，血热妄行，出血之后，则可导致阴血亏虚，或因火盛伤阴，演变为阴虚火旺证；若阴虚火炎动血，反复发作，或血热妄行，出血暴涌量多，血去气伤，或气随血脱，则可转为气虚、阳衰证。内伤急症，多在久患痼疾，脏腑气血阴阳亏损基础上，复加某种诱因导致病情猝然发作，出现气滞、血瘀、水停、痰聚、生风、酿毒诸变，这些病理因素，或助邪，或伤正，导致阴阳失调，气机逆乱，脏腑衰竭，表现因虚致实，虚实并见的特点。如充血性心力衰竭，病由心之气血阴阳亏虚而起，久之血脉瘀阻，水饮内停，以致心之阳气困遏，最终出现多脏俱损，脾肾阳衰、肺气闭绝、心阳欲脱等危候。

二、多脏同病，但有主次先后

急症的发生，不论因于外感或是内伤，其表现不论是邪盛或是正衰，病理关键都在于脏腑实质和功能受到严重损害，而且多非一脏一腑为病，病变往往涉及多个层次、多个脏腑，由于病的特异性，首犯部位不同，所病脏腑亦有先后主次之别。如暴喘的病变过程涉及肺、心、肾等多个脏器，但总以肺气上逆为主证，病变主脏在肺，同时因肺为气之主，肾为气之根，心脉上通于肺，病则互为因果，故与心、肾亦有密切关系，后期可因肺不主气、肾不纳气、命门火衰、心阳失用导致喘脱。

此外，基于脏腑之间的生克制约关系，在病理情况下，极易传及相关脏腑，如表里相传（胃病传脾等）、母子相传（肾病及肝等）、乘侮相传（肝病及脾等）。或因某一脏腑功能失调产生的病理产物，损伤其他脏腑而致病，如水邪凌心犯肺、痰瘀蒙蔽心脑神机等。由于各种疾病的病邪性质不同，其主病脏腑、病理传变亦有不同。如急性肾衰竭发病是因疫毒犯肾所致，病理表现为热毒、瘀毒、水毒蕴结下焦，在病理演变过程中，"三毒"可影响三焦气化，又内犯五脏，表现为凌心、犯肺、侮脾逆胃、伤肝等候，病变由肾而及三焦、心、肺、脾、胃、肝。而急黄病因是湿热瘀毒蕴结肝胆，继则内陷心肝而出现神昏痉厥；阻滞气机、脾失转输、水湿内停，可成臌胀；壅遏肾气、肾失司化，可成癃闭。病变首在肝胆，然后影响及脾、胃、心、肾。

三、多病同证，但又同中有异

"证"是疾病多个症状的综合征象，是病变过程中某一特定阶段的病机概括，不同的病在其发展过程中，可有相同的病理环节，即相同的病机，出现同一种证，故可异病同治，这对急症的救治，尤为重要。

任何一种疾病都有其根本矛盾及特殊发展规律，疾病的病理变化，终究受到疾病本身内在根本矛盾的影响，而显示出一定的差异性，因此异病同证，也只是在异的基础上的相同，随着原发病的不同，其发生、发展、预后均有很大差别，表现同中有异。如昏迷、中暑这两个不同的病证，在病变过程中都可出现热闭心包证，并均可因热邪内陷、耗气伤阴，出现阴竭阳亡证。但昏迷由外感、内伤多种疾病导致，其症候表现除昏迷外，有原发病的特异症状，治疗除开窍醒脑，启闭苏神以外，还当针对发病原因采取相应治法，其预后亦因病而异。而中暑则因感受暑邪致病，暑为阳邪，发病多有高热、烦躁等症，重者可因气阴耗伤而出现虚脱危候。治疗重在清热解暑、益气养阴，暑热得清、气阴来复则病自愈。为此，必须重视同中求异，结合疾病的特异性处理，才能有助于提高救治急症的疗效。

第二节 急症的病机要点

急症的病机要点主要表现为内外合邪；病理因素以风、火、痰、瘀、毒为主导；病性多实，常见虚实夹杂，多证相关；若邪实机闭，进而邪陷正虚，可由闭转脱。

一、内外合邪，每多因果夹杂

急症病重势急，病因繁杂，然不外内、外两端。

外感急症多因感受六淫或温疫热毒所致。内伤急症，多因脏腑功能失调而变生，如痰浊、水饮、瘀血，以及内生风、火、毒等。它们进一步作用于人体，成为重要的致病因素。

在急症发病中，内、外病邪并非单独致病，而多内外合邪，因果夹杂为患。因外感邪气与内生病邪具有"同气相召"的特性，而致内外相应。例如，外感风温热毒、热毒炽盛，可以燔灼肝经，煽动肝风，风火外邪与内生肝风同气相召，风火相煽，导致昏闭、痉厥之变。

内伤急症系慢性久病积渐加重，发展到一定程度，重要脏器受损，气血阴阳逆乱，猝然突变而成。内伤病之所以猝然突变发生急症，可由感受外邪触发引起，即外邪作为诱发因素引动内邪，令邪气猖獗，发生剧变。如卒中每因外风引动内风；真心痛，存在着心脉不利、气机郁滞的病理基础，可因气候寒冷、寒邪痹阻心脉，所谓"大寒犯心"，而加重气滞血瘀、心脉闭塞，诱发心胸剧痛。

内外病邪夹杂合病者，多见于素有宿疾，复感外邪所致之急症。如充血性心力衰竭，多在心悸、胸痹、咳喘、水肿等病证基础上发生。心之阴阳气血亏损，营运无力，痰浊、水湿、瘀血病邪内生，久稽不化。复感外邪，邪犯肺卫，肺之治节不行，累及于心，则心力衰竭发作。

二、病理因素责之风火（热）痰瘀，并可转化并见

内科急症无论外感或内伤，病机如何错综复杂多变，但在发病中起重要主导作用的病理因素为风、火（热）、痰（湿、浊、饮、水皆为同源之物）、瘀，四者之间常可相互转化，出现多种病理因素之间的

兼夹并见，且尤以风火为首要。

风火同气，皆为阳邪。风性善行数变，"风胜则动"，故致病多快，病变部位广泛不定，且为"外感六淫"之首，每多兼夹他邪伤人；火为热之极，故火热为病发病亦快，变化较多，病势较重。而外感之邪，又每可致"五气化火"。若风与火两阳相合，则为病更烈。风助火势，火动生风，风火相煽，相互转化，互为因果，加剧病情。如昏闭卒中、痉厥抽搐、动血出血、高热中暑等急重危证均直接与风火病邪有关。可见风火是急症致病因素中最为重要的病理因素，风火邪气的特性，决定了急症病机的易变、速变、多变。

急症中瘀、痰、饮（水）、湿（浊）等病邪的形成也多与风火有因果联系及转化关系。如邪热亢盛，血液受热煎熬，胶凝成瘀，则瘀热互结。火热炼津蒸液，则津凝成痰；痰郁化火，可致痰热互结，所谓"痰即有形之火，火即无形之痰"。风动痰升，内风挟痰，上蒙清窍、横窜经络，则见风痰征象。水（津）血同源，痰瘀相关，因痰生瘀者，痰浊阻滞脉道，妨碍血行，则气阻血滞成瘀。因瘀生痰者，因瘀阻脉道，水津失其输布，则聚而成痰，或瘀阻水停。湿热浊瘀互结，阻遏气机，三焦气化失宣，肺脾肾功能失调，而使水毒内生，上逆凌心犯肺，下则肾失司化。

三、邪盛酿毒，毒邪性质多端，外受、内生有别

急症多毒，毒是诸多病邪的进一步发展。邪盛生毒，毒必兼邪，无论其性质为何，均可概称为"毒邪"。毒邪致病具有发病急骤、来势凶猛、传变迅速、极易内陷的特点，而使病情危重难治，变化多端。如毒能生热，热毒内陷心肝，扰及心神，引动肝风，可致昏闭、抽搐；毒热内陷营血，耗血动血，可致吐衄出血。

毒邪既可从外感受，也可由内而生。外感之毒主要是指多种特殊的致病因子。如《素问·刺法论》"避其毒气"，《伤寒例》"寒毒藏于肌肤，至春变为温病"，其所指的"毒"，是天地间偏盛之气酿化而成的一种致病物质，其侵犯人体，具有强烈的传染性和流行性，对脏腑组织有一定的定位性，病程发展有一定的规律性。同时由于毒邪致病多与六淫、疠气为伍，邪盛酿毒，"毒寓于邪""毒随邪入"，因而表现出毒邪不同的属性，如风毒、热毒、暑毒、火毒、湿毒、寒毒、疫毒等。提示毒邪还寓有病机、病性概念，可以作为证候属性的概括。

内生之毒是在疾病发展演变过程中，由脏腑功能失调，风、火、痰、瘀等多种病理因素所酿生，常见的如风毒、热毒、火毒、湿毒、水毒、痰毒、瘀毒等，其性质多端，且可交错为患，使多个脏器发生实质性损害，功能严重失调，并成为影响疾病顺逆转归的决定性因素。

内外毒邪的交互影响，又可进一步加重病情的发展。如疫斑热，系感受温热疫毒所致，热毒传变入里，火热煎熬，热与血结，瘀热在里，血毒内生。血毒既成，瘀热壅阻下焦，肾和膀胱气化不利，小便不通，水毒内生。从而导致外感之热毒与内生之血毒、水毒错杂为患。病初以热毒、瘀毒为主，继则以瘀毒、水毒为要，三毒贯穿疾病的全过程，故其病情凶险，常可危及生命。

四、邪实机闭是阴竭阳脱、气血消亡的基础

邪实机闭是指急症病程中，体内毒邪壅盛，导致周身阴阳气血涩滞，气机闭阻不通，升降滞塞，多脏受累，甚至神机失用，表现闭实危候，证情险变丛生，若能及时准确治疗，可使邪祛毒解正复，扭转危象；如邪陷正虚，正不胜邪，可见内闭外脱，进而正气溃败，阴竭阳脱，气血消亡。

亡阴为亡阳之渐。亡阴多为高热急剧而大量出汗、吐泻、失血或久病耗伤阴血所致。由于阴阳互根，阴亡则阳气无所依附而散越，故亡阴继之发生亡阳。亡阳既可由阴竭阳无所附所致，也可因邪盛骤伤阳气致脱。

急症中出现的气脱和血脱，也多交互并见。因血以气为本，气以血为养，气非血不和。久病或邪盛耗气，则气不生血，气不摄血，气衰血亏，而邪毒耗血动血，大量的出血可使气无所附，血少气虚，气随血脱。

气为阳化，血属阴类，气赖血附，血赖气生。故阴阳气血消亡大虚证候每可相互并见，还常和风、火、痰、瘀等病理因素相关，虚实之间互为兼夹。如某些外感急性重病，由于热毒深重，劫夺阴液，耗伤正气，而致气阴不足，发生热厥气脱、内闭外脱证。若热毒深陷，阴津耗竭，则发生亡阴之变，甚至寒厥阳亡、阴竭阳脱。内伤久病，积渐突变，内生诸邪，伤阴损液，耗气伤血，阳气衰微，阴血耗竭，阴阳之气不相顺接，则可出现脱证。

五、病性多实，但常虚实夹杂

急症发病急暴，病重势急，故病性多实。尤其是外感急症，病程短暂，邪气偏盛，更多属实。如急黄系外感温疫热毒，内伤饮食不节所致，以邪毒过强为主要矛盾方面，得病后可迅速传变，波及营血、内陷心肝，引动肝风，弥漫三焦，病性以邪毒炽盛之邪实为主。由于热毒深重，邪气过盛，正虚邪陷，阴伤气耗，因实致虚，则可形成邪实内闭，正虚外脱之虚实夹杂（内闭外脱）证候，甚至由闭转脱。

急症属内伤久病、猝然突变者，多为在脏腑精气亏虚的基础上，复加饮食失调、七情劳倦、房事过度，或复感外邪，正不敌邪，脏腑功能失调，痰饮、水湿、瘀血等邪内生，因虚致实，由实生变。如充血性心力衰竭，病理性质以虚为主，表现为气血阴阳亏虚，心气不足，气阴两伤，重者阳气亏耗，乃至虚阳欲脱。由于心不运血而致留瘀；"血不利则为水"，心脾肾阳气亏虚，亦可致水邪泛溢，使血瘀、水饮内停。若再感受外邪，或情志刺激，可使心阳（气）更为困遏，鼓动无力，血脉不运，正虚邪实互为因果，促使疾病演变发展。

六、病机之间的演变转化，可致多证相关

急症常见的多种病证虽可单独出现，但亦常演变转化，多证相关。如高热与痉厥、昏迷，暴喘与厥脱等每多兼夹合并，同时出现。造成多证相关的根本原因，在于急症多种病证的发生，均与风、火、痰、瘀、毒这 5 种病理因素有密切关系，正是由于这些病理因素的演变转化，而使急症多种病证之间相互关联。

如风邪致病主要表现为痉厥，若属热毒炽盛，火动风生、热极生风，则与外感高热（疫斑热、中暑）互为因果；如风热灼津成痰，热毒痰饮瘀肺，可致暴喘；火盛气逆，或络热血瘀，可以动血出血；热毒血瘀或瘀阻气滞，可成为卒痛的病理基础；若热与湿合，湿热伤中，可致急性吐泻；湿热酿毒，发为急黄；热毒、瘀毒、水毒壅阻下焦，气化失司，可致癃闭（急性肾衰竭）；痰瘀、水饮凌心，耗气伤阴损阳，可发生心力衰竭；邪实机闭，正不胜邪，邪陷正虚，阴竭阳亡，多成厥脱之变。

从上可知，多种病证的病性皆始于实，但邪毒过盛，正气不支，则可进一步内陷，使气血阴阳耗竭，而转为大实大虚，或大虚之候，发生脱变。如疫斑热，热毒内陷，阳气被遏，不能透达四末，阴阳之气不相顺接，热深厥深，可见热厥证。热毒过盛，劫夺津液，耗伤正气，而致气阴内伤，由闭转脱，进一步发展为气阴耗脱，甚至阴伤及阳，正虚阳亡（低血压性休克）。暑必伤气，热易伤阴，中暑重症可因气阴耗竭，热厥转脱。昏迷多属邪实窍闭所致，但若昏迷过深，正不胜邪，脏气衰败，津伤液竭，气脱阳亡，也可见内闭外脱，并由闭转脱。急性吐泻，吐利频剧，或高热大量出汗，津气耗伤，可因伤阴亡阳而转为脱证。急性大出血，多由气火亢盛，迫血妄行所致，但血出阴伤，气随血脱，可转为气脱血脱，乃至阴竭阳脱。暴喘热毒痰饮瘀肺，病及心肾，可致气机升降失司，发为喘脱。真心痛因心脉闭塞，心体受损，心不运血，神明失司，也可发生阴竭阳亡，而为厥脱。心力衰竭严重者可见脾肾阳衰，肺气闭绝，心阳欲脱危候。由此可见，脱证是多种急性病证的危重转归，多为由实转虚、由闭转脱，且与风、火、痰、瘀、毒等病邪转化兼夹，致多证相关。

第三节　急症的辨证要点

急症的证，是机体在内外平衡失调的病理状态下，反映于临床的危急证候，它不是孤立的临床症

状，而是概括了急症的病因病机、病势发展和正邪消长的临床综合诊断。辨证是立法的前提和依据，临证只有抓住了辨证要点，依据内科急症发生、发展和变化规律，审证求因，分清标本虚实，把握病变部位及传变规律，确定病因、病性，才能准确地明辨证候，以指导临床施治。

一、辨外感与内伤

内科急症临床一般常见为外感急症和内伤急症两类。

外感急症由感受六淫疫毒之邪，邪正剧烈交争所致。诚如《素问·至真要大论》所云："夫百病之生也，皆生于风寒暑湿燥火，以之化生之变也。"虽然不同的季节有不同的病邪，但外感急症总以病邪外入，相继传里为发病规律，通常可按六经、卫气营血和三焦辨证，而内科急症的多个病证又宜按八纲、脏腑结合病因病机辨证。外感所致者每以热病居多，其中以高热为主症，贯穿于卫气营血各个阶段，亦可因阳热炽盛，耗伤阴津，而使变证蜂起，出现痉、厥、闭、脱，或挟风、动血诸患。如中暑病因外感暑热，初为暑郁肌表，汗泄不畅，旋即由表入里，因暑热炽盛，邪犯心营，由高热而至昏迷，若热极生风，可见痉厥，耗气伤阴，则由厥转脱。

内伤急症因久患痼疾，脏腑已损，精气亏耗，复加各种诱发因素，更加戕伐正气而积渐加重所致。是在脏腑阴阳气血失调的基础上，内生风火、水湿、痰瘀等病理因素，使病情由轻而重，由缓而急。但无外邪内陷、病势进退的传变规律，病情轻重主要视受病脏腑的虚实变化及气机逆乱的程度，辨证应以脏腑为中心，重视病理因素的作用。脏腑功能失调，影响气机的升降出入，则邪从内生，导致气滞、痰阻、水泛、血瘀、浊毒内攻，进而气机逆乱，出现多种危候。如水不涵木，肝阳暴张，风火上扰，气血随之上冲于脑，瘀阻脑窍，则见神昏、抽搐；肺气衰竭，痰浊壅肺，呼吸之气不得升降出入，则喘急欲脱。

具体而言，外感与内伤可从病史、发病形式、病程、传变规律等方面来辨。外感急症为新病，病起急暴，病程短，大多有短暂的卫表证候，以实证为主，如中暑、急黄、疫斑热、高热、急性吐泻等为外感所致；内伤急症有原发病可查，是慢性疾病的积渐突变，病程较长，无表证，往往表现为虚实错杂，如真心痛、心力衰竭等。但外感急症也可因素体亏虚或邪盛伤正，而表现出虚的一面，内伤急症更可因感受外邪，而使病情加重，故外感与内伤常常相互关联。

由于外感、内生之邪常可错杂为患，临床必须分清因果主次。抓住主要矛盾，采取相应措施。这与认识疾病的特性，控制病情发展，提高救治效果密切相关。

二、辨脏腑病位

急症病变涉及多脏器，在病情发展过程中，虽常多脏关联，但主病之脏腑尚有先后主次之别，故临证需根据患者的证候表现，明辨脏腑病位。若出现心悸怔忡、心胸闷痛、唇舌青紫、神昏谵语、汗出肢冷、脉结代或微细欲绝，为病位在心；见头晕头痛、面红目赤、两胁胀痛、肢挛抽搐、牙关紧闭、口角流涎、舌体歪斜、脉弦，则病位在肝；见脘腹胀满、目黄身黄、食少纳呆、呕恶呃逆、大便稀溏或便结，则病位在脾胃；见呼吸气喘、张口抬肩、喉中痰鸣、不能平卧或呼吸时断时续、咳声低微，为病位在肺；见周身浮肿、尿少尿闭、气短喘逆、动则喘甚、面色㿠白，为病位在肾。在辨病变主脏的同时，还需辨病变相关的脏腑。如急性肾衰竭的临床主症是少尿、尿闭、浮肿，但可兼有恶心呕吐、心悸、喘促、神昏、抽搐等症，故其病变主脏在肾，且与脾（胃）、心、肝等脏腑相关。此外，应重点审其累及脏腑之虚实及相关脏腑的病变轻重。

三、辨病理因素

风、火、痰、瘀、毒是内科急症病变过程中起重要作用的病理因素。不同的病证在不同的阶段，其主要病理因素既各有不同，又每多相兼为患，临证须详辨细审。风胜则见抽搐、手足蠕动、角弓反张、口眼㖞斜、肢体不遂。火盛则见身热、渴饮、面红目赤、身发斑疹、狂躁妄动。如风火相煽则高热、抽搐并见。痰之为病尤为广泛，性质多端，病涉多脏，而在急症中，主要常与风火相兼为患，如风痰内闭则猝然昏晕厥仆，痰涎壅盛；风痰入络则肢体不遂，瘫痪麻木，拘急疼痛。痰火扰心，则见神昏谵语、面赤、狂躁不安；痰热壅肺，可见喘急气粗、胸中烦热。若瘀血阻滞，可见刺痛、痛处不移、拒按或出血、面色晦暗、舌暗紫有瘀点瘀斑、脉涩，临床常可因瘀阻部位不同而出现相应的证候。如痰瘀阻肺，则见咳喘胸闷、胸痛、面唇青紫。毒邪致病多与他邪相兼，若高热、神昏、斑疹紫黑，为热毒深重；尿少、尿闭、烦躁、呕逆，为水毒为患；欲吐不吐、欲泻不泻、躁扰烦乱、四肢逆冷，为寒毒内闭；起病急暴、交相传染，为疫毒致病。

四、辨标本主次

标本是指疾病主次本末和病情缓急的情况，是一个相对的概念，临证之际，贵在灵活，切不可绝对化。因急症发病急骤，变化迅速，病情危重，预后凶险，故分清多层次的标本关系，有利于把握救治的时机，分析和解决突出的危急证候，使临床治疗尽快显示出急救的效应。

标本主次是急症辨证的重要环节，内科急症可从邪正虚实、原发病与继发病、原发病因与诱因、主症与兼症等方面来辨识。一般而言，邪实为标，正虚为本；继发病为标，原发病为本；兼症为标，主症为本；症状为标，病因为本；病急为标，势缓为本。从临床实际来看，急症往往标急于本，以邪实标急为主，多因外感之邪的亢盛，或内生之邪的肆虐而致急危。如中暑总以暑热炽盛为主，临床表现为头痛、头昏、高热、神昏、抽搐；宿患喘疾者，可因痰浊、水饮、瘀血壅阻于肺，肺痹不用，气失升降而致暴喘。再如厥脱之证，因邪毒内陷表现热深厥深，其热毒为本，厥逆为标，以标急为主。此外，必须强调急症的辨证主要是依据病情的缓急轻重而定标本主次，内伤急症亦可因久病脏腑阴阳气血衰败，积渐突变，阴阳之气不能相互维系，每见亡阴、亡阳的危急证候，表现因本虚而致标急者。

五、辨病势传变与顺逆

传变是邪正消长的病理变化。疾病的发展凡按特定的规律有序相传者，谓之顺传，反之即为逆传。病势的传变主要与正气之强弱、邪气之轻重、始病部位之深浅、治疗是否得当等因素有关，而病势的逆传是由于邪气过盛或正气甚虚。急症的传变尤为迅速、复杂，往往顷刻之间，危在旦夕，故了解、掌握急症传变的规律，有利于及时、准确地判断和处理各种急速出现的逆证、变证，阻断病势的发展，使患者转危为安。

外感急症之热病，多见卫气营血、六经、三焦传变，在一般情况下，依序顺传，病邪由浅入深，此时邪气不剧，正气尚能与之相争，若邪气亢烈，正气耗伤，病邪内陷，可致逆传。如温热病邪直陷营血，内闭心包，病初即见高热神昏、动风出血，亦可因邪热下劫肾阴，阴不涵阳，心阳浮越，导致阴竭阳脱。

内伤急症病变深及脏腑，其传变与外感急症截然不同，表现为脏腑相传。顺传者按脏腑表里、生克、乘侮的规律；逆传者则因正气衰惫，脏腑阴阳气血逆乱，正邪力量对比悬殊，病理产物丛生，外邪引动内邪，导致多脏腑受损，病情急剧演变、加重。如真心痛多在胸阳不振、痰浊瘀血痹阻的基础上，复加大寒犯心发病，重症患者可因心脉骤然闭塞，使病变涉及肺、肾、脾诸脏，因正气败绝而见阴竭阳亡之候。

六、辨证与辨病

辨证与辨病是认识疾病的两种不同的思维方法。辨证着重于对疾病临床表现及其动态变化的综合认识，揭示其处于某一阶段的主要矛盾，具有较强的个性，体现了中医的整体观；辨病着重于对疾病病理变化全过程的认识，分析其基本矛盾，把握疾病的重点和关键。病证结合的诊断是以纵横交叉的模式反映疾病的本质和发展过程的各个阶段。注意辨证与辨病的结合是急症救治过程中不可忽视的重要方面。

首先必须明确中医学也有自身的病名诊断，是依据四诊认证、辨病，分析内在病理变化，反映病的特异性及其发展、转归，为施治提供依据。在内科急症中有中暑、厥脱、疫斑热等，但这与西医学的辨病又有不同，它既要分析某个病的共性及基本规律，又要结合个体及临床表现辨别不同的证候，如中暑总由暑热致病，又常见暑热内燔、暑热动风等多类证候，治疗亦同中有异。可见，中医学的辨病与辨证有相互补充的关系，对立法处方具有重要指导意义。

辨病的另一层含义是西医学的病名诊断。不同的疾病有其特殊的病理基础和病机特点，辨病有助于识别不同疾病的特异性，深化辨证，结合辨证，还能帮助分析和解决疾病发展过程中突出的危急矛盾。因此，病证结合的诊断方法，有利于更全面、准确地认识疾病，提高中医药的救治水平。如对于急性肾衰竭的辨证，在明确"疫毒犯肾，毒瘀壅阻下焦"病机特点的基础上，必须把握瘀热水结、水热互结、湿热壅滞等不同证候的辨证要领。总之，临证需注意辨证与辨病的有机结合，而以辨证为主导，才能充分发挥中医药的优势，不致生搬硬套，以西医替代中医。

第四节　急症的治疗原则

急症起病急骤，病情危重，症情复杂，变化迅速，救治的全部目的在于及时有效地控制病情，纠正危及生命的病理生理改变，挽救患者的生命。因此，急症的治疗当着眼于"急"和"救"，针对当前最危急、最突出的病证，分清标本、逆从，采用多种治疗方法和手段，多途径、多渠道综合治疗，力缓其急，防传杜变，力求转危为安。

一、急则治标

"急则治其标"意指急者先治，以缓其急，这是中医学的一条基本治疗原则。在急症领域"急则治标"则更有其独特的指导意义，急诊起病急暴，或久病突变，变化迅速，病情复杂，必须立即采取急救处理，切断凶、逆、险、危的致病环节。这里的"标"即是指那些危及生命的紧急病理状态，如神志昏迷、四肢厥冷、气息微弱欲绝、出血不止等，如果不能迅速改变这种危象，患者就有生命危险，在这种情况下，急诊抢救的首要任务是，采取一切应急措施，迅速缓解危象，阻止病情的进一步恶化，为其他后续治疗赢得时间，待危象缓解后，再根据原发病的具体情况，进行辨证论治。如高热中暑，猝然昏倒，当急予通关开窍，苏醒其神志，然后再予清暑养阴以治其本。又如急性大出血，首当止血，血止后方可进一步辨治。

需要明确的是，虽然在急症救治过程中治标多以祛邪为主，但不可简单地将治标与祛邪等同起来，当正虚阴竭阳亡时，救阴回阳固脱便是"急则治标"。因此这里的"治标"重在救急。

二、综合救治

由于急症起病急、变化快，病情复杂，单用一法一方，难以奏效。必须采取综合抢救措施，集各种治疗之长，内服与外治相结合，药物疗法与非药物疗法相结合，传统抢救技术与现代抢救措施相结合，才能提高救治的疗效。

千百年来，历代医家在长期的医疗实践中摸索出大量救治急危重症的方法与手段，如各种急救药物（丸、散、丹、液）的内服，药物敷贴、熏洗、灌肠、嗅（xiù）鼻等外治，以及针灸、放血、刮痧、捏脊、探吐等。近年来，随着医药事业的发展，又研制了中药雾化剂、舌下含化剂、静脉注射剂等，为急诊抢救增添了新的剂型和给药途径。由于各种疗法具有不同的特点与适应证，如刮痧、针灸使用器械简便，施治迅速；嗅鼻法开窍醒神通关尤灵；探吐法有利于尽快去除消化道内的有毒物质；静脉给药能使药物迅速通达全身。因此，在临床应力求内外结合，多途径、多疗法综合救治，以迅速取效。如治疗厥脱，采用针刺、嗅鼻、吸氧、输液、静脉给药、鼻饲灌药等数种疗法同时进行，有利于迅速扭转危象。

三、证病合治

急症是多种疾病危重情况下的共有表现，原发疾病虽有多端，但一旦出现某一急症，其病理特点，"辨证救治"规律往往是共同的，因此我们应当充分发挥中医辨证论治的特色与优势，牢牢把握病机变化，法随证立，药随法出。同时必须认识到，在基本病理机制相同的前提下，不同的疾病有各自的特异性，故治疗时既要遵从基本大法，还当根据不同疾病的特点，有针对性地进行治疗。如厥脱，无论外感所致，还是内伤所成，一旦形成"厥脱"危候，其共有的病理表现为"阴阳之气不相顺接，气血逆乱"，甚至"阴阳离绝"，对此调气血、和阴阳、扶正固脱便为基本大法。但外感温热疫毒之邪所致者，在抗厥救脱的同时，还应清解热毒，若血脉瘀阻之厥心痛，则应兼予行气活血通脉。实践证明，辨证与辨病相结合，证病合治，是发扬中医药特色，提高疗效的关键所在。

四、祛邪扶正

祛邪扶正是中医学的基本治疗原则之一。祛邪，意在消除致病因素，保护正气；扶正，旨在扶助正气，以利祛邪。正邪消长是判断急症病势发展的重要标志，急症病变特点与一般内科疾病有所不同，往往表现为邪气愈盛，正气愈损，虚实极端错杂。因此在治疗上必须详审邪正的主次，虚实的多少，针对病机的动态变化，注意把握祛邪与扶正的关系，采取相应的治疗措施。邪实标急者，以祛邪为主，邪去则正复；正虚欲脱者，宜扶正为主，匡正以祛邪。在邪正交争激烈，正气衰竭尚未成为主要矛盾之时，救治应重在祛邪，祛邪就是扶正，只有及时祛除标邪，才能防止正气的进一步耗伤，决不可姑息养奸；即使正虚欲脱，扶正之中亦应不忘祛邪，这是积极的治疗策略，因为当诸多急症发展至正虚外脱时，扶正救脱虽为第一要务，但此时救治已难，故多数情况下，均应以祛除标邪为主。如真心痛之温阳散寒止痛，昏迷的开窍醒神，厥脱的行气活血均为此意。某些急症患者，即有因邪实机闭而亡，始终无明显正虚外脱过程者。

五、防传杜变

传变迅速是急症的主要特点，往往在极短时间内，便可发生一系列严重病理演变，在治疗时应密切观察病情变化，根据不同疾病的特点，预见其可能发生的传变，采取相应的措施，阻断病情的发展。外感急症，多由温热邪毒入侵所致，常有发病初起即内陷营血、逆传心包的变证；内伤急症，多由脏腑气血阴阳发生严重失调所致，痉、厥、闭、脱、出血等一系列危象常先后环生。因此针对急症的特点，采取防传杜变的治疗措施极为重要。如温热病气分证，通常要求"到气才可清气，入营犹可透热转气……"认为妄投清营之品，凉遏太早，易致邪热内陷入里。但临证又当针对疾病的特异性处理，方能提高疗效。如疫斑热往往初起即现卫气同病，且多迅速波及营分，表现为"病理中心在气营"，为此，治疗应遵循这个病机特点，到气就可气营两清，在高热炽盛的同时，只要见到面红目赤、肌肤黏膜隐有出血疹点、舌红等传营先兆，即应在清气的同时，加入凉营之品，以先安未受邪之地，防止热毒进一步内陷。实践证明清气凉营法用于疫斑热的初期，能及时控制高热，中止病情传变，缩短病程，减少转证现象，降低死亡率。充分说明把握不同疾病的变化规律，及时有效地防传杜变是极其重要的。

六、严密监护

由于急危患者的病情变幻莫测，因此必须严密监护和观察，尤其是主要生命指征的观察，如神志、呼吸、面色、脉象、尿量、体温、血压等，以及疾病主要症状、体征的变化，并及时做好记录，作为救治处理的依据。医护人员均应以高度的责任心，相互协作，密切配合，积极做好监护工作。

对危重患者的观察项目，由主管医师开列医嘱，医护协作，共同完成，并随时记录观察、监护的结果。要重视查对，做出书面和床边交接班，勤加巡视，尤其对危象先兆的出现，应高度警惕，及时讨论和会诊，及时合理、准确地采取急救措施。

　　此外，在救治过程中，对患者的饮食、生活起居及心理护理也十分重要，如对上消化道大出血患者血止后的饮食安排，真心痛患者的心理安慰等均应作为重要的治疗措施加以考虑。还要重视急症康复期的监护工作，防止病情反复，前功尽弃。

　　必须强调的是，对急症患者的监护，不可将其视为一般的护理问题看待，主管医师应随时了解病情，及时处理。可以这样说，急症救治成功与否，与医护人员的协作、监护关系极大，对此，我们应当给予高度重视。

第二章　　常见急危重症中医内科诊疗

第一节　时　感

【导言】

（一）概念

时感是指感受时行疫毒，具有较强的传染性，并可引起广泛流行的感冒。

（二）临床特征

起病急，全身中毒症状明显，如发热、剧烈头痛、全身酸痛，而呼吸道症状较轻。婴幼儿、老年人及身体虚弱者发病后易并发肺炎等病证。

（三）讨论范围

时感属于中医"外感热病"范畴，为具有传染性的时行疫邪之毒侵袭人体而致病，可见于温病中的"风温""春温""湿温""伏暑"及伤寒中的"太阳病""阳明病""少阳病"。与西医学的流行性感冒类同。

【病因病机】

时感病因病机示意图如图 2-1 所示：

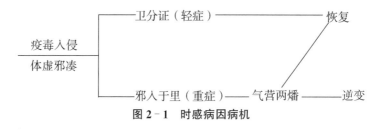

图 2-1　时感病因病机

（一）病因

1. 感受时行疫毒　疫毒即疠气，具有传染性，多因四时不正之气，非其时而有其气，使天时暴戾之气流行。如《诸病源候论·时气病诸候》云："夫时气病者，此皆因岁时不和，温凉失节，人感乖戾之气而生，病者多相染易。""时行病者，是春时应暖而反寒，夏时应热而反冷，秋时应凉而反热，冬时应寒而反温，非其时而有其气。是以一岁之中，病无长少，率相似者，此则时行之气也。"说明疫毒之邪外犯，病情重而多变，往往相互传染，造成广泛流行，且不限于季节性。

2. 体虚邪凑　"邪之所凑，其气必虚。"正气不足，素体元气虚弱，表疏腠松，稍有不慎，即感时行疫毒。

（二）病机

时行疫毒乘虚侵袭人体，肺卫首当其冲，故本病初起以邪在肺卫为主。凡体质较强，仅侵袭于肺卫者多以表证为主，尚易散解。若体质较弱，或老人、小儿抗邪能力较差者，则外邪由表入里，症状加重，变生他病。如出现邪热壅肺，气道阻塞，则见喘咳气促。如风热上扰内窜，热势炽盛，深入营血，内陷心包，引动肝风，则出现昏迷、抽筋。如在夏季，感受暑湿，暑必伤气，湿困脾土，则见高热、恶寒、身重困倦乏力、呕吐、泄泻等症。

【诊查要点】

（一）诊断依据

1. 流行病学史　流行期间一个单位或地区出现大量上呼吸道感染，患者或医院门诊上呼吸道感染患者明显增多。

2. 临床表现　出现急起畏寒、高热、头痛、头晕、全身酸痛、乏力等中毒症状，可伴有咽痛、干咳、流鼻涕、流泪等呼吸道症状。少数病例有食欲减退，伴有腹痛、腹胀、呕吐和腹泻等消化道症状。

3. 实验室检查　①白细胞正常或降低，淋巴细胞增高；②鼻咽分泌物中分离到流行性感冒病毒（简称流感病毒）；③恢复期血清抗体效价增高 4 倍以上；④呼吸道上皮细胞病毒抗原检查阳性；⑤鼻咽分泌物经敏感细胞增殖一代后呈抗原阳性；⑥反转录聚合酶链反应（RT-PCR）法检测呼吸道标本（咽拭子、鼻拭子）中的流感病毒核酸，结果可呈阳性。

（二）类证鉴别

1. 感冒（普通感冒）　普通感冒病情较轻，全身症状不重，少有传变。在气候变化时发病率可以升高，但无明显流行特点。而时感起病急，发热、剧烈头痛、全身酸痛等全身中毒症状明显，并可引起广泛流行。

2. 风温（肺炎）　风温初起即有明显的肺经症状，多表现为肺卫同病，常汗出热退复起，易传变入里。而时感具有传染性、流行性，一般汗出热退而解，基本不传变。

3. 春温（流行性脑脊髓膜炎）　早期与时感初期表现相似。但春温发于春季，多见于儿童，初期即见高热、口渴、心烦等里热偏盛之候，在病程中可出现热陷心包、热盛动风，症见神昏、痉厥、项强、角弓反张，肌肤可见暗紫色斑疹。血常规示白细胞总数升高，脑脊液检查有助于鉴别诊断。

【辨证】

（一）辨证原则

1. 辨轻重，区别阶段　初起风热犯卫，属轻症；进一步发展可引起毒热壅肺或气营两燔，病属重症；恢复期多见气阴两虚。

2. 辨兼夹　时行病邪多有兼夹，所夹之邪与季节气候有关。春季多风热，冬季多风寒，夏季炎热夹暑湿，秋季多燥气。

（二）证候分类

1. 风热犯卫证　症见发热或未发热，咽红不适，清咳少痰，无汗。舌边尖红，舌苔薄白或微黄，脉浮数。

证机概要：风热犯表，热郁肌腠，卫表失和，肺失清肃。可见于时感初期或轻症。

2. 毒热壅肺证　症见高热不退，咳嗽重，少痰或无痰，喘促短气，头身痛；或伴心悸、躁扰不安。舌质红，苔薄黄或腻，脉弦数。

证机概要：肺热炽盛，肺气闭郁。可见于时感重症。

3. 气营两燔证　症见高热难退，咳嗽有痰，喘憋气短，烦躁不安，甚至神志昏蒙，乏力困倦，唇甲色紫。舌绛，苔黄燥，脉弦数。

证机概要：疫毒之邪传变迅速，由气分内陷营分。可见于时感重症。

4. 气阴两虚证　症见神倦乏力，气短，咳嗽，痰少，纳差。舌暗或淡红，苔薄腻，脉弦细。

证机概要：阴津损伤，正气亏虚。可见于时感恢复期。

【治疗】

（一）应急处理

1. 一般治疗

（1）支持疗法：卧床休息，多饮水，注意营养，密切观察和监测并发症。高热者予以解热镇痛药，必要时使用止咳祛痰药。

（2）滴鼻：将大蒜捣烂取汁，配成 10％大蒜液，每次 1～2 滴点鼻，每日 2～3 次。

2．口服简验方

（1）紫苏、蒲公英各 10 g，生姜 3 片。水煎服，每日 1 剂，分 3～4 次服。

（2）羌活 6 g，板蓝根、大青叶各 15 g。水煎服，每日 1 剂，分 3 次服。

3．中药注射剂

（1）鱼腥草注射液：肌内注射，每次 2～4 mL，每日 3～4 次。适用于风热犯卫证。

（2）喜炎平注射液：静脉滴注，每次 50～100 mg，以 0.9％氯化钠注射液或 5％葡萄糖注射液稀释，每日 2～3 次。适用于毒热壅肺证或气营两燔证。

（3）热毒宁注射液：静脉滴注，每次 20 mL，以 0.9％氯化钠注射液或 5％葡萄糖注射液稀释，每日 1 次。适用于毒热壅肺证或气营两燔证。

4．针刺　针刺以泻法为主。感受风寒者，取穴列缺、风门、风池、合谷；感受风热者取穴大椎、曲池、合谷、鱼际、外关。同时配合中药治疗。

（二）辨证施治

1．治疗原则　时感总属外感疾患，以感受时行疫毒为致病主因，治疗总以解表为主。根据时感的临床表现，结合发病季节，区别轻重及兼夹而施治。

2．治法方药

（1）疏风解表法：适用于风热犯卫证。风热初感，邪犯肺卫，治当疏散风邪，清热解毒。

［例方］银翘散（《温病条辨》：金银花、连翘、薄荷、牛蒡子、淡竹叶、荆芥、桔梗、甘草、淡豆豉、芦根）辛凉透表，清热解毒。适用于发热或未发热，咽红不适，清咳少痰者。

［常用药］金银花、连翘疏散风热，清热解毒；薄荷、牛蒡子疏散上焦风热，解毒利咽；荆芥、淡豆豉解表散邪；芦根、淡竹叶清热生津；甘草清热解毒。

［加减］苔厚腻者，加藿香、佩兰；咳嗽重者加杏仁、炙枇杷叶清肺止咳；腹泻者加黄连、木香燥湿行气；咽痛者加锦灯笼。

（2）清热解毒，泻肺活络法：适用于毒热壅肺证。热毒壅肺，肺气郁闭，治当清热解毒，泻肺活络。

［例方］麻杏石甘汤（《伤寒论》：麻黄、杏仁、石膏、甘草）辛凉疏表，清肺平喘。适用于高热不退，咳嗽重，少痰或无痰，喘促短气者。

［常用药］麻黄解表散邪；石膏、知母、黄芩清泻肺热；杏仁宣利肺气以平喘；金银花、生甘草清热解毒。

［加减］持续高热加羚羊角粉清热熄风；腹胀便秘加枳实、玄明粉泻下通便；咳血或痰中带血加侧柏叶、仙鹤草、白茅根凉血止血。

（3）清气凉营法：适用于气营两燔证。邪入气营，气营两燔，治当清气凉营，顾护气阴。

［例方］清营汤（《温病条辨》：犀角、生地黄、玄参、竹叶心、麦冬、丹参、黄连、金银花、连翘）清营解毒，透热养阴。适用于高热难退，烦躁不安，唇甲色紫，甚至神志昏蒙者。

［常用药］水牛角、生地黄、玄参凉血滋阴；芍药、牡丹皮、紫草凉血活血。

［加减］痰多加天竺黄清热化痰；神志昏蒙加服安宫牛黄丸清热解毒，镇惊开窍；大便秘结加生大黄粉通腑泄热；痰中带血加生侧柏叶、生藕节、白茅根凉血止血。

（4）益气养阴法：适用于气阴两伤证。外感热病后期伤气耗阴，治当益气生津。

［例方］沙参麦冬汤（《温病条辨》：沙参、麦冬、玉竹、桑叶、天花粉、白扁豆、生甘草）益气生津，清养肺胃。适用于神倦乏力，气短，咳嗽，痰少，纳差，温热、暑热伤气耗阴者。

［常用药］沙参、麦冬、玉竹、天花粉益气养阴生津；青蒿清虚热。

　　［加减］食少腹胀，大便溏薄者，加扁豆、薏苡仁、莲子健脾；骨蒸盗汗加鳖甲、牡蛎、乌梅退热除蒸。

【护理】

　　1. 患病期间宜多饮水，进食易消化食物，加强清洁卫生护理，注意病情变化。
　　2. 保持室内空气新鲜。
　　3. 时感患者应呼吸道隔离 1 周或至主要症状消失。患者用具及分泌物要彻底消毒。

【预防】

　　1. 保持室内空气流通，流行高峰期避免去人群聚集场所。
　　2. 咳嗽、打喷嚏时应使用纸巾等，避免飞沫传播。
　　3. 经常彻底洗手，避免脏手接触口、鼻、眼。
　　4. 加强户外体育锻炼，提高身体抗病能力。
　　5. 秋冬气候多变，注意加减衣物。
　　6. 接种流感疫苗。

【临证要点】

　　1. 治疗禁忌　临床当辨清病邪性质。若风寒之证误用辛凉，汗不易出，病邪难以外达，反致不能速解，甚或发生变证；而风热之证误用辛温，则有助热燥液动血之弊。
　　2. 寒热杂见者当温清并用。若风寒外感，表尚未解，内郁化热，或肺有蕴热，复感风寒之证，可温清并施，采用辛温与辛凉合用之法，解表清里，宣肺清热。并根据寒热主次及其演变，适当配伍，如麻杏石甘汤、大青龙汤。
　　3. 对有并发症或夹杂症者适当兼顾。初期病在卫表，一般无传变，但老人、婴幼儿、体弱者，可见化热入里，逆传心包（如并发肺炎）的传变过程，当以温病辨治原则处理。

第二节　外感高热

【导言】

　　（一）概念
　　外感高热是指感受六淫或疫疠之气引起的急性发热，而体温（口腔温度）超过 39 ℃以上者。
　　（二）临床特征
　　发病急，变化快，身热，可伴恶寒，或高热弛张，烦渴，汗出，脉数，即古医籍所称之"壮热""大热"，属中医学"热病"范畴。常易耗津伤液，甚至发生痉、厥、闭、脱等变证。
　　（三）讨论范围
　　内科外感高热由多种疾病所引起，统属实热病证范畴。包括《伤寒论》中的三阳病，温病卫气营血及三焦各阶段的高热。就西医学而言，外感高热见于多种急性传染性疾病、感染性疾病，常见流行性感冒、流行性脑脊髓膜炎、流行性乙型脑炎、流行性出血热、流行性腮腺炎、伤寒、疟疾、细菌性痢疾、肺炎、胆道感染、泌尿道感染、败血症、粟粒性结核等。某些非感染性疾病，如结缔组织病、变态反应性疾病等出现的高热，也可参照本篇辨证论治。

【病因病机】

　　外感高热病因病机示意图如图 2 - 2 所示：

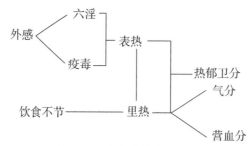

图 2 - 2　外感高热病因病机

（一）病因

1. 外感六淫　六淫邪气从肌表或口鼻而入，正气与之抗争而引起发热。风为六淫之首，外感高热以风邪为主因。风邪常兼夹其他病邪伤人，如深秋及冬季多见风寒；春季多见风热；夏季则因暑湿当令，常见风暑夹湿。在表之邪不解，则内传入里，邪正剧争而致高热不解。

2. 时行疫毒　疫毒即疠气，具有传染性，多因四时之气不正，非其时而有其气，使天时暴疠之气流行。其致病特点为发病快、病情重，有广泛的流行性，且不限于季节性。六淫往往夹时行疫毒伤人而引起外感高热。

他如疔毒走散，入血内攻脏腑，火毒炽盛亦可导致高热。

3. 饮食不节　饮食失宜致病，本属内伤，但食入腐馊变质不洁之物，或毒物污染食品，或酒食甘肥太过，损伤脾胃，湿热内生，亦可理解为病从口入之外来因素。

（二）病机

1. 邪毒炽盛，正邪相搏是外感高热的基本病机　由于素体不强，或生活起居不当，劳逸失度，卫外功能一时性低下；或六淫疫毒过盛，超过人体防御的极限，外邪乘机入侵，邪正交争而引起高热。

2. 外感高热具有表里传变的特点　外邪初犯人体，邪束肌表，卫气与之抗争，形成表热证；继之外邪由表入里，邪郁卫气，出现寒热往来的热郁卫气证；进而邪郁化热化火，热毒炽盛，充斥内外，形成里热证。由于邪热所伤脏腑、病位不同，又有各种不同的临床特点，如肺胃热盛、燥热内结、热入心营等。

3. 邪热炽盛，正不胜邪　邪热炽盛可以内传心营，燔灼肝经，热闭心包，发生痉、厥、闭、脱等危重变证。

高热易于伤津耗气，若正不胜邪，则可发生一系列危重变证。如邪热鸱张，传入心营，内闭心窍，扰乱神明，出现神昏谵语；邪热过盛，风火相煽，热极生风，出现抽搐、痉、厥；邪盛正伤，正虚邪陷，可致气机逆乱，阴阳不相顺接，由厥致脱。

4. 外感高热以实为主，也可虚实夹杂　一般而言，外感高热的初中期，邪正交争剧烈，阳热亢盛，其病属实；发病后期，由于邪热久羁，热伤真阴，耗血劫津，可以表现为虚实夹杂。

【诊查要点】

（一）诊断依据

1. 体温在 39 ℃以上，但热势可有波动。

2. 有各种外感热病的临床特点，如发病急，热势高，病程短，传变快，全身症状一般较重。

3. 易于继发变证，如耗伤津液，并发痉、厥、闭、脱等。

（二）分辨外感内伤

外感高热发病急，病程短，热势重而无休止，多有传变，有感受六淫、疫毒之邪的病史，可有外感热病的临床特点和其他兼证。

内伤发热起病缓慢，病程较长。热势可高可低，时作时止，发无定时，全身症状一般不重，常继发于他病之后，如癌症、结核等，多兼有其他内伤杂病的各种见症。

（三）根据病程分期，区别病情轻重

外感高热病程中，随着病邪由表及里的进展过程，可以分为初期、中期、极期和恢复期。初期病情较轻，多有外感表证的临床表现。病情发展到中期，表现为里热亢盛，气分热炽，病情较重。极期多表现为热入心营的特点，病情严重，最易发生危重变证。如病程较长，高热虽降，但身热久羁不净，或夜热早凉，表现阴虚火旺的症状，则提示为恢复期。

（四）警惕高热变证，谨防危候发生

外感高热发病过程中，往往出现神昏、抽搐、厥脱、出血等危重变证，当明察细辨，密切观察体温、神志改变、抽搐先兆、斑疹、肢温、气息等变化，及早采取预防措施（具体内容参见相关章节）。

（五）结合各种检查，明确辨病诊断

1. 病史及流行病学资料

（1）地区：流行性出血热、钩端螺旋体病、疟疾、流行性乙型脑炎等传染性疾病所致的高热，均有明显的地区性。

（2）季节：冬春季常见上呼吸道感染、流行性感冒、流行性脑脊髓膜炎、麻疹等；夏秋季常见伤寒、细菌性痢疾、流行性乙型脑炎、中暑等；冬季多见出血热。

（3）接触史：有传染病患者接触史，则有患该病的可能。

（4）皮肤疮疖化脓、压疮感染，易发生败血症。

2. 查热型

（1）稽留热：体温持续在 39 ℃～40 ℃，可达数日或数周，一日内上下波动不超过 1 ℃。见于大叶性肺炎、伤寒、副伤寒等，多为急性传染病极期的热象表现。

（2）弛张热：体温在 39 ℃以上，一日内上下波动在 2 ℃以上。多见于结核病、败血症、局灶性化脓性感染、风湿热、支气管肺炎。

（3）间歇热：体温突然上升，持续几小时又突然下降至正常，如此反复发作。多见于疟疾。

（4）不规则热：热型无一定规律。可见于流行性感冒、肺结核等。

3. 询查伴随症状　询查高热的伴随症状对确定疾病的部位和性质有一定的意义。如肺系疾病多伴有咳嗽、胸痛；脾胃、肠道疾病多伴腹痛、吐泻；肝胆疾病多伴右上腹痛、黄疸；肾系疾病多伴腰痛、排尿异常；伴有斑疹、出血多为时行疫病。

4. 查体征　进行系统的全身检查，特别要注意检查皮肤黏膜、淋巴结、心肺、腹（肝脾）、四肢和神经系统。详细观察病容、表情、精神状态。

（六）实验室检查

1. 血常规　周围血白细胞计数和分类对外感高热的鉴别诊断有重要参考价值，严重的细菌性感染可显著增高。如全身情况差，抗病力显著下降，血中白细胞计数常不增多，而中性粒细胞百分比仍显著增多。伤寒、副伤寒及病毒性疾病早期，白细胞计数常下降或正常。

2. 尿、粪常规　尿常规有显著蛋白尿伴血尿、管型，多见于泌尿系统炎症或出血热、败血症。大便常规对泻痢有重要的参考价值。

3. 涂片检查　取血、脓、痰、脑脊液等涂片，查细菌、真菌、疟原虫、狼疮细胞等。

4. 细菌学检查　常规做血液培养，必要时做骨髓培养，对伤寒、败血症等有重要的诊断意义。此外，应针对病原做痰、尿、脓液等细菌培养，必要时做基因探针检测、PCR（聚合酶链反应）检测。

5. 血清学检查　如诊断伤寒的肥达试验，诊断流行性乙型脑炎的特异性 IgM 抗体测定，诊断风湿病的"抗 O"试验等。

6. 免疫化学检测　近年发展起来的核酸杂交技术、酶联免疫吸附试验（ELISA）、化学发光、免疫荧光标记技术等方法是病毒感染早期的快速诊断手段。

必要时做红细胞沉降率（简称血沉）、黏蛋白、抗核抗体等检查，有选择地做 X 线、超声波、CT、心电图等检查。

【辨证】

（一）辨证原则

1. 观察发热特点，辨病之表里 发热恶寒，恶寒与高热同时出现者，提示外感高热初起，邪热在表；寒热往来，身热起伏，恶寒与高热交替出现者，提示邪热由卫表而入里，热郁卫气；身热不重，午后较高，迁延难解者，多属湿热郁蒸；壮热、潮热，高热稽留不退，但热不寒，为邪热在里，邪正交争剧烈，气分热盛的标志；发热昼减夜甚，提示邪热深伏营分。

2. 审查兼夹证候，辨病邪属性 外感高热本当有汗，若但热无汗，多属风寒袭表，也可为里热兼感外寒；虽出汗，但汗出不畅，热却随汗而减者，多属湿热遏表；汗出蒸蒸，热却不能随汗而减者，提示里热鸱张；汗随战栗而出（战汗），提示邪热欲解或正气欲脱；渴欲引饮者多属里热炽盛；咽干便燥而口渴欲饮者，提示热邪伤津；渴不欲饮多属湿热郁蒸；腹满胀痛，大便秘结或溏垢，提示燥热内结；伴见神志见症或体表九窍出血见症，为营血热盛；兼见盗汗、颧红、手足心热等，表示热伤真阴。

3. 辨卫气营血传变 外感高热与温病、伤寒密切相关，故其发病、发展过程多具有卫气营血的传变特点，为此，在辨表里的基础上，可结合卫气营血、三焦及六经辨证。

4. 辨虚实 一般而言，外感高热总属实热病证。故在初中期或极期，症见热势较高，病情较急，变化较速，脉洪而数等实热证候。发热后期，表现为不规则性发热，缠绵难愈，脉细数，兼见其他阴伤现象者，则属虚热。

5. 辨证求因识病 外感高热是由多种外感病所引起的一个临床证候，多有原发病的基础，故要审证求因，辨清病原，明确导致高热的原发病，把辨证求因与辨病求因有机地结合起来。

（二）证候分类

1. 表热证

（1）风寒袭表证：症见发热恶寒，自觉寒重热轻，无汗，头痛身楚，鼻塞身重，时流清涕，喉痒，或有咳嗽，咯痰色白稀薄，口和不渴。舌苔薄白，脉浮或浮紧。

证机概要：风寒外束，肺卫受邪，卫气郁闭，肺气失宣，卫阳奋起抗邪。多见于病毒性上呼吸道感染，普通感冒、流行性感冒的单纯型，急性热病初期。

（2）风热犯表证：症见发热，身热较著，微恶风，汗少，头胀痛，鼻塞流浊涕，咳嗽，痰黏或黄，咽干，口微渴，胸痛，或咽喉乳蛾红肿疼痛。舌边尖红，苔薄黄，脉浮数。

证机概要：风热犯表，热郁肌腠，卫表失和，肺失宣肃。多见于急性热病初期，如流行性感冒、急性扁桃体炎、急性咽炎。

（3）暑湿遏表证：症见发热，身热不扬，汗出不畅，初起可有头昏重胀痛，肢体酸重或疼痛，咳嗽痰黏，口苦或口中黏腻，渴不多饮，心烦，胸闷脘痞，恶心，腹胀或便溏，小便短赤，面色淡黄。舌苔薄黄腻，脉濡数。

证机概要：暑湿伤表，表卫不和，暑热内扰，湿邪中阻。多见夏季时行感冒、沙门菌属感染、伤寒初期。

（4）热郁卫气证（半表半里证）：症见寒热往来，身热起伏，先有恶寒或寒战，继则发热，汗出热退，头痛，口苦，咽干，胁痛，胸满，呕恶，耳聋，目眩。舌苔微黄腻，脉弦数。

证机概要：热邪客于半表半里之间，少阳枢机不和，邪正相互交争。多见于肝胆系统急性感染及其他热性疾病，如疟疾等。

2. 里热证

（1）肺胃热盛证：症见发热或壮热，不恶寒，面赤气粗，汗多热不解，烦渴喜饮，或有喘咳气粗，痰黄浓或白稠，口中秽臭。舌质红，苔黄或黄燥，脉洪数或滑数。

证机概要：外邪由表入里化热，热壅肺气，顺传阳明，热炽气分，无形里热亢盛。多见于急性热病的发展阶段。

（2）燥热内结证：症见壮热，午后为甚，腹满胀痛，拒按，大便秘结或腹泻溏垢，肛门灼热，谵语，手足汗出。舌红，苔黄厚干燥，脉沉实而数。

证机概要：肺胃胃热盛不解，与肠腑燥矢互结，热结积滞，腑气不通。多见于急性热病以消化系统胃肠道症状为主者，如伤寒、急性胆囊炎、胆结石、急性胰腺炎等。

（3）湿热郁蒸证：症见身热稽留，午后热甚，汗出热势稍减，但继而复热，汗黏，胸胁苦满，恶心，脘痞，腹胀，便溏下利，或有脓血，面如油垢，身发白㾦，或发黄疸，腰痛，身重肢倦，尿少色黄，或频急涩痛，口渴，饮水不多。舌苔黄腻，脉濡数。

证机概要：湿热交蒸，郁阻脾胃，阻滞肝胆，壅滞大肠，下注膀胱，甚至湿热郁蒸，蕴而化毒。多见于消化系统疾病，如伤寒、胆囊炎、肝炎，其他如急性尿路感染。

（4）热入心营证：症见身热夜甚，心烦不寐，躁扰不宁，斑疹隐隐，甚则神志不清，谵语，出血，口干反不甚渴饮。舌质红绛，脉细数。

证机概要：邪热太盛，传入心营，内闭心包，营热蒸腾，营阴耗损。多见于急性热病极期以及外科急性感染有中毒情况和脑症状者。

（5）热入营血证：症见身热或高热，昼减夜甚，躁扰不安，甚则神昏谵语，肌肤斑疹透露，色深红或紫黑，吐血，便血，衄血，尿血，或有痉厥。舌质深绛，脉细数。

证机概要：热毒深重，陷入营血，营热炽盛，热迫动血。多见于急性热病极期以及外科急性感染有中毒情况及脑症状、败血症出血者。

（6）热伤真阴证：症见身热久羁，热势不甚或夜热早凉，热退无汗，手足心热，虚烦不寐，口燥咽干，神倦，心慌，手足蠕动，午后颧红，入夜盗汗。舌质干绛，少苔，脉虚数。

证机概要：邪热深伏阴分，耗灼阴津，真阴亏损。多见于急性热病病程迁延较长，体液消耗较甚者。

【治疗】

（一）应急处理

1.一般措施

（1）支持疗法：卧床休息，采用流质或半流质饮食，积极补充足够的营养水分。多饮开水，可选用鲜芦根、鲜茅根煎水服。食量减少者，每日应补充液体量 1000～1500 mL，以葡萄糖生理盐水加维生素为宜（或选用中药大型输液剂静脉滴注，如增液注射液、养阴注射液 1000～1500 mL）。保持尿量每日在 1000 mL 以上。

（2）纠正水、电解质紊乱：对体质较差，高热持久反复不退，或有脱水、循环不良者，注意纠正酸中毒及水、电解质紊乱。

2.退热降温　鉴于高热易于发生逆变，故首先予各种相应的退热处理。

（1）物理降温：

1）擦浴：擦浴可使皮肤血管扩张，增加体表血流量，有利于散热。如用荆芥、薄荷各 15 g，煎水擦浴，得微汗而解，适用于外感表证高热。也可用酒精擦浴，酒精沸点低，可快速挥发而散热降温，浓度以 25％～50％为宜。取酒精纱布一块，自头部开始，往两侧分别进行，用力要均匀，边擦边按摩，擦浴后半小时测量体温。擦浴过程中，如发现寒战或呼吸、神志异常改变，应立即停止，胸腹部不宜擦浴。

2）冷敷、冰敷：用冷、湿毛巾敷于额部，5 分钟更换 1 次，或用冰袋敷于枕、颈、腋窝与腹股沟部，注意观察局部皮肤，避免发生冷伤。有表寒证者禁用。

（2）中药注射剂：

1）柴胡注射液：肌内注射，每次 2～4 mL，每日 3 次。适用于病毒感染性高热。

2）喜炎平注射液：静脉滴注，每次 50～100 mg，以 0.9％氯化钠注射液或 5％葡萄糖注射液稀释，每日 2～3 次。适用于毒热壅肺证或气营两燔证。

3）热毒宁注射液：静脉滴注，每次 20 mL，以 0.9％氯化钠注射液或 5％葡萄糖注射液稀释，每日 1 次。适用于卫气分发热。

4）鱼腥草注射液：肌内注射，每次 2～4 mL，每日 3～4 次。适用于卫气分发热，痰热郁肺证。

5）清开灵注射液：静脉滴注，每次 10～20 mL，以 5％葡萄糖注射液稀释。适用于里热炽盛。

（3）针刺、刮痧：刺十宣放血。取曲池、大椎配外关、合谷等穴，针用泻法，或刺耳背静脉，使少量出血。亦可用柴胡注射液穴位注射，取曲池、足三里，每穴注射 0.5～1 mL，4～6 小时 1 次。

刮痧适用于发热、汗少者，有出斑发疹者禁用。

此外，高热兼症的应急处理详见昏迷、厥脱、血证等章节。

（二）辨证施治

1. 治疗原则

（1）治疗总以祛邪解热为目的：由于外感高热以外感六淫邪气或疫毒病邪为致病原因，以邪毒炽盛，正邪相搏为基本病机，病理属性以实热为主，故治疗总以祛邪解热为原则，令邪祛正安而热退。

（2）审病期，防传杜变：根据卫气营血病理传变特点，结合三焦、六经病机、病证表现，针对病位的表里，区别病情的轻、中、重，疾病的初期、中期、极期，病邪的不同性质，审证求因施治。同时要注意高热而继发的变证，如见昏迷、厥脱、出血、抽搐等，提示邪毒内传，营血耗伤，此时除治疗高热外，尤当急治变证，加用开窍、固脱、凉血、熄风之剂，以应其急。

（3）辨证结合辨病治疗：针对高热的不同证候特点，寻找发病原因，采取相应治疗。

2. 治法方药

（1）辛温解表法：适用于风寒袭表证。辛能解表，温能散寒，寒束肌表，故以辛温发散之品发汗解表。

［例方］①荆防达表汤（《时氏处方学》：荆芥、防风、紫苏叶、白芷、葱头、橘红、杏仁、赤苓、焦六曲、生姜）疏风散寒。适用于恶寒无汗，热轻寒重者。②荆防败毒散（《摄生众妙方》：荆芥、防风、柴胡、薄荷、羌活、独活、川芎、枳壳、前胡、桔梗、茯苓、甘草）辛温发汗，疏风祛湿。适用于风寒夹湿，恶寒，发热，无汗，头痛，身痛。

［常用药］荆芥、防风、白芷、紫苏叶、生姜辛温解表散寒；柴胡、薄荷疏表解热；橘红、杏仁、桔梗宣肺化痰。

［加减］表寒郁闭较重，身热显著，加麻黄、桂枝，加强辛温散寒之力；风寒兼湿，困遏肌表，肢体酸重疼痛，加羌活、独活、川芎祛风散寒除湿；咳嗽痰多，加前胡、法半夏化痰利肺。

（2）辛凉解表法：适用于风热犯表证。辛能疏散风邪，凉可清泄邪热，辛散凉泄，可以清解卫表之风热。

［例方］①银翘散（《温病条辨》：金银花、连翘、薄荷、淡竹叶、荆芥、淡豆豉、牛蒡子、芦根、生甘草）辛凉解表，疏风清热。适用于发热较重，微恶风寒。②麻杏石甘汤（《伤寒论》：麻黄、生石膏、杏仁、甘草）辛凉宣泄，清肺平喘。适用于烦热，有汗或无汗，咳逆气急等。

［常用药］金银花、连翘清热解毒，轻宣透表；桑叶、菊花轻清疏散风热；荆芥、薄荷、淡豆豉辛散表邪，透热外出；杏仁、桔梗宣肺止咳；芦根、淡竹叶清热生津。

［加减］热毒症状明显，加大青叶、蚤休、蒲公英清热解毒；外寒内热，咳喘，烦热，汗少，加麻黄、石膏清宣肺热；咽喉肿痛，加土牛膝、山豆根、马勃清咽解毒；发热较重加葛根、鸭跖草解肌退热；咳甚痰稠加黄芩、知母、贝母、瓜蒌皮清肺化痰；化燥伤津，口干，咽痛，去荆芥，加南沙参、天花粉清肺养阴。

（3）清暑祛湿解表法：适用于暑湿遏表证。暑多夹湿，故既应清暑以解热，又需祛湿以宣表，暑热与湿邪分解，则身热能平。

［例方］①新加香薷饮（《温病条辨》：香薷、鲜扁豆花、厚朴、金银花、连翘）祛暑解表，清热化

湿。适用于寒湿束表，暑热内蕴。②藿朴夏苓汤（《医源》：藿香、半夏、赤苓、杏仁、生薏苡仁、豆蔻仁、猪苓、泽泻、厚朴、淡豆豉）芳香宣化以祛表里之湿。适用于邪遏卫气，湿邪偏重，热象不著，表证较显者。

[常用药] 香薷疏表散寒，兼能祛暑化湿，有"夏日麻黄"之称；藿香、淡豆豉芳香化湿，宣化肌表之邪；杏仁宣开肺气，令气畅湿化；厚朴、白豆蔻、半夏理气燥湿；薏苡仁、滑石、泽泻、茯苓淡渗利湿；金银花、连翘、扁豆花清凉涤暑，轻透邪热。

[加减] 若表邪较重而恶寒、无汗，酌加葛根、防风以疏表散湿；暑热偏胜，心烦显著，加黄连、栀子、青蒿、鲜芦根清暑泄热；湿偏于表，身重腿痛明显，加防己、蚕沙、大豆卷宣表化湿；里湿偏重，加苍术、陈皮和中化湿。

（4）和解清热法：适用于热郁卫气证。和解表里，能透泄半表之邪、清泄少阳之热，清透并用，则表解里和。

[例方] ①小柴胡汤（《伤寒论》：柴胡、黄芩、半夏、人参、生姜、大枣、甘草）和解少阳，内泻热结。适用于往来寒热，口苦咽干，胸胁苦满。②蒿芩清胆汤（《重订通俗伤寒论》：青蒿、黄芩、枳实、竹茹、茯苓、陈皮、碧玉散、半夏）清胆利湿，和胃化痰。适用于寒热如疟，寒轻热重，呕酸苦水。③达原饮（《温疫论》：槟榔、厚朴、黄芩、白芍、知母、草果仁、甘草）开达膜原，辟秽化浊。适用于邪伏膜原，憎寒壮热，烦渴呕恶，舌苔垢腻如积粉。

[常用药] 柴胡、黄芩、青蒿疏畅气机之郁滞，清解少阳之邪热；竹茹、半夏、生姜和胃降逆；白芍、知母清热滋阴；鸭跖草透邪清热。

[加减] 里热伤津，口渴欲饮，加生石膏、天花粉清热生津；寒阻于表，邪不外达，汗少，骨节疼痛，加桂枝散寒解表；烦躁，便秘，腹痛，加大黄、枳实泻热通便；呕吐加黄连、紫苏叶清热止呕；痰湿中阻，胸脘痞闷，舌苔腻，加苍术、厚朴、草果、藿香燥湿化痰；身目发黄加茵陈、黄柏清热除湿退黄；疟疾加常山、草果截疟。

（5）清气泄热法：适用于肺胃热盛证。"热者清之"，肺胃气分热炽，治当辛寒清气，以清热除烦，生津止渴。

[例方] 白虎汤（《伤寒论》：生石膏、知母、生甘草、粳米）甘寒养阴，清热生津。适用于外感寒邪，入里化热，或温邪传入气分的实热证。

[常用药] 石膏、金银花、连翘、淡竹叶清气透热；知母、鲜芦根、鲜石斛清热生津；栀子、黄芩清热除烦；甘草、粳米养胃生津。

[加减] 热盛而津气两伤，汗多，体弱，脉虚大，加人参清热益气生津；喘咳，气粗，痰稠，加麻黄、杏仁、桑白皮、葶苈子、前胡清宣肺气，化痰平喘；痰多咳甚，胸闷痛者，加浙贝母、瓜蒌、郁金化痰理气；便秘，腹满，加大黄泄热通便；身发斑疹，加大青叶、玄参、水牛角片清热解毒凉血。

（6）通腑泄热法：适用于燥热内结证。热结肠腑，治以苦寒泻下。苦寒可泻邪热，通腑能下积滞，令邪热与燥矢无所互结。

[例方] ①大承气汤（《伤寒论》：大黄、芒硝、厚朴、枳实）峻下热结。适用于热结重证。②调胃承气汤（《伤寒论》：大黄、芒硝、甘草）缓下热结。适用于燥热内结而无痞满之证。③大柴胡汤（《金匮要略》：柴胡、黄芩、白芍、半夏、枳实、大黄、大枣、生姜）和解少阳，内泻热结。适用于寒热往来，胸胁苦满，腹痛便秘，舌苔黄，脉弦。

[常用药] 生大黄苦寒峻下泄热；芒硝咸寒软坚润燥；枳实、厚朴、青皮、槟榔行气破坚导滞。

[加减] 舌苔灰黄而燥，津伤明显者，加玄参、生地黄、麦冬等生津养液；往来寒热，胸胁苦满，呕吐不止，加柴胡、黄芩、半夏和解少阳，降逆和胃；肌肤发黄，加茵陈、黄柏清热除湿退黄；热积成痈，小腹急痛拒按，腹壁拘急，加牡丹皮、桃仁、败酱草、红藤化瘀排脓。

（7）清热化（利）湿法：适用于湿热郁蒸证。清热合以化湿，可使湿热交蒸之势分消，热无所依，湿无所从，湿热无以交结。

　　[例方] ①王氏连朴饮（《霍乱论》：黄连、厚朴、石菖蒲、法半夏、栀子、淡豆豉、芦根）苦辛开泄，清化中焦湿热。适用于湿热俱盛，高热稽留，汗出热不解，口渴不欲饮，舌苔黄腻者。②甘露消毒丹（《温热经纬》：滑石、茵陈、黄芩、石菖蒲、川贝母、木通、藿香、射干、连翘、薄荷、白豆蔻）化湿清热解毒。适用于湿热郁蒸，蕴而化毒，发热，口渴，身目发黄。

　　[常用药] 黄连、黄芩、栀子苦寒清热燥湿；厚朴、半夏、白豆蔻理气化湿，与芩、连配合，苦辛通降，令气机疏通而热清湿化；滑石、芦根、木通清热利湿。

　　[加减] 如热邪偏重，身热烦渴，舌质红，加石膏、知母增强清热之力；如湿邪偏重，脘痞身重较甚，口不甚渴，舌苔白黄而腻者，加苍术、藿香以助化湿之功；湿热郁蒸化毒，咽喉肿痛，加连翘、知母解毒消肿；身目发黄，加茵陈、金钱草、鸡骨草利湿退黄；大便泻利，加葛根、白头翁、马齿苋清肠化湿；尿频、尿痛加萹蓄、瞿麦、石韦、车前草清利湿热；湿热郁蒸发白痦，加淡竹叶、薏苡仁透热渗湿；湿热蕴痰，蒙闭心包，神识昏蒙，时或谵语，加郁金、玉枢丹芳香宣窍。

　　（8）清营泄热法：适用于热入心营证。清解营热，可防热传心包，伍以轻清透泄，以冀营分邪热转出气分而解。

　　[例方] ①清营汤（《温病条辨》：犀角、生地黄、玄参、竹叶心、麦冬、丹参、黄连、金银花、连翘）清营解毒，透热养阴。适用于邪热传营，热伤营阴，身热夜甚。重在清营热，兼以透热转气。②清宫汤（《温病条辨》：玄参、莲子心、竹叶心、连翘心、犀角尖、连心麦冬）清泄心包邪热。适用于肢体灼热，肢厥，昏谵，重在清心热。

　　[常用药] 水牛角片、黄连清心凉营解毒；生地黄、玄参、麦冬、丹参、莲子心清营热，滋营阴；金银花、连翘、竹叶心轻宣透泄，使营分邪热向外透达而解。

　　[加减] 热在营分兼有外邪者，加辛凉解表药，如淡豆豉、薄荷、牛蒡子等；热毒较盛而斑疹已现，酌加大青叶、板蓝根、紫草以清热解毒；兼见惊厥、震颤等肝风内动征象，酌加钩藤、羚羊角，另服紫雪丹；腑有热结者，加大黄、芒硝以通腑实，邪热从下而泄，则心包热闭亦开。

　　（9）凉血解毒法：适用于热入营血证。邪入营血，热毒炽盛，血热血瘀，伤络动血，故须凉营散血，解毒清热。

　　[例方] ①清瘟败毒饮（《疫疹一得》：生石膏、生地黄、黄连、栀子、黄芩、知母、赤芍、玄参、牡丹皮、连翘、鲜竹叶、桔梗、甘草）气营（血）两清。本方由白虎汤、黄连解毒汤、犀角地黄汤等加减而成，清解气血分热毒之力甚强。②犀角地黄汤（《备急千金要方》：犀角、牡丹皮、地黄、赤芍）清热解毒，凉血散血。适用于热毒炽盛之血分证。

　　[常用药] 石膏、知母、黄连、黄芩、栀子、鲜竹叶、连翘清解气分之热；犀角、牡丹皮、赤芍清热凉血解毒；生地黄、玄参清热滋养营阴。

　　[加减] 神昏谵语，加服安宫牛黄丸以清心开窍；热盛动风，抽搐频繁者，加羚羊角、钩藤、地龙、白僵蚕等凉肝镇惊熄风，另服紫雪丹清热熄风止痉；头痛剧烈者，加菊花、龙胆清泄肝胆之火；斑疹密布，系血分热毒深重，可加板蓝根、紫草等清热解毒，并酌加红花、丹参散血化斑。

　　（10）养阴透邪法：适用于热伤真阴证。久热伤阴，邪热深伏阴分，治宜咸寒养阴，清热透邪并举，以引邪外出，清退虚热。

　　[例方] 青蒿鳖甲汤（《温病条辨》：青蒿、鳖甲、生地黄、知母、牡丹皮）滋阴清热，透达阴分留伏之邪。

　　[常用药] 鳖甲、牡蛎直入阴分，咸寒滋阴以退虚热；青蒿芳香清热透络，引邪外出；生地黄、知母、白芍、麦冬、白薇益阴清热；牡丹皮凉血透热。

　　[加减] 盗汗，加五味子、瘪桃干、煅龙骨等敛阴固汗；阴亏明显者，加沙参、石斛等甘寒之品以养阴；心肾不交而虚烦不寐者，酌加莲子心、黄连清心除烦。

【护理】

1. 注意观察病情变化　　主要观察体温，每 2～4 小时测体温 1 次。注意神、色、肌肤、出汗、气息、脉象的变化。特别应观察寒热规律、发热持续时间等。

2. 物理降温　　具体方法见"应急处理"。

3. 服药方法　　适当增加服药次数和药量，一般每日服 2 剂，分 4 次服。表证高热，尤其是风寒袭表，用辛温解表药时宜热服，药后酌加衣被以助汗解，忌冷敷。药后出汗应注意避风。

4. 饮食调护　　节制饮食，禁食辛辣、油腻、鱼虾发物等，宜清淡、易消化的流质或半流质饮食，热甚可给予素流质，多吃水果及清凉饮料。高热持续不退，或伴有大吐、大泻、大量出汗者，最易耗伤阴液，护理时应多让患者喝糖盐开水、鲜果汁、西瓜汁、茅根汤等。

5. 注意变证的发生　　根据外感高热急症易产生痉厥、昏闭等变证的特点，应密切观察病情变化，随时报告医师，以防不测。

6. 属急性传染病者，应及时上报，注意消毒隔离，防止交叉感染。

【临证要点】

（一）解热立足祛邪，注意扶正护阴

外感高热由外邪所引起，故在一般情况下，尤其是疾病的初、中期，以邪实为主，治疗应立足于祛邪，邪去则正安。本篇所列解表、清气、化湿、攻下、清营（血）等法，均是为祛邪而设。然而在整个病程中，病机变化是复杂的，如患者素体偏虚，一旦感受病邪，易致邪实正虚；或由于病程迁延较久，邪未尽而正气已伤，往往形成虚实夹杂局面，故治疗应兼以扶正。由于邪热最易伤阴，故扶正当以顾护阴液为主。

（二）表未解不可滥用苦寒清热药

某些外感高热，虽表现为高热不退，面色潮红等现象，但如表邪未尽，兼见恶寒、无汗等表闭现象，则不宜早用、滥用苦寒清热药物，否则，易使病邪遏伏不得外解，正如何廉臣所说："温热发汗，虽宜辛凉开达，而初起欲其发越，必须注重辛散，佐以轻清，庶免凉遏之弊。"另外，外感高热属湿热互结者，也不宜单纯使用寒凉清热之品，用之反使湿邪不易化解。

（三）正确使用清营凉血法

清营凉血具有清营泄热、凉血解毒、滋养阴液、和络散血作用，适用于外感高热、邪热深入营血之证。从现代研究来看，有抗感染、消炎、解毒、镇静等作用。邪热入营入血，有浅深轻重之别。热在营分，直须清营泄热，同时透热转气；如邪热已有入血倾向，治宜清营，参以凉血。至于气营两燔证，治疗必须气营两清，不可单治一边。

（四）针对疾病的特异性，重视先期治疗

外感高热重症，如流行性出血热、流行性乙型脑炎、流行性脑脊髓膜炎、中毒性菌痢等，由于疾病的特异性，其发病之初，虽表现为卫气同病，未见热入营血的典型症状，但其热毒乖戾，易于化火入里，临床表现为发病急骤，来势凶猛，卫气营血传变迅速，易于发生气营传变，此时则不可拘泥于卫气营血阶段治疗，而是"在卫应兼清气，在气须顾凉血"（严苍山），于热毒传营之前，病势渐而未深，病情微而未甚之时，采取果断措施，在清解气分热毒的同时，加入牡丹皮、赤芍等凉营化瘀之品，控制气热传营趋势，杜绝疾病的发展传变。即使不能完全拦截热毒的深入，也可减轻热毒传营后的病理损伤，减少危逆变证的发生，使病情由重转轻，由急转缓，由逆转顺。

附　抽　搐

抽搐是以项背强急，口噤，四肢拘急抽动，甚至角弓反张为主症的一个临床证候，又称"瘛疭""痉症""搐搦"，民间多称之为"抽风"。

抽搐为多种急慢性疾病发展到危重阶段出现的常见症候之一，涉及内、外、妇、儿等专科。就内科急症抽搐而言，主要由外感热病及某些杂病重症所引起。多见于流行性乙型脑炎、流行性脑脊髓膜炎、中毒性菌痢、中毒性肺炎等高热性疾病及高血压脑病、急性脑血管病、各种急慢性疾病失血、失水、水电解质紊乱引起的抽搐。

内科急症抽搐以感受温热、暑热邪气引起者多见，也可因感受风、寒、湿外邪，化热化火，传变入里，热盛津伤所致。外邪由表入里，里热熏蒸，热极生风，燔灼肝经，风火相煽，从而导致抽搐发生。若素体阴虚肝旺，复加情志所伤，则可因肝阳暴张，阳亢化风而导致抽搐。外感热病后期，邪热久羁，耗灼真阴；或内伤杂病肝肾阴虚，水不涵木，均可导致虚风内动。抽搐的病理因素总属风邪为患，实为热盛、阳亢，虚为阴津亏虚，虚实之间可以兼夹转化。

实证抽搐发病突然，来势凶猛，抽搐频繁有力，振幅较大，多有感受六淫外邪及肝阳上亢的病史；虚证抽搐持续迁延，表现为手足蠕动、瘛疭，振幅较小，常为实证抽搐的病理转归。

【辨证】

（一）热盛动风证

症见手足抽搐，来势凶猛，频繁有力，颈项强直，甚至角弓反张，两目上视，肢冷，昏谵，壮热头痛。舌红或绛，苔黄燥，脉弦数有力。

证机概要：邪热亢盛，火动风生，或热伤营血，燔灼肝经，煽动内风，热陷心包。

（二）肝阳化风证

症见手足蠕动或抽搐，甚至角弓反张，面红如醉，头痛剧烈，眩晕欲仆，步履不稳，肢麻震颤，呕吐频繁，语言不利，烦躁不安。舌红绛，苔黄腻或燥，脉弦数。

证机概要：肝肾亏虚，水不涵木，阴不潜阳，肝阳上亢，阳亢化风。

（三）阴虚风动证

症见手足蠕动或瘛疭，口角颤动，心中悸动，神倦，伴有低热，颧红，五心烦热，形体消瘦，口干舌燥，耳聋。舌干绛而萎，脉虚细。

证机概要：邪热久羁伤阴，或阳亢阴伤，使阴亏血少，筋脉失养，虚风内生。

【治疗】

（一）应急处理

1. 一般措施　清除呼吸道及口腔分泌物，保持呼吸道通畅。吸氧，中枢性呼吸衰竭时应气管内插管，进行人工呼吸。注意补充营养和水分，输液，纠正水电解质及酸碱平衡的紊乱。

2. 针灸

主穴：人中、涌泉、合谷、太冲、内关；耳穴取神门、皮质下。

配穴：热盛加大椎、曲池，或刺十宣放血；痰多加丰隆、天突；神昏加百会。

手法：强刺激。也可在体穴区分别注射地龙注射液 0.5～1 mL。

3. 中成药

（1）清开灵注射液：静脉滴注，每次 20～40 mL，加入 10％葡萄糖注射液 100 mL 内。

（2）醒脑静注射液：静脉滴注，每次 2～4 mL，大剂量用至 10～20 mL，加入 25％葡萄糖注射液 40 mL 内。适用于热盛动风证。

（3）猴枣散：口服，每次 0.3～0.6 g。功能化痰清热熄风。

（4）紫雪丹：口服，每次 0.5～3 g，每日 2 次，凉开水调下。功能清热开窍，镇惊安神，治疗热病邪热内陷心包，高热痉厥，神昏谵语。

（5）羚羊角粉：冲服，每次 0.06 g，每日 1～2 次。功能清热熄风。

（二）治法方药

1. 清热熄风法　适用于热盛动风证。

［例方］白虎承气汤（《通俗伤寒论》：生石膏、知母、大黄、芒硝、厚朴、枳实、甘草、粳米）清热保津，泻下通腑。适用于高热、神昏、痉厥。

［常用药］生石膏、知母、大黄、芒硝、厚朴、枳实、白芍、生地黄、钩藤、菊花。

［加减］热甚加栀子、龙胆清热泻火；痰热蒙蔽心包，神识昏迷，加天竺黄、胆南星等化痰开窍；热闭心包加安宫

牛黄丸或至宝丹清心开窍。

2. 潜阳熄风法　适用于肝阳化风证。

［例方］羚角钩藤汤（《重订通俗伤寒论》：羚羊角、桑叶、菊花、贝母、鲜生地黄、钩藤、茯神、白芍、生甘草）凉肝熄风，清热止痉。适用于肝阳化风，头晕胀痛，身热躁扰。

［常用药］羚羊角、桑叶、菊花、贝母、鲜生地黄、钩藤、茯神、白芍、龙骨、牡蛎。

［加减］头痛头胀，加石决明、夏枯草平熄风阳；面红目赤，口苦，心烦，肝火偏盛者加黄芩、栀子、龙胆清泄肝热；舌强语謇者加石菖蒲、远志化痰开窍。

3. 滋阴熄风法　适用于阴虚风动证。

［例方］大定风珠（《温病条辨》：白芍、阿胶、生龟甲、地黄、火麻仁、五味子、生牡蛎、麦冬、炙甘草、生鸡子黄、鳖甲）滋养阴液，柔肝熄风。适用于手足蠕动。

［常用药］阿胶、白芍、地黄、火麻仁、五味子、麦冬、生龟甲、生牡蛎、生鳖甲、炙甘草。

［加减］低热不退，加白薇、功劳叶清退虚热；心悸不安，加丹参、茯神以宁心安神；腰膝酸软，耳鸣，加熟地黄、枸杞子、何首乌滋养肝肾；自汗不止，加煅龙骨、浮小麦固表止汗。

第三节　疫斑热

【导言】

（一）概念

疫斑热是由汉坦病毒（又称出血热病毒）引起自然疫源性疾病，具有传染性，以出血、发斑为特点的急性热病。与西医学所称之肾综合征出血热（又称流行性出血热）类同。

（二）临床特征

以发热、出血、低血压休克和肾脏损害为主要临床特征，典型病程可分为发热期、低血压期、少尿期、多尿期和恢复期五期。

（三）讨论范围

根据本病的流行性、地区性、季节性发病特点及临床证候，属于中医学"瘟疫"范畴。又因其来势凶猛，传变迅速，病情复杂多变，具有出血、发斑特点而归属于"疫疹""疫斑""温毒发斑"之类，如《疫疹一得·疫疹之症》所说"骨节烦疼，腰痛如被杖""通身大热而四肢独冷""鼻衄如涌泉""小便短缩如油"等均形象地描述了本病的特征。有人根据发病高峰在冬季的特点，将其归属于冬温时疫，或以少阴伏气温病学说立论，将其归属于伏暑。亦有人认为本病多为伤于寒邪所致，且具六经见证，应从伤寒辨治。概而言之，本病总属外感疫病范畴。

【病因病机】

疫斑热病因病机示意图如图2-3所示：

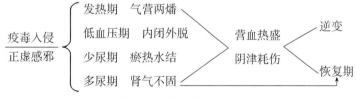

图2-3　疫斑热病因病机

（一）病因

主要是外感瘟邪疫毒所致的一种病毒性疾病，我国以鼠为主要宿主动物和传染源，传播媒介是革螨、恙螨等。由于本病的发病高峰为3—6月和11月至来年1月，且以冬季和早春严寒之时尤为多见，发病率高低因该年气候冷暖而异，并随寒冷高峰相应地提早或推迟。故认为与伤于寒邪致病，感受伤寒疫毒有关。另因常好发于低洼潮湿、杂草丛生、水位较高、降雨量多的地区，临床可见湿热偏盛的表现，因此亦有认为由感受湿热疫毒所致。但从本病全过程的临床表现而言，主要呈现一派温热病证的传变特点，绝大多数是温热疫毒为病，即使初伤于寒，但伏寒化温，从表入里，仍具热病证候，为此，有必要统寒温于一体。据此可知，同一疾病可因地而异证，同时也表明病毒亦可随地区气候而变异，复加个体反应性的差异，因而病机病证表现不尽相同，必须辨证论治。

根据《内经》"邪之所凑，其气必虚"的发病学观点，结合临床所见，多为极度劳倦、受寒、伤湿，卫外功能一时性低下，而致疫毒乘虚入侵致病，故内因正虚当是发病的关键，且尤与肾精不足密切相关，类似前人所说"邪伏少阴"，复加新感诱发。但毕竟与伏邪由里出表者有别，故临床表现以新感温病为多见。

（二）病机

表现出卫气营血的传变过程，并见三焦、六经形证，病变涉及肺、胃（肠）、心、肾等脏腑，每易虚实夹杂，表现顺传、逆传、变证、险证丛生，复杂多变的特点。在卫气营血传变过程中，常可见两证相互重叠出现，表现为卫气同病，气营或气血两燔等兼夹情况。根据临床表现，邪热入气即已波及营，故可认为本病的病理中心在气营，重点为营血。论其病理因素，在疫毒致病的基础上，可进而酿生热毒、瘀毒、水毒，"三毒"几乎贯穿病变的整个过程。发热、低血压休克期以热毒、瘀毒为主；少尿期以瘀毒、水毒为主；多尿期、恢复期则为正气亏虚，余毒不净。

1. 发热期　为温邪初感，邪犯卫表，迅即传入气分，而致里热偏盛，温热化燥，燥热内结，则见腑实之候；或因温邪夹湿，内蕴脾胃，而见湿热证候；若疫毒内传营血，可致气营、气血两燔，耗伤营阴，甚则热毒炽盛，传入营分，而致热扰心神；或热入心包、内陷厥阴；如热盛动血，损伤血络，迫血妄行，则表现为血分证。

2. 低血压期　多为正不胜邪，热深厥深，形成厥闭证候，若进一步发展，正虚邪陷，阴伤气耗，可见内闭外脱，甚则由闭转脱，阴伤及阳，发展为阴竭阳脱。

3. 少尿期　为热与血搏，血瘀水停，瘀热水毒蕴结下焦，灼伤肾阴，或湿热壅结，而致肾的气化不利，热伤阴络，则尿血或夹血性尿膜，甚则水毒犯肺，侮脾逆胃，凌心伤肝。

4. 多尿期　由于瘀热水毒伤肾，肾气不能司化，固摄无权，或因阴虚热郁，关门开多合少，而见尿多。

5. 恢复期　为邪去正虚，由于病情轻重不同，体质强弱有别，临床表现不一，而有气阴两伤、脾虚湿蕴、肾阴亏虚等不同表现。

【诊查要点】

（一）诊断依据

1. 流行病学资料　在发病季节，于发病前两个月内曾到过疫区，或有与鼠类等汉坦病毒宿主动物及其排泄物直接或间接接触，食用被鼠类污染的食物，或被带病毒鼠类寄生虫叮咬，或有接触带病毒的实验动物史。

2. 症状体征　起病急，发热，头痛，眼眶痛，腰（身）痛，恶心呕吐，眼结膜充血，面、颈胸部潮红，重者似酒醉貌，软腭、腋背、前胸等皮肤黏膜可见出血点，伴有眼结膜水肿，肾区叩击痛等。

3. 病程经过　典型病例在病程中有发热期、低血压期、少尿期、多尿期及恢复期经过。

4. 实验室检查

（1）血常规：早期白细胞总数正常或偏低，随着病程进展逐渐增高，严重者可出现类白血病反应，并出现异型淋巴细胞、嗜中性杆状核粒细胞，血小板计数下降。发热后期、低血压期血液浓缩，血红蛋白升高。

（2）尿常规：早期尿蛋白阳性，且迅速增多，有红细胞、管型或膜状物。

（3）血生化检查：血尿素氮升高，血肌酐升高；血钾、血钠、血钙异常。

（4）超声检查：观察肾脏变化，有助于早期诊断。

（5）确诊依据：血或尿特异性抗原检测阳性，血清特异性 IgM 抗体阳性，或双份血清特异性 IgG 抗体 4 倍增高者（发病后 4 日以内或间隔 1 周）。

（二）辨主症特点

1. 辨发热　发热伴形寒，无汗，为邪在卫分；但热不寒，有汗，口渴，病在气分；身热夜甚，烦躁，或谵妄，为热入营血。

2. 辨斑疹　察色泽有助于判断疾病的预后吉凶，若见色红而活，荣而润者佳；色黑而晦暗者为逆；色红不深，为热毒轻浅；色艳如胭脂或紫赤者，为热毒炽盛；色黑者为热极，属险候。

3. 辨出血　九窍齐出，量多势涌，颜色深红是血热妄行；如血色深紫伴烦躁，谵妄，身发大片瘀斑，为热与血搏，瘀热动血；如出血，血色鲜红，多为阴虚，热伤血络。

4. 辨神志　烦躁，谵语，神昏为热入心营，邪陷心包；若见如狂，发狂，入夜加重为瘀热阻窍；烦躁，谵语，痉厥，腹满，疼痛，便秘为腑热上冲；如烦躁不安，神色昏昧，为阴伤气耗，正虚欲脱。

5. 辨二便　大便秘结不行或干结如栗，尿赤，腹满胀痛为燥热里结，阳明腑实；大便溏酱不爽，小便涩少，小腹硬满为湿热内蕴，腑气壅滞；大便秘结或色黑如栗，小便赤涩量少或闭，腹满腰痛，为瘀热水结；小便短赤量少，口渴，身热为热郁津伤；小便频多，疲乏，腰酸，为肾虚不固。

（三）类证鉴别

1. 疫喉痧（猩红热）　两者多见于冬春季节，均见发热，身发疫疹，但疫喉痧多见于儿童，咽喉红肿腐烂疼痛，大片充血性皮疹，环唇苍白，杨梅舌，咽拭子培养出乙型 A 群溶血性链球菌。

2. 春温（流行性脑脊髓膜炎）　发于春季，初期即见高热、口渴、心烦等里热偏盛之候，在病程中可出现热陷心包，热盛动风，神昏，痉厥，项强，角弓反张，肌肤可见暗紫斑疹。

3. 风温（肺炎）　多见于冬春两季，症见发热，烦渴，咳嗽，咯痰，或见血痰，胸闷，胸痛，呼吸困难等。

4. 时感（流行性感冒）　多呈流行性，突然恶寒，甚则寒战，高热，头痛，周身酸痛，无力，咳嗽，咽部不适或咽痛，或鼻塞，流涕，喷嚏，咽部充血等。

【辨证】

（一）辨证原则

在辨病分期的基础上，辨别证候表现，以卫气营血为主导，结合三焦、六经辨证，注意在传变过程中，病期和证候的重叠并见、主次关系及其动态变化。

（二）证候分类

1. 发热期

（1）卫气同病证：症见微恶寒，发热，少汗，头痛，眼眶痛，腰（身）痛，口渴，面红，颈胸潮红，恶心，小溲短赤。舌边尖红，苔薄白腻或薄黄，脉浮滑数。

证机概要：温邪初犯卫表，故见表卫不和之证，邪热炽盛，迅即传入气分，故见卫气同病，里热亦盛，若温邪夹湿，尚可伴有湿热中阻之证。

（2）气分证：症见壮热有汗，不恶寒，口渴欲饮，气粗，面红目赤，颈胸潮红，皮肤黏膜隐有少量出血点，恶心呕吐，腹痛，大便秘结或便溏不爽，腰痛，小便短赤。舌质红，苔黄厚或黄燥，脉小数、滑数或洪大。

证机概要：温邪入里，内传气分，则见里热偏盛之候，温热化燥，可见燥热内结，阳明腑实，或因湿热内蕴中焦，而致影响脾胃气机宣畅。

（3）气营两燔证：症见高热或潮热，口渴，面红目赤，肌肤黏膜出血点增多，肌肤隐有瘀斑，烦躁不安，神志恍惚，腹痛，便秘。舌质红或红绛，苔黄或黄燥、焦黑，脉数或小数。

证机概要：气分热毒炽盛，传入营分，则见气营两燔之候，燥热内结肠腑，而致伤津耗液，甚则热入心包，内扰心神。

（4）营分证：症见身热夜盛，口不甚渴，心烦不寐，神志恍惚，或神昏谵语，面红目赤，肌肤有多量出血点及瘀斑。舌质红绛，甚至干裂、卷缩，苔黄无津，脉细数。

证机概要：疫毒内陷营分，心营热盛，则心神失主，且见营热动血，阴液耗损之候。

（5）营血热盛证：症见身热，或不甚发热，烦扰不安，神志恍惚，甚则昏狂，或手足瘛疭，面红目赤，肌肤大片瘀斑显露，或鼻衄、咯血、吐血、尿血、便血。舌质红绛或深绛，苔少无津，脉细数或细。

证机概要：热毒从营入血，营血热盛，故见邪陷心包，热动肝风，热迫血溢等多种病理表现，并见血热阴伤之候。

2. 低血压期

（1）热毒内陷证：症见发热或高热，烦躁不安，神志淡漠；或神志昏愦，口渴欲饮，四肢凉或厥冷，胸腹灼热；或见便秘，尿赤；或肌肤斑疹隐隐。舌红或红绛，脉细数，或模糊不清。

证机概要：疫毒内陷，热深厥深，阳气内郁，不能外达，气滞血瘀，故见热厥危候。

（2）气阴耗竭证：症见身热骤降，烦躁不安，颧红，气短，口干不欲饮，出黏汗。舌质红，少津，脉细数无力或模糊不清。

证机概要：正虚邪陷，阴伤气耗，邪闭于内，正脱于外。

（3）正虚阳亡证：症见面色苍白，唇绀，不发热，四肢厥逆，冷汗淋漓，神志淡漠或昏昧。舌质淡白，脉微细或沉伏。

证机概要：阴伤及阳，阳虚气脱，正不胜邪，由闭转脱，而见正虚阳亡之候。

3. 少尿期

（1）瘀热水结证：症见少腹胀满，腹痛，或拒按，大便秘结，小便赤涩量少，欲解不得，甚则尿闭不通，或有血尿，尿中夹有血性膜状物，或有身热。舌质红绛或绛紫，苔黄燥，或焦黄，脉滑数或细数。

证机概要：热郁血瘀，瘀热里结阳明，血蓄下焦，血瘀水停，肾关不利。

（2）热郁津伤证：症见身热不尽，口渴心烦，小便短赤，量少灼热，腰痛不利。舌质红，少津，苔黄燥，脉细数。

证机概要：热入下焦，伤津损肾，三焦气化失宣，津液不能正常敷布，以致阴液不足，而邪水内停。

（3）湿热壅滞证：症见少腹硬满，大便不行，小便涩少，神志昏蒙不清，头胀，身痛，呕逆，渴不多饮。舌苔黄浊腻，脉濡数。

证机概要：湿遏热蒸，浊邪害清，则上蒙神窍，内蕴中焦，则脾胃升降失司，腑气不利；阻滞下焦，则肾和膀胱气化失常。

4. 多尿期

（1）肾气不固证：症见小便频数，尿多清长，腰酸头昏，神疲乏力，嗜睡，易汗。舌质淡，苔黄或白，脉细无力。

证机概要：邪伤肾气，肾元亏虚，而致气不化水，固摄无权；精气耗伤，不能养神，故见神气虚衰诸候。

（2）阴虚热郁证：症见小溲频多，色黄而灼热，口干，多饮，头晕，腰酸，手足心热，夜寐不佳。舌质红，少津，脉细数或细。

证机概要：热伤肾阴，阴虚阳盛，则肾关开多合少；真阴不足，虚热内灼，故见阴虚热郁之证。

5. 恢复期

（1）气阴两伤证：症见疲倦乏力，短气，心慌，易汗，内热心烦，口干，头昏，腰酸，小便频。舌质淡红，苔薄，脉细数。

证机概要：热毒耗阴劫液，损伤元气，而致气阴交亏，正虚不复。

（2）脾虚湿蕴证：症见气短自汗，倦怠懒言，食少便溏，腹胀，口黏干苦。舌质淡，苔薄腻、色白或黄，脉软。

证机概要：脾运不健，气不化湿，甚则湿蕴生热。

（3）肾阴亏虚证：症见腰膝酸软无力，头昏耳鸣，形体消瘦，口干，或有盗汗。舌质红，少苔，脉细。

证机概要：热入下焦，耗伤肾阴，精气虚衰。

【治疗】

本病目前尚无特异性病原性治疗药物，主要进行综合性和预防性治疗。抓好"三早一就"（早发现、早休息、早治疗和就近在有条件的医院治疗），把握好"四关"（休克、少尿、出血和脏器损害），对减轻病情和改善预后具有重要意义。

（一）应急处理

1. 基础治疗

（1）液体疗法：

1）发热期：维持内环境平衡，每日补液量为 1000～1500 mL。常用的液体为平衡盐液、含钠等渗溶液等。

2）低血压期：扩充血容量，每日补液量为 3000～5000 mL。常用的晶体溶液为平衡盐液、含钠等渗溶液。胶体溶液为右旋糖酐 40、血浆、人血白蛋白，若血红蛋白小于 70 g/L 可输鲜血。

3）少尿期：严格控制补液量，每日补液量为前一日出量加 500～800 mL，常用液体为高渗葡萄糖溶液。

4）多尿期：维持内环境平衡，出入量平衡，以口服为主，不足者给予静脉补液，常用的液体为各种等渗液体。

（2）纠正酸中毒：常用 5%碳酸氢钠溶液，首先补充 250 mL，以后按公式计算补给。

（3）维持电解质平衡：根据各期电解质紊乱的不同情况，分别给予纠正，缺什么补什么，缺多少补多少。

2. 主要并发症的治疗

（1）多腔道出血：

1）参三七粉：每次 2～3 g，每日 2～3 次，水调服。

2）制大黄炭、黑栀子粉：每次各服 2～3 g，每日 2～3 次，水调服。

3）十灰散：每次 6 g，每日 2～3 次，水调服。

（2）抽搐：

1）地龙注射液：每次 0.5～1 mL，注射大椎、合谷穴（亦可用于喘憋，每次 2 mL，肌内注射，每日 3～4 次）。

2）止痉散：全蝎、蜈蚣各等份，共为末，每次 1～2 g，每日 2～3 次，水调服。

3）羚羊角粉：每次 0.6 g，每日 1～3 次，水调服。

（3）喘憋（成人呼吸窘迫综合征）：

1）乙醇吸氧：75%～90%乙醇，低流量吸氧。

2）猴枣散：每次 0.6 g，每日 2～3 次，用竹沥水 20 mL，调服。

3）葶苈子粉：每次 3～6 g，每日 3 次，水调服（亦可用于心力衰竭、肺水肿）。

（4）心力衰竭、肺水肿：

1）吸氧：用 75%～90%乙醇吸氧，有缺氧和/或二氧化碳潴留表现者，鼻导管低流量吸氧，每分钟 1～2 L。

2）石菖蒲注射液：每次 4～6 mL，每日 3～4 次，肌内注射；或 10～20 mL，加入 10％葡萄糖注射液 500 mL 内，静脉滴注，每日 1～2 次（亦可用于呼吸衰竭、喘憋）。

3）十枣汤：甘遂、大戟、芫花各等份研末，每次 2 g，枣汤送服，每日 1～2 次。

4）有脱象者，辨证选用生脉注射液或参附注射液（见专用方药低血压期）。

3. 针灸

（1）高热：

1）体针：针刺大椎、曲池、少商、商阳等穴位，强刺激，十宣刺血。

2）耳针：针刺耳尖、屏尖（刺血 3～4 滴）。

（2）昏迷：针刺中冲、涌泉、少冲等穴位，均强刺激。

（3）出血：针刺尺泽、膈俞、孔最、鱼际、列缺、足三里、内庭、公孙、关元、三阴交、合谷等穴位，每次选 2～3 个穴位，强刺激。血脱加人中、内关、涌泉等穴位，灸百会、气海、关元等穴位。

（4）痉厥：

1）体针：针刺合谷、太冲、腰俞、人中、中冲、昆仑等穴位，强刺激。

2）耳针：针刺交感、神门、皮质上、脑点、心等穴位。

（5）心力衰竭、肺水肿：针刺人中、十宣、少商、内关、百会、涌泉、心俞、素髎、肺俞、神门、足三里等穴位，每次选 3～4 个穴位。

（二）专用方药

1. 发热期

（1）清瘟合剂（编者科研方：大青叶、生石膏、知母、金银花、大黄、赤芍、野菊花、白茅根等）：清气泄热、凉营解毒，适用于气分证、气营两燔证。每剂煎至 100 mL，每次 50 mL，每日 4 次，口服，每疗程 3～5 日。

（2）清气凉营注射液（编者科研方：大青叶、金银花、知母、大黄、野菊花等）：清气泄热、凉营解毒，适用于气分证、气营两燔证。每剂药制成 20 mL 静脉注射液，每毫升含生药 7.2 g。每次 40～60 mL 加入 10％葡萄糖注射液 250 mL 内，静脉滴注，中毒症状明显者可增大剂量，改为 80 mL，每日 1 次，每疗程 3～5 日。

（3）丹参注射液（《中国药典》1977 年版，丹参经提取灭菌水溶液）：活血化瘀通脉。每次 16～20 mL 加入 10％葡萄糖注射液 500 mL 内，静脉滴注，每日 1 次，每疗程 3～5 日。

2. 低血压期　在扩容纠酸的基础上血压不能回升者，分别选用下列 1～2 种药物。

（1）抗厥注射液（编者科研方：枳实、桃仁、山茱萸）：行气活血通脉、宣郁开闭，适用于热毒内陷证。当收缩压大于 50 mmHg（6.7 kPa）者，应用抗厥注射液 30～60 mL 加入 10％葡萄糖注射液 500 mL 内，静脉滴注，视血压调整滴速；若收缩压小于 50 mmHg（6.7 kPa）者，用本品 10 mL 加入 50％葡萄糖注射液 20 mL 内，缓慢静脉注射，当血压回升到正常后，改为静脉滴注，方法同前。

（2）生脉注射液（《全国医药产品大全》：红参、麦冬、五味子）：益气强心、养阴固脱，适用于气阴耗竭证。每次 10～20 mL 加入 50％葡萄糖注射液 20 mL 内，静脉注射，每 10～30 分钟 1 次，反复数次，待血压回升后改用 20～25 mL 加入 10％葡萄糖注射液 100 mL 内，静脉滴注。

（3）参麦注射液（由红参、麦冬组成）：益气固脱，养阴生津、生脉，适用于气阴两虚证。肌内注射，每次 2～4 mL，每日 1 次。也可以静脉滴注，每次 20～100 mL（用 5％葡萄糖注射液 250～500 mL 稀释后应用）或遵医嘱，也可直接静脉滴注。

（4）参附注射液（四川雅安制药厂：人参、附子）：每毫升含生药 0.1 g。益气强心、回阳救逆，适用于正虚阳亡证。每次 10 mL，加入 50％葡萄糖注射液 20 mL 内，静脉注射，可连用 1～2 次，待血压回升后改为 100 mL 加入 10％葡萄糖注射液 500 mL 内，静脉滴注。

3. 少尿期

（1）泻下通瘀合剂方（编者科研方：大黄、芒硝、枳实、麦冬、桃仁、猪苓、白茅根等）：每 1 mL

含生药 5 g。泻下通瘀、滋阴利水，适用于瘀热水结证。每次 25 mL，每日 4 次，口服，1 疗程为 3～5 日。若呕吐频繁，不能口服者，改用鼻饲或保留灌肠，每次 150 mL，每日 1～2 次。

（2）结肠灌注Ⅰ号（成都中医药大学附属医院方：大黄、黄芪、丹参、红花等）：清热解毒、活血化瘀、益气利尿，适用于瘀热水结下焦。每次 100 mL，保留灌肠，每日 4～6 次。

（三）辨证施治

1. 治疗原则　当以清瘟解毒、凉营化瘀、养阴生津为原则。区别各病期的不同病理特点，辨证采用相应的主要治法。发热期治以清气泄热，凉营解毒；低血压期治以宣郁开闭，救阴回阳固脱；少尿期治以泻下通瘀，滋阴利水；多尿期治以补肾固摄，或养阴清热；恢复期治以调补气阴，健脾化湿，兼清余邪。

2. 治法方药

（1）清气凉营法：适用于发热期为主，或发热与低血压期、少尿期重叠，表现为气分证、气营两燔证、营分证。本法在清气的同时加入凉营之品，可防止热毒进一步内陷营血。另一方面，即使邪热内传入营，亦应在清营药中参以透泄，分消其邪，使营分之热转出气分而解。

［例方］清瘟败毒饮（《疫疹一得》：生石膏、生地黄、犀角、黄连、栀子、桔梗、黄芩、知母、赤芍、玄参、连翘、甘草、牡丹皮、鲜竹叶）清气泄热，凉营解毒。适用于表里俱热，高热烦躁，渴饮干呕，头痛如劈，昏狂谵语，或发斑吐衄等症。

［常用药］大青叶、金银花、野菊花清热解毒；青蒿、鸭跖草清热透邪；生石膏、知母清气泄热除烦；赤芍、大黄凉营解毒；白茅根清热凉血，生津利尿。

［加减］湿热偏盛，内蕴中焦，脘痞呕恶，便溏，脉濡而数，舌苔黄腻，去大黄、知母，酌加藿香、法半夏、厚朴芳香化湿和中，黄连清热化湿。

（2）开闭固脱法：适用于低血压休克期，表现为热毒内陷证、气阴耗竭证。开闭可祛内陷之邪毒，宣通气血之郁闭；固脱则可扶正以抗邪。

1）清热宣郁、行气开闭法：适用于热毒内陷证。

［例方］①四逆散（《伤寒论》：柴胡、枳实、芍药、甘草）清热透邪，理气宣郁。适用于热郁于里，阳气不能外达之热厥证。②白虎承气汤（《重订通俗伤寒论》：生石膏、生大黄、生甘草、知母、玄明粉、陈仓米）清气泄热，缓下热结。适用于热郁于里，阳明热盛，经腑同病。

［常用药］柴胡、知母清热滋阴；枳实、大黄通腑泄热；广郁金、鲜石菖蒲行气宣郁；连翘心、丹参清心凉血；甘草清热解毒。

［加减］热盛加生石膏、黄连；表现为"窍闭"现象者，加至宝丹或安宫牛黄丸。

2）益气养阴、行气活血法：适用于气阴耗竭证。

［例方］①生脉散（《内外伤辨惑论》：人参、麦冬、五味子）益气生津，敛阴止汗。适用于热伤元气，津伤液耗。②解毒活血汤（《医林改错》：柴胡、赤芍、枳壳、甘草、连翘、葛根、当归、生地黄、桃仁、红花）清热解毒，凉血活血。适用于热毒内陷，郁阻气血。

［常用药］西洋参（人参）、麦冬、玉竹、五味子、炙甘草益气养阴；山茱萸、龙骨、牡蛎固脱；青皮、陈皮、枳实、石菖蒲行气宣郁开闭；丹参、赤芍、川芎、红花凉血化瘀。

［加减］阴伤及阳，阴阳俱脱者复入四逆汤意以回阳救逆，加附子、干姜。

（3）泻下通瘀法：适用于少尿期瘀热水结证（蓄血、蓄水）、热郁津伤证。泻下与通瘀合用，可使邪热从腑下泄，下焦壅结的瘀热得到疏通，肾的气化功能相应地改善。

［例方］①桃仁承气汤（《温疫论》：桃仁、大黄、芒硝、当归、芍药、牡丹皮）泻下通腑，活血攻瘀。适用于血瘀腑实，少腹坚满，大便秘，夜热加甚。②增液承气汤（《温病条辨》：玄参、麦冬、细生地黄、大黄、芒硝）滋阴增液，泄热通便。适用于阳明腑实，热结阴亏。

［常用药］生大黄、芒硝、枳实泻下通腑、凉血解毒、化瘀止血；桃仁活血化瘀；生地黄、麦冬滋阴增液；猪苓、白茅根淡渗利水、凉血止血、清热生津。

［加减］瘀热在下，加牡丹皮、赤芍、怀牛膝凉血化瘀；水邪犯肺，加葶苈子、桑白皮泻肺；阴伤明显，加玄参、知母、阿胶养阴生津；湿热壅滞，加晚蚕沙、大腹皮、皂角子宣清导浊。

（4）凉血散血（化瘀）法：适用于发热、低血压休克、少尿三期，及弥散性血管内凝血（DIC）出血表现为营血热盛证、瘀热血溢证、血热妄行证，且可复合应用于热厥夹瘀证、下焦蓄血证。热毒炽盛则迫血妄行，火热煎熬又可导致血瘀，血热、血瘀、出血三者往往互为因果，因此，当取凉血散血法，清血分之毒，散血分之热，化血中之瘀，止妄行之血。

［例方］犀角地黄汤（《备急千金要方》：犀角、生地黄、芍药、牡丹皮）清热解毒，凉血散瘀。适用于热伤血络，蓄血留瘀，热扰心营。

［常用药］水牛角、牡丹皮、赤芍、土大黄凉血化瘀解毒；黑栀子、白茅根清热凉血止血；鲜生地黄凉血止血；煅人中白凉血解毒、散瘀止血。

［加减］出血量多，加紫珠草凉血止血；瘀热阻窍，加丹参活血化瘀；血热阴伤，加阿胶养阴清热止血。

（5）滋阴生津法：适用于五期过程中表现为津液营阴耗损者。温热火毒炽盛，灼伤津液，耗损营阴，故应重视养阴保津，分别采用养肺阴、增胃液、滋心营、益肾阴等不同方药以救阴。

［例方］①沙参麦冬汤（《温病条辨》：沙参、玉竹、生甘草、冬桑叶、生扁豆、天花粉、麦冬）清养肺胃，生津润燥。适用于肺胃阴伤。②增液汤（《温病条辨》：玄参、麦冬、细生地黄）滋阴生津，润燥通便。适用于热病耗损津液，口渴，便秘，舌质红。

［常用药］西洋参、玉竹养阴益气生津；沙参、麦冬、石斛滋养肺胃；生地黄、玄参养阴生津凉血；天花粉、芦根清热生津；阿胶滋阴养血润燥。

［加减］阴虚风动，加鳖甲、龟甲育阴潜阳。

（6）补肾固摄法：适用于多尿期，阴虚热郁证、肾气不固证。疫毒伤肾，气化失司，邪少虚多，故应补肾以培元，固摄以保津；阴虚热郁者，滋阴固肾，兼以清利余毒；肾气不固者，补肾复元，辨其阴阳施治。

［例方］固肾缩泉汤（编者验方：熟地黄、山药、山茱萸、枸杞子、五味子、菟丝子、覆盆子、益智仁）补肾固摄。适用于疫毒伤肾，气化失司所致多尿。

［常用药］地黄、山药、山茱萸、五味子补摄下元；炙黄芪益气补虚；覆盆子、桑螵蛸固肾缩尿；茯苓、牡丹皮清热渗湿化瘀；甘草和中解毒。

［加减］虚中夹实，下焦蕴热，酌加黄柏、知母、泽泻清热滋阴；瘀毒不净，加赤芍、赤小豆凉血化瘀，去桑螵蛸、五味子；肾阴虚，酌加阿胶、天冬、玄参滋肾养阴；气虚，加党参、白术益气；阳虚，酌加鹿角胶、益智仁、菟丝子温补肾阳。

由于本病在传变过程中每见病期与证候交叉重叠，因此，所列各证治法还须有主次的复合配伍。

【护理】

（一）一般护理

1. 保持病室安静，整洁，做好消毒隔离，防止交叉感染。

2. 注意保暖，卧床休息。

3. 饮食　宜素半流质饮食，病重者流质饮食，可以服水果养阴生津，忌食油腻厚味食物，在恢复期注意加强营养，但饮食仍宜稀软清淡，不要过量，逐渐恢复正常。

4. 入院后即记录 24 小时出入量，包括大小便色、质、量，呕吐量，补液量及口服量。

（二）发热期

1. 恶寒者保暖，酌加衣被。

2. 每日测体温、脉搏、呼吸 4～6 次，高热者改为每 2 小时测量 1 次，过高热者每半小时测 1 次。

主症每日记录 1 次，有变化者随时记录。

3. 汤药宜温服，药后无汗或汗出不畅者辅以热饮食，取微汗，忌大汗。

4. 壮热但少汗或无汗者不宜吹风、冷敷。

5. 汗多者以干毛巾擦净，避免吹风。

6. 注意用药后大便情况，每日次数、量、性质，与体温及主症的关系。

7. 发热至第 3～4 日后，要勤测血压、脉搏，注意精神状态、面色、恶心、呕吐、尿量变化，如发现低血压应早期治疗。

（三）低血压期

1. 如发现低血压者，每 1～2 小时测量 1 次体温、脉搏、呼吸、血压。如发现休克者每 15 分钟至 1 小时测量 1 次。

2. 注意保暖，切忌搬动。

3. 发现低血压休克者，立即给予低流量吸氧。

4. 做好补充血容量、纠正酸中毒、使用升压药等抗休克抢救的准备，如右旋糖酐 40、平衡盐液、5％碳酸氢钠注射液、去甲肾上腺素、多巴酚丁胺等。

5. 对幼儿或年老体弱及心肾功能不全者，补液速度适当减慢，减少补液量，常规应用强心药物，以防诱发心力衰竭、肺水肿。

6. 如扩容纠酸后血压不能回升或不稳，应警惕由厥转脱的变化。

7. 高热、口渴者不宜用强烈的发汗药物，避免出汗过度加重病情。

（四）少尿期

1. 严格控制进液量，按照量出为入的原则，给予足够的热量（每日进糖量至少 200 g），以口服为主，不足者静脉补给。

2. 每 4～6 小时量体温、脉搏、呼吸、血压 1 次，并及时记录。

3. 津液耗伤明显者，服用梨汁、荸荠汁、藕汁等，凉服或温服；或鲜芦根、鲜茅根各 60～120 g，水煎汤，频服。

4. 灌肠或口服导泻的患者，密切观察和记录大小便开始排出时间、量、颜色，并保持床单位清洁干燥。

5. 昏迷患者参照昏迷篇章护理。

6. 如膀胱已有小便，而不能自己排出，可在膀胱区用热冷交替湿敷，并加按摩。

7. 腹膜透析应按无菌操作执行，并有专人护理。

（五）多尿期

1. 饮食　给予营养丰富，易消化，高维生素、高热量、高钾饮食。

2. 认真记录出入量，维持水、电解质平衡。

3. 若尿量增多，肾功能各项检查无改善或加重，提示病情危重，需加强基础护理，防止继发感染。

（六）恢复期

注意休息，增加营养，防止感染。

【预防】

充分发动群众，开展以灭鼠为重点的综合性预防措施，患者隔离至症状消失为止。被患者血、尿污染的皮肤、黏膜及用品及时消毒。

（一）灭鼠

灭鼠是预防本病的关键性措施。一些学者提出本病的流行主要取决于鼠类带毒水平，因此必须重视灭鼠，以便有效地控制本病的发生。

（二）防鼠

防鼠应与灭鼠相结合。

1. 挖防鼠沟（深 1 m，宽 0.6 m，沟壁光滑垂直）　特别是农村冬季水利工程，在河工住宿的工棚外挖防鼠沟，尤为重要。

2. 妥善保管好食物，免受鼠类污染。

3. 在流行地区与鼠类或急性期患者密切接触者应服中药预防，用大青叶 15 g，金银花 10 g，淡竹叶 10 g，土茯苓 15 g，煎汤服，每日 1 剂，连服 3～5 日。

（三）灭螨、防螨

可用药物杀螨，有机磷杀虫剂对革螨有较好的作用，而杀灭恙螨则以有机氯化物效果较好。常用药物如 0.1％敌敌畏、0.2％乐果、美曲膦酯等喷洒。

（四）加强个人防护

从事本病防治人员，不宜接触鼠类，对捕捉和毒死的鼠类应焚烧和深埋，不在草堆和草垛上坐卧。从事研究的实验室、动物房要建立严格的规章制度、操作规程，严防实验室感染，在疫区冬季不要睡用稻草垫的床铺。

（五）野外作业预防措施

野外住宿应选择地势高、干燥的地方，尽可能住民房，不住在工棚。

【临证要点】

（一）发热期的"病理中心在气营"

1. 把好气营关，可以阻断病情的发展　临证所见，发热高低、热程长短，直接影响病情的发展与转归，若能针对其"病理中心在气营"的特点，先期及时应用清气凉营法控制高热，是减轻病情、缩短病程、减少病期传变、减少转证现象、阻止内陷营血、提高越期率、提高疗效、降低病死率的关键。

2. 清气凉营具有明显解毒和退热作用　应用清气凉营注射剂得效后，每见热降病轻，与自身发展之热退病重迥然有别。其降温特点，身热逐渐下降，无反跳现象，并有少量出汗，用口服液多见大便日行 2～3 次，便后自感舒适。表明注射剂能使邪从表解，热随汗降，具有清透作用。口服液可使邪从下泄，热随利减，具有以下为清的作用。两者系通过不同途径和机制而降温。其降温效果不属对症效应，而是由于药物的解毒作用，控制了病毒血症。提示了热由毒生，毒解则热退。

（二）气滞血瘀，内闭外脱，是低血压休克期的病理特点

1. 行气宣郁、活血通脉，有助于改善微循环　气滞血瘀、正气欲脱，必然导致脉络的广泛瘀滞不通，这与现代医学认为休克时存在微循环障碍颇相符。临床及实验证明，药后能迅速改善血液流变学的各项指标，降低全血黏度及血浆黏度，增快红细胞电泳。表明应用行气活血药疏通络脉的疗效机制在于改善微循环，降低血细胞的黏滞性、聚集性，增加其流动性。

2. 益气养阴、扶正固脱，可以保护细胞功能　细胞是人体结构和功能的基本单位，细胞结构属阴，功能为阳，阴阳互为生化，病则互为因果。为此，在救阴时还应益气以复阴，回阳时注意滋阴以济阳，实验所见抗厥注射液、救脱 1 号能抗自由基，抑制脂质过氧化物的生成，稳定生物膜，保护线粒体和溶酶体结构完整和功能的正常，从而表明益气养阴、扶正固脱具有保护细胞功能的作用。

3. 行气活血、扶正固脱，具有明显升压、稳压效应　气机郁闭，气滞血瘀，脉道不利是导致血压下降的重要病理环节，而临床资料表明，行气活血，通利脉络，可有利于血压的回升，同时辅以扶正固脱之品，保护细胞结构和功能，更能起到稳压作用，并使主要症状得到较快改善，说明行气活血，扶正固脱所取得的升压、稳压作用，不仅有其物质基础（如从理气药中发现对羟福林、氮氨基酪酸），而且具有多向整体效应。

（三）下焦蓄血、蓄水，阴伤液耗，导致肾衰竭少尿

1. 泻下通瘀可利小便　因邪从下去，腑气通畅，下焦壅结的瘀热得到疏泄，则肾的气化功能也可获得相应改善，故药后大便通利，小溲亦可随之增多，表明通大便可以达到利小便的目的。

2. 滋阴生津可通二便　温为阳邪，最易伤阴，肠腑津伤无水行舟，则大便秘结不行，肾阴耗伤，化源涸竭，则尿少或闭，故滋阴不但可以"增水行舟"，通行腑气，且可助肾化水，通利小便。

3. 祛除水毒可使津液归于正化　出血热少尿期，因瘀热壅结，水津失于输布，而致下焦"蓄水"，或水毒泛溢肌肤，影响他脏者，在泻下、通瘀、滋阴的同时，配合行水利尿，既可促使"邪水"的排泄，且有助于三焦气化的宣通，使津液归于正化，纠正因水津不能敷布而导致的阴伤。

（四）热与血搏，可以动血，或瘀阻水停

1. 凉血化瘀可以清散血分热毒　清血分之热，可免血液受热煎熬成瘀，化血中之瘀，能防止瘀郁生热，化火酿毒。而实验提示它的抑菌、抗病毒、降温解毒、改善微循环障碍等作用，当是其疗效机制所在。

2. 凉血化瘀可以活血止血　凉血能使血液循经，化瘀有助于脉道流畅，从而控制因瘀热动血所致的出血、发斑。实验表明，凉血化瘀剂能明显改善微循环障碍，降低血细胞聚集性、黏滞性。故尤适用于 DIC 所致的瘀热型血证。

3. 凉血化瘀可利小便　凉血可使瘀热分消，防止下焦蓄血；化瘀能使脉络通畅，水津得以布散。故对血瘀水停所致之少尿，用之小便可以增多。实验证明，通瘀有助于增加肾血流量，提示其药效机制在于疏通肾脏壅结的瘀热。

第四节　肺　炎

【导言】

（一）概念

肺炎是由多种致病因素引起的肺实质炎性病变。

1. 按原因分类　感染性分细菌性、病毒性、立克次体性、衣原体性、真菌性；其他有化学性、过敏性、放射性；临床细菌性炎症最为常见。

2. 按解剖病位分类　分为大叶性、小叶性、间质性。

虽然病因种类、病变部位不同，但因都具有肺部的炎症表现，故辨证施治基本相同。

（二）临床特征

1. 四季均有发病，尤以冬春季节为多。

2. 常突然起病。

3. 以畏寒或寒战、高热、咳嗽、胸痛、咯浓痰或铁锈色痰为特征。

4. 呼吸道及全身中毒症状显著，严重者可出现中毒性休克。

5. 病灶病位呈急性炎症过程，典型者可表现为充血期、实变期、消散期 3 个阶段。

（三）讨论范围

1. 根据细菌性肺炎的典型临床表现，本病多属于中医学"风温"范畴　陈平伯《外感温热篇》曰："风温为病，春月与冬季居多，或恶风或不恶风，必身热、咳嗽、烦渴。"

2. 风温含义比较广泛，包括多种呼吸系统急性感染性疾病　肺炎虽为风温的典型代表病种，但仅属其中之一，其他如上呼吸道感染、流行性感冒重证（肺炎型）、胸膜炎和肺脓肿初期均可见"风温"证。应从"异病同治"的原则处理。

3. 肺炎亦有不表现为"风温"证者　如时感咳喘、肺胀等病证中，均可包括本病在内，故不能理解为肺炎即等于风温。应按"同病异治"的原则处理。

【病因病机】

肺炎病因病机示意图如图2-4所示：

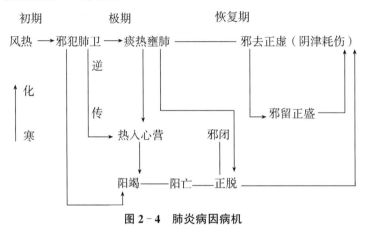

图2-4　肺炎病因病机

（一）病因

1. 由于风温（热）之邪外犯，如春季之"温风过暖"，冬日"应寒反暖"，或"非其时而有其气"（不限季节）。

2. 少数则因感受"风寒郁而化热"（素禀气阴不足，肺热内蕴）。

（二）病机

1. 发病学　肺卫不强，正气虚弱（或一时性失调），外邪乘袭。多为一时性，如受凉、疲劳、精神创伤、手术麻醉或营养不良，或慢性病后。

2. 病位

（1）邪热在肺：因肺开窍于鼻，温邪从上而受，自口鼻呼吸道侵犯于肺。风性轻扬，为病多犯上焦。《素问·太阴阳明论篇》："伤于风者，上先受之。"叶天士："温邪上受，首先犯肺。"

（2）重证可涉及胃、肠（阳明经、腑）、心营。

（3）如迁延不已也可传入下焦，涉及肝、肾。

3. 病理特点　为邪热炽盛，痰热蕴肺。

4. 传变特点　风与热俱为阳邪。"风性善行数变"，"热为温之渐，火为热之极"。故发病急，化热速，传变快，易伤津或伤阴。

5. 病理过程

（1）一般过程：顺传（不再传）从卫—气—邪去。通常包括三期：

初期，邪犯肺卫：肺外合皮毛，主一身之表，卫气通于肺，故病邪从上、从表而入者，初起即见邪犯肺卫的证候。因卫气被郁，肺失清宣，出现恶寒、发热、咳嗽等症。

极期，热壅肺气：为外邪从表传里，气分热盛，蒸液成痰；若热伤肺络可见胸痛、痰带血丝或咯铁锈色痰。如邪热从上传中，肺胃热盛，则壮热不解，腑实便秘，或肠热下利（肺移热于大肠）。

恢复期，邪去正虚（阴津耗伤）：一般说来，凡正能胜邪，且治疗得当者，邪热在气分即解，不再传变，趋于恢复阶段，但可见阴津耗伤或津气耗伤的现象，表现低热、咳呛、口干舌红、疲乏等症。亦可偶见正虚邪恋的情况。

（2）重证（图2-5）：

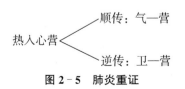

图2-5　肺炎重证

因热邪炽盛，或小儿、老人及体质素虚，而致病邪从气入营，或从卫逆传入营，演变为热入营分，邪闭心包的证候，出现高热持续，烦躁，谵语，神昏，甚则热盛动风，发生抽搐、痉厥（叶天士"温邪上受，首先犯肺，逆传心包"）。

（3）险证：正虚邪陷，内闭（邪）外脱（阴竭阳亡）。在卫、气、营、血各个阶段，都可因正虚不能敌邪，导致邪热内陷（闭），正虚欲脱的变证（由闭转脱），可表现面色苍白，汗出四肢厥冷，身热骤降，呼吸急促，烦躁神糊，脉细数不清等症（中毒性休克），甚则可致阴阳离决而死亡。

【诊查要点】

肺炎的主要症状为发热、咳嗽、烦渴，或有气急、胸痛等，诊断主要依据临床表现及理化检查。但因病情有轻有重，病理传变较快，发展有顺有逆，为此，必须注意其全过程的变化。

（一）掌握卫气营血病理传变的证候特点

一般以邪在卫、气者较轻，比较多见；邪入营血者为重，比较少见。

初起邪在肺卫为卫表证；顺传气分表现热盛、喘咳；邪入心营（逆传或顺传）导致烦躁谵语或昏迷；入血出现斑疹、衄血、动风痉厥（局部少量鼻衄、痰中带血，为热伤血络，不标志邪热进入营血的阶段）。

（二）邪陷正虚欲脱者危

小儿、老人及体弱患者，如突然身热骤降，或仅有微热、汗出肤冷、烦躁不安、脉转微细者，为正不胜邪，阳气虚脱的预兆。应特别提高警惕，密切观察血压、脉搏、呼吸、面色、神态、尿量、皮肤温湿度等，注意病情变化（这种情况多见于肺炎重证，出现中毒性休克或心力衰竭患者）。

（三）邪入下焦者重险

后期如见身热不清、手足心热、颧红、心慌神倦、重听、手足蠕动或瘈疭、舌质干绛、脉虚数者，为邪热久留，津液受耗，肝肾阴伤，虚风内动的重险证候（多系出现并发症），必须密切观察，采取有力措施，综合治疗。

（四）注意有无并发症

一般细菌性肺炎经治1周以上，热度不退或退而复升，肺经症状仍然明显或伴有其他新情况者（如痰量增多、腥臭，气急，心前区痛等），应注意可能并发肺脓肿、渗出性胸膜炎、脓胸、心包炎、败血症等。

（五）结合辨病，明确诊断

临床应结合病史，通过体检和有关检验（如血常规查白细胞计数和分类，痰培养，胸部X线摄片，胸部CT等）以协助诊断和鉴别诊断，有利于判断预后，加强治疗的针对性。

根据临床观察，典型的细菌性肺炎，肺部听诊呼吸音粗糙或减弱，有干、湿啰音或管状呼吸音，叩诊音浊，语颤增强。胸片可见肺部均匀浓密阴影与肺大叶或肺段相符；小叶性则见散在分布小片状阴影。CT可见斑片或大片状密度增高阴影，边缘模糊，形态与肺叶或肺段相同，常见充气支气管征；小叶性则见一侧或两侧下肺多发小斑片状模糊影或腺泡结节。

（六）类证鉴别

1. 与时感风热证的鉴别　时感风热有传染性、流行性，以卫表证为主，一般汗出热退而解，基本不传变；肺炎初起即有明显的肺经症状，多表现为肺卫同病，常汗出热退复起，易传变入里。

2. 与肺痈初期的鉴别　肺痈与肺炎初期均有风热表证，但肺痈尚有明显胸痛，咳则痛剧，中府穴压痛，咯黏痰有热腥气，或夹血，但热病的特点不若肺炎突出，或有原发病的基础，虽经治表解热降，而肺经症状（如咳嗽，咯吐脓痰腥臭，胸痛等）加重；肺炎则以里热渐盛为其特点。

3. 与急腹症的鉴别　部分肺炎患者可出现消化道症状，病变在下叶者，可产生腹痛及相应体征，应与胃肠炎、胆囊炎、阑尾炎等腹部疾病鉴别。

【辨证】

（一）辨证要点

1. 辨病理传变，区别阶段　初期，邪犯肺卫；极期，热壅肺气（少数气营两燔）；恢复期，阴津耗伤（或气阴耗伤）。

2. 辨顺逆以估计预后　顺传气分为轻（常）；逆传心包、热入营分为重；邪陷正虚欲脱为险（变）。

（二）证候分类

1. 邪犯肺卫证　症见发病急骤，恶寒或寒战，发热，头痛，全身酸楚，无汗或少汗，咳嗽不畅，痰黏色白量少，呼吸较促，胸闷或微痛，口微渴。舌边尖红，舌苔白或薄黄，脉浮数。

证机概要：风热之邪从口鼻而入，肺卫受邪，卫气被郁，肺失清宣。可见于各种肺炎初期。

2. 痰热壅肺证　症见高热不退，有汗或少汗，咳嗽频作，气息粗促，鼻翼煽动，咯痰黄稠，或咯吐铁锈色痰，或痰中带血，胸闷胸痛，呼吸加重，烦渴多饮，面赤，或口唇微紫，唇周或见疱疹。舌红，苔黄而干，脉滑数或洪大。

证机概要：邪热壅肺，气分热盛，蒸液成痰，痰热郁阻，或热伤血络，肺失清肃。可见于肺炎极期。

3. 热入心营证　症见高热持续，咳逆，气急，喉中痰鸣，痰中带血，烦躁不安，时有谵语，甚至昏迷，抽风，口舌干焦，口渴饮水不多。舌质红绛，无苔或黄黑苔，脉细数。

证机概要：邪毒炽盛，深陷营分，内传心包。多见于重症肺炎并发脑膜刺激征或脑膜炎等。

4. 邪陷正虚证　症见体温骤降，额出冷汗，面色苍白，唇青肢冷，呼吸短促，咳而无力，喉中痰声如鼾，神志模糊或躁烦，甚至昏迷，口干。舌质淡红有紫气，脉细数无力或细微欲绝。

证机概要：热毒内陷，正不胜邪，阴竭阳脱。多见于重症肺炎并发心力衰竭或中毒性休克。

【治疗】

（一）应急处理

1. 一般处理

（1）卧床休息，经常变换体位。

（2）吸氧：气急，发绀者低流量持续吸氧。

（3）补液：10％葡萄糖注射液500～1500 mL静脉滴注，适用于高热津伤者。

（4）降温：高热用30％乙醇擦浴。有汗不恶寒者，用冰袋置于头颈、腋下、腹股沟处。低体温者注意保暖。

2. 针灸　选肺俞、大椎配曲池、合谷、丰隆等穴位，泻法，或三棱针刺少商、十宣等穴位放血。

3. 化痰止咳平喘

（1）竹沥水，或复方鲜竹沥液（含鱼腥草）20～30 mL，口服，每日3～4次。用于咳嗽，气急，痰多。

（2）猴枣散（《全国中药成方集》：猴枣、羚羊角、天竺黄、川贝母、礞石、沉香、麝香、硼砂）：每次0.3～0.6 g，口服，每日2～3次。用于痰热闭肺，喘急痰鸣，或伴痉厥者。

4. 清热解毒

（1）鱼腥草注射液：肌内注射，每次2～4 mL，每日3～4次。适用于卫、气分发热。

（2）清开灵注射液：20～40 mL加入5％或10％葡萄糖注射液内，静脉滴注，每日1～2次。或每次2～4 mL肌内注射，每日2～3次。

此外，重症患者，出现昏迷、厥脱等中毒性休克征象者，参考有关篇章的应急处理。

（二）辨证施治

1. 治疗原则　以清热宣肺化痰为主（图2-6）。

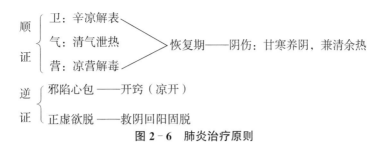

图 2-6　肺炎治疗原则

2. 治法方药

（1）辛凉解表、轻宣肺气法：适用于邪犯肺卫证。风温初感，邪犯肺卫，治当辛凉解表，肺失清宣，则须轻宣肺气。

［例方］银翘散（《温病条辨》：金银花、连翘、荆芥、牛蒡子、薄荷、淡豆豉、甘草、桔梗、芦根、淡竹叶）疏表清热。适用于风热初感，身热，微恶风，汗少，咳嗽，口微渴。

［常用药］淡豆豉、薄荷、金银花、连翘辛凉解表；杏仁、前胡、象贝、牛蒡子、桔梗轻清宣肺。

［加减］表证重，加荆芥、防风；头痛，加桑叶、菊花疏散风热；里热渐显，加栀子、黄芩。

（2）清热宣肺化痰法：适用于痰热壅肺证。热壅肺气，治当清热宣肺，肺热蒸液成痰，则当清肺化痰。

［例方］麻杏甘膏汤（《伤寒论》：麻黄、杏仁、石膏、甘草）宣肺清热。适用于喘咳、气粗、鼻煽、胸胀、身热、有汗或少汗。

［常用药］石膏、黄芩、金银花、连翘、芦根清泄肺热；鱼腥草、金荞麦根、杏仁、甘草清肺化痰；麻黄、桔梗宣肺止咳平喘。

［加减］痰热郁阻，加葶苈子、桑白皮、射干；热伤肺络，气血郁滞，胸痛，加桃仁、赤芍、郁金；咯血，加黑栀子、茜根炭、白茅根、黛蛤散凉血止血；肺胃热盛，去麻黄，加知母、鸭跖草；痰热结胸，去麻黄、石膏，加黄连、半夏、瓜蒌、枳实；腑实热结，去麻黄，加大黄、芒硝；肺热移肠，大便溏泻，去麻黄、杏仁、石膏，配葛根、黄连；热盛津伤，去麻黄，加知母、天花粉、南沙参。

（3）清营解毒，化痰开窍法：适用于热入心营证。心主血属营，热入营分，当清营解毒，痰热内蒙心神，又当清心开窍。

［例方］清营汤［《温病条辨》：犀角（现用水牛角代）、生地黄、麦冬、玄参、黄连、金银花、连翘、丹参、竹叶心］清营解毒，泄热护阴。适用于身热，烦躁，谵语，发斑，口渴。

［常用药］水牛角片、黄连、金银花、连翘、莲子心、丹参清营泄热；郁金、鲜菖蒲、川贝母、天竺黄化痰开窍；生地黄、麦冬、玄参护阴生津。

［加减］邪入营血，加大青叶、板蓝根、紫草、牡丹皮；热盛生风，加山羊角片、石决明、钩藤、地龙；邪入心包，加万氏牛黄清心丸，或安宫牛黄丸（每次 1 粒，每日 2 次）。

（4）救阴回阳，开闭固脱法：适用于正虚邪陷证。邪热内陷，正不胜邪，阴竭阳脱者，治当益气救阴，回阳固脱，扶正以祛邪；清热解毒，化痰开窍，祛邪以安正。

［例方］①生脉散（《内外伤辨惑论》：生地黄、麦冬、五味子）益气养阴。适用于汗出，体倦，气短，口渴，虚烦，舌红，苔剥，脉细数。②参附汤（《正体类要》：人参、附子）回阳固脱。适用于身热骤退，汗出肢冷，面青，神糊，时时欲脱，舌淡润隐紫，脉微细不清。

［常用药］红参、附子、炙甘草益气回阳；西洋参、麦冬、五味子、玉竹、丹参益气滋阴；龙骨、牡蛎固脱；黄芩、桑白皮、鱼腥草、黄连、连翘心、法半夏、橘皮清肺化痰。

［加减］阳亡欲脱，加干姜、肉桂；阴伤甚，加北沙参；面唇发绀，加石菖蒲、丹参、茶叶行气活血；窍闭神昏，审其阴阳，加用开窍醒神之安宫牛黄丸、苏合香丸。

【护理】

1. 密切观察病情，如体温、呼吸、脉搏、血压、神志、面色、皮肤温湿度、胸痛、咳嗽，痰的色、质、量等。及时掌握其变化。警惕正虚邪陷的发生。

2. 保持病室空气流通，温度、湿度适宜。

3. 饮食宜清淡，以素半流质为宜，热退后可改荤半流质。多饮水及水果汁。忌油腻荤腥、辛辣刺激。

4. 出汗多时，用干毛巾擦干，换去湿衣，松开衣被，避免吹风。

5. 注意口腔清洁，饭前饭后用银花甘草液漱口。

6. 后期肺部湿啰音消失慢者，可在肩胛骨下部患侧采用拔罐疗法，每次 5～10 分钟，5 日为一疗程。亦可用毛茛敷料贴肺俞及胸部病灶，3～5 小时发红、作痒时去掉，每日 1 次。对促进病灶吸收有一定作用。

【临证要点】

1. 对肺炎的辨治，首当掌握痰热蕴肺，热象偏盛和易于化燥伤津的特点。辨其病理传变阶段，区别轻重顺逆。治疗当以清热解毒、宣肺化痰为主，结合病情，分别采用辛凉、苦寒、甘寒、咸寒及清营、开窍、固脱等法。

2. 邪犯肺卫初期，表闭无汗者，在辛凉清解的基础上，应加入辛温解表之品，增强发汗之力，使邪从表解，如荆芥、防风、淡豆豉、薄荷等，如银翘散无荆芥、薄荷，则凉而不辛。

3. 本病顺证，多于痰热壅肺的气分阶段，邪祛热解，转入恢复期。但应做好调治。

（1）因邪热渐退、津液耗伤而见热伤肺阴证，低热不清，咳呛痰少，口干，舌红少津，脉细数者，当予甘寒清养，仿沙参麦冬汤意（沙参、麦冬、玉竹、天花粉、桑叶、甘草、扁豆）加石斛、桑皮、地骨皮、枇杷叶等。兼气虚、疲乏少力可加太子参、白术。

（2）正虚邪恋不净，佐以轻清肃化，配浙贝母、瓜蒌皮、冬瓜子、蛤粉、竹茹。病灶不易吸收，配桃仁、红花、虎杖等活血散瘀。

4. 对热入心营的重症，在应用清营解毒开窍法时，要掌握如下要点：

（1）注意"入营犹可透热转气"的治法，在清营的同时配用透达之品，使邪热透出气分而解。如高热，烦躁，汗少，苔黄，舌红者可用生地黄合淡豆豉。

（2）邪入下焦，深入营血，热伤真阴，肝肾阴液耗竭，斑疹显露，咯血，衄血，手足瘛疭，身热颧红，烦躁不安，汗出黏手，口干舌燥，舌质深绛，光剥无苔，心慌动悸，脉象结代者，应在清营解毒基础上配合滋阴潜阳之品，如龟甲、牡蛎、鳖甲、阿胶、白芍、炙甘草等（即三甲复脉汤意）。

5. 邪陷正虚证，因病情危重，扶正固脱理当重视，但同时不应忽视祛邪，邪不去则正不安，必予兼顾。因本病正虚之根源，是由邪热鸱张，邪陷而正虚，故清热开闭，扶正固脱应同时并进，权衡主次处理。阳回之后，邪热仍盛者，应根据病情采用清热、化痰、凉营、解毒、开窍等法。

6. 注意传变过程中的兼夹情况　如出现卫气同病、气营两燔、热入营血的夹杂情况，必须分清主次，注意转化趋势，适当联系各类证候，选方用药。

邪从卫表，逆传心包，直趋营分，须辛凉清解与清营开窍同时并进，取银翘散加牡丹皮（丹参）、玄参、生地黄等，配合牛黄清心丸之类。

邪热从气入营、气营两燔，则当气营两清，白虎与清营合组，加减玉女煎（石膏、知母、麦冬、生地黄、玄参），化斑汤（白虎加犀角、玄参）均属此意。

此外，在服药剂量上，应根据起病急骤，热势较高，变化迅速的特点，每日服药 2～3 剂，每 4～6 小时服 1 次，不能拘泥常规剂量。

第五节 暴 喘

【导言】

（一）概念

暴喘是指由于多种原因引起突然急性发作的一类喘证。

（二）临床特征

呼吸困难，呼吸的频率、深度、节律失常，呼吸急促深快，或变慢变浅，甚则出现潮式呼吸（深快、浅慢、稍停）或间歇性不规则呼吸。鼻翼煽动，"张口抬肩，摇身撷肚"（呼吸辅助肌参加呼吸），不能平卧。甚则面青唇紫，汗多，心慌，烦躁不安，神情萎靡，昏昧，痉厥，而致由喘致脱。

杨仁斋《仁斋直指方》说："诸有病笃，正气欲绝之时，邪气盛行，都壅逆而为喘。"明确指出多种重病都可因邪盛正绝出现暴喘危症。

（三）注意辨证结合辨病

由于暴喘既属肺系多种急慢性疾病的急重危症，且可因其他脏腑病变影响于肺所致。为此，必须在辨证的同时结合辨病，与有关疾病联系互参，求因治疗，并从各个疾病的特点，掌握其不同的预后转归。

（四）讨论范围

根据暴喘的临床表现，与西医学急性呼吸衰竭（包括呼吸器官功能衰竭、中枢性呼吸衰竭）、成人急性呼吸窘迫综合征等呼吸功能急性失代偿基本类似；但与慢性呼吸衰竭急性发作，呼吸功能失代偿者，亦有密切关系。他如急性左心衰竭、肝肾衰竭等，临证亦可联系参考。至于慢性呼吸衰竭呼吸功能尚处于代偿阶段者，可参考中医内科学喘证、肺胀病篇辨证施治。

【病因病机】

暴喘病因病机示意图如图 2-7 所示：

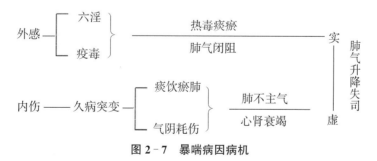

图 2-7 暴喘病因病机

（一）病因

1. 外感六淫疫毒 外邪壅肺，或热毒酿痰、热郁血瘀，肺气闭阻所致。如风温犯肺，肺部炎症可致周围性呼吸衰竭；春温（流行性脑脊髓膜炎）、暑温（流行性乙型脑炎）、疫痢（中毒性菌痢毒血症肺型、脑水肿型）等热毒壅迫肺气，可致中枢性呼吸衰竭。

2. 内伤久病 内伤宿疾，积渐加重，猝然突变，痰（饮）瘀阻肺，肺失升降形成。多为原有肺系疾患（肺纤维化疾病、肺血管病、慢性阻塞性肺疾病）、肺水肿（肺源性或心源性）等可致周围性呼吸衰竭；或其他病变影响于肺致喘，如中风（脑出血）可致中枢性呼吸衰竭。或因脊髓病变（脊髓炎、多发性神经炎、重症肌无力），呼吸肌麻痹或无力而致呼吸衰竭。

3. 其他 外科痈疽火毒内陷闭肺（化脓性感染毒血症，代谢产物刺激呼吸中枢）；误进毒物（抑制呼吸中枢）；突遇外伤（跌仆、水火伤）导致血瘀气闭（胸肋骨、脊髓或颅脑损伤，影响胸廓活动，肺的扩张，以致通气障碍）；此外，溺水窒息，产后败血冲肺（肺羊水栓塞症）等亦可形成。

（二）病机

1. 病理性质有虚有实，有虚实夹杂，但以实为主　因暴喘（急性呼吸衰竭）多属新病，起病急骤，发展快速，故以实为主或由实转虚；内伤久病，猝然突变者，多为邪实正虚，因虚致实。

2. 病理因素

（1）邪实：热、痰、水饮、瘀，壅塞于肺，肺气痹塞不用。

（2）正虚：气阴耗竭，肺气败绝。

邪气壅肺与气阴耗竭每多夹杂，但有主次之分。

3. 病变主脏在肺，与心、肾密切相关

（1）主病之脏在肺：肺主气，司呼吸。若肺失宣肃、升降失常，则肺气上逆为喘。《素问·至真要大论篇》曰："诸气膹郁，皆属于肺。"

（2）与心肾密切相关：肺肾相生，肺为气之主，肾为气之根，肺主出气，肾主纳气；心脉上通于肺，肺佐心治理调节血脉的运行；心肾肺三者协调，则气血流畅，脏腑安和。病则互为因果，而致气机升降逆乱。

此外，因心主神明，脑为元神之府，故重危患者热毒痰瘀蒙蔽神窍，浊邪害清，心脑受邪，或清气不能上承，神机失用，可见昏迷、痉厥之变。

《三因极一病证方论》曰："夫五脏皆有上气、喘咳，但肺为五脏华盖，百脉皆取气于肺，喘既动气，故以肺为主。"

《灵枢·经脉》曰："肾足少阴之脉……其支者从肺出络心，注胸中。是动则病……喝喝而喘，坐而欲起，目𥇀𥇀如无所见。"

《素问·痹论篇》曰："心痹者，脉不通，烦则心下鼓，暴上气而喘。"

【诊查要点】

（一）询查发病原因，辨病势缓急

暴喘可有急性或慢性呼吸系统疾病急性发作史。

因感受外邪疫毒，或风温（如肺炎）犯肺所致者，则发病急而进展快；他如悬饮、气胸、胸廓外伤、胸部手术后，也可引起急性发病。此外亦应注意中毒等有关因素。

若原本患有慢性肺系疾病，呈进行性加重，或复感外邪而致急性发作者，则其病势发展相对较为缓慢，如久病咳喘、哮证、肺痨、肺痿、肺胀、硅肺（矽肺）等。

（二）区别脏腑病位，辨肺源性、非肺源性

凡因肺系严重病变，直接引起气体清浊出入失常致喘者，属肺源性，亦即呼吸器官功能衰竭；因心、脑、肝、肾病变，间接影响肺气升降出入致喘者为非肺源性，如中枢性呼吸衰竭、肺系以外的其他周围性呼吸衰竭。

（三）辨病理因素，区别热、痰、水饮、瘀

1. 热　多为感受温热疫毒，或痰热壅肺，而致喘促咳逆气粗，常伴发热或高热，如急性感染之毒血症，重症脑部疾病，肺部炎症，肺栓塞等。

2. 痰　因痰壅肺闭而见喘急，喉中痰涎壅盛，鸣息有声，多为肺系病变所致。

3. 水饮　由于水饮支撑胸膈，犯肺凌心，而致胸部憋闷胀塞，喘急气促，心慌，肢体浮肿。如悬饮（胸腔积液）、心包积液、肺水肿、心力衰竭、肾病水毒犯肺等。《素问·逆调论篇》曰："夫不得卧，卧则喘者，是水气之客也。"

4. 瘀　因瘀阻气滞，或心肺阳衰，气虚血瘀，而致胸部紧压，呼吸急促常伴胸痛，唇甲青紫。如气胸、肺栓塞、心力衰竭等引起的微循环障碍。

（四）掌握体检阳性病征，提供辨病依据

1. 检查咽喉、胸部及心肺体征，并注意呼吸肌的运动 如喉炎、喉痉挛、喉水肿、异物；气管病变；胸外伤、胸膜病变、积液、气胸；心力衰竭、心包积液；肺的实质病变，如气道阻塞，肺实质损害，肺水肿（心源性肺泡毛细血管病变：休克），肺血管病（栓塞），胸廓畸形，水气胸，神经肌肉疾病等。

2. 检查有无肝大、腹水、水肿 因肝肾衰竭可致中枢性呼吸衰竭。

3. 注意呼吸的频率、深度、节律 呼气困难为实，吸气不利为虚，浅表、断续为虚，深长粗大为实。

凡有咳嗽，咯痰，见吸气、呼气，或呼吸均显困难，或呼吸浅表者多为肺源性喘息；若呼吸深大或增快，或出现异常性节律（如潮式、点头样、抽泣样、双吸气）者多为非肺源性喘息。

结合辨病而言，呼吸浅表者提示广泛性肺部病变，有呼吸性酸中毒的可能性；呼吸深大者可见于代谢性酸中毒，如尿毒症、糖尿病酮中毒；呼吸增快者可见于急性感染之毒血症；呼吸困难劳累后加重者，可见于大出血、血虚患者；出现异常性呼吸节律者，可见于重症脑病；呼吸快速浅表，而除外器质性病变者，可见于癔症，且可导致呼吸性碱中毒。

4. 观察精神神志变化 凡见烦躁、谵妄、恍惚、嗜睡、表情迟钝、昏迷、震颤、抽搐等症，为浊邪害清，神机失用的危重状态。提示二氧化碳潴留，属于中枢性呼吸衰竭的表现。

（五）根据有关指征，做相应理化检查

1. 血气分析 对呼吸衰竭、酸碱平衡失调的诊断有重要价值。

（1）动脉血氧分压（PaO_2）降低，＜8.0 kPa［60 mmHg，正常值12.7～13.3 kPa（95～100 mmHg）］。

（2）动脉血二氧化碳分压（$PaCO_2$）增高，＞6.7 kPa［50 mmHg，正常值4.7～6.0 kPa（35～45 mmHg）］。

（3）pH（酸碱度测定）正常值7.35～7.45，平均值7.4（＜7.35为酸中毒，＞7.45为碱中毒）。

（4）剩余碱（BE）负值增大，＞－3（正常值0±3）为代谢性酸中毒，正值增大（＞＋3）为代谢性碱中毒。

2. 胸部X线透视或摄片、CT检查等。

3. 有指征时，分别做相应检验，如中心静脉压测定、心电图、血常规、血尿素氮、血肌酐、血糖、二氧化碳含量测定、痰检查等。

注：二氧化碳总量（TCO_2）24～32mEq/L，它与二氧化碳分压（$PaCO_2$）是反映呼吸性酸碱平衡的重要指标。升高为通气不足，属呼吸性酸中毒；下降为通气过度，属呼吸性碱中毒。

（六）类证鉴别

区别喘脱与厥脱、虚脱。

三者均有脱的共同表现。但喘脱为由喘致脱，以呼吸困难、气息急促为特点，病以肺肾为主（常属虚实夹杂）。厥脱为由厥至脱，以手足逆冷，神志昏昧为特点，病以心肾为主，每见内闭外脱。虚脱为脏腑阴阳衰竭，气、血、津液损耗，虚极致脱，常为久病所致多系统多脏器衰竭。

【辨证】

（一）辨证原则

辨外感内伤，分清虚实因果主次。

外感所致的新病，起病急骤，进展快速者，多为外邪郁闭肺气，属实，症见呼吸深长，呼出为快，声高息粗；内伤久病，积渐加重，猝然突变者，多为痰瘀水饮壅阻肺气，脏气虚衰，属标实本虚或虚中夹实，症见呼吸短促，深吸为快，声低息微。但外感可触发内伤宿疾卒变，内伤又易感邪而致体虚证实。

（二）证候分类

1. 热毒闭肺证　症见喘咳气急，呼吸粗大，喉中痰鸣，胸胁胀满，烦躁不宁，身热有汗或少汗，口渴，面红唇紫。舌质红，苔黄腻，脉浮滑数。

证机概要：温热疫毒，从口鼻上受犯肺，或风寒入里化热，热毒酿痰，或热郁血瘀，壅闭肺气，升降窒塞，肺气痹而不用。多由严重感染引起，如肺部炎症所致的急性外周性呼吸衰竭、成人急性呼吸窘迫综合征（ARDS）等。

2. 肺热腑结证　症见呼吸窘迫，喘促气粗，痰涎壅盛，胸满腹胀，大便秘结，烦躁不安，发热或高热，甚则神昏谵语。舌质红，苔黄燥，脉滑数。

证机概要：温邪疫毒上受，蒸液成痰，邪热顺传阳明，热结肠腑，甚则热毒内陷，弥漫三焦，而致肺气升降窒塞。包括肺部重症感染之急性外周性呼吸衰竭，因感染所致的中枢性呼吸衰竭、成人呼吸窘迫综合征等。

3. 痰（饮）瘀阻肺证　症见喘急气涌，不能平卧，胸部憋闷，胁肋胀痛，咳逆痰多质黏，咯吐不利，心慌动悸，面黯，唇甲青紫，烦躁不安，或昏沉嗜睡。舌质紫，苔浊腻，脉细滑或见歇止。

证机概要：痰饮蕴肺，肺气郁阻，不能治理调节血脉的运行，肺病及心，由气滞而致血瘀，痰浊与瘀血交错为患，肺气痹而不用，心血瘀而不畅；若痰从寒化则为寒痰（饮），痰从热化则形成痰热。痰瘀壅肺，肺失吸清呼浊之职，浊邪害清，可致痰瘀蒙蔽神机，甚则升降窒塞，气血涩滞，肺痹不用。多见于慢性呼吸衰竭急性发作、呼吸功能失代偿者，如慢性支气管炎肺气肿、肺源性心脏病（简称肺心病）、肺性脑病、充血性心力衰竭等病急性发作时的呼吸衰竭。他如因外感及其他各种原因所致的成人呼吸窘迫综合征等。

4. 上盛下虚证　症见咳逆痰多，喉中痰涌有声，胸闷如塞，不能平卧；气短息促，吸气不利，动则喘甚。舌质淡或红，苔腻，脉细滑。若感邪诱发则可见寒热表证。

证机概要：久病正虚，感邪诱发，或因正虚痰盛，寒热错杂，以致痰浊壅肺，肾失摄纳，肺实与肾虚并见。多见于老年性慢性支气管炎、肺气肿、肺源性心脏病、心力衰竭等合并感染呼吸功能失代偿的患者。

5. 正虚喘脱证　症见喘逆息促，呼吸微弱、浅短，时停时续，喉中痰声如鼾，心慌动悸，烦躁不安，或神志淡漠，甚则昏沉模糊不清，大汗淋漓，肢冷，唇甲青紫，面色青晦。舌淡紫黯或舌红少津，脉微细欲绝或微弱细数，参伍不调，或浮大无根。

证机概要：久患喘咳，肺肾亏耗，或外感温疫热毒，邪陷正虚，肺气败绝，累及于肾，气阴亏耗，而致肺不主气，肾不纳气；甚则命门火衰，君火不明，心肾阳衰，导致喘脱。多见于慢性呼吸衰竭突发呼吸功能失代偿的危候，或感染性疾病所致的急性呼吸衰竭。

上列五证，前三类属实，因热毒闭肺，肺热腑结所致者，多为感受外邪发病，痰瘀阻肺者，虽多见于肺系久病急性发作期，但亦可因外感引起。总由肺气窒塞，升降失常而致肺闭暴喘。上盛下虚之喘，属虚实夹杂证，为肺系久病急性发作时肺实肾虚并见，外邪痰浊壅肺，肾虚不能摄纳的重证。正虚喘脱，为肺不主气，肾不纳气，命门火衰，心肾阳气衰竭，由喘致脱的临危转归。各证之间有兼夹、演变关系，临床当权衡其主次处理。

【治疗】

（一）应急处理

1. 吸氧　有缺氧和/或二氧化碳潴留表现者。

Ⅰ型呼吸衰竭给予较高浓度（35%～50%）的氧吸入，Ⅱ型呼吸衰竭用鼻导管持续低流量（25%～29%）1～2 L/min 给氧，肺水肿时 90%乙醇给氧，并注意保持通畅。

2. 通利肺气（改善肺泡通气功能）　用呼吸兴奋剂等。

（1）嗅鼻疗法：通窍宣肺开闭，通过刺激反射，促使肺气的通降复常。

1）嗅鼻散：细辛、皂角、半夏等分为粉，吹入鼻腔取嚏，必要时15～30分钟1次。

2）通关散：细辛、猪牙皂、薄荷等分为粉，兑入麝香粉1/30，和匀，用法同上。

（2）气雾剂：艾叶油气雾剂吸入，每支3 mL，每次3～6 mL，每日3次。

（3）注射剂：

1）石菖蒲注射液：肌内注射，4～6 mL，每日3～4次。或10～20 mL加入10%葡萄糖注射液500 mL内，静脉滴注，每日1～2次。能兴奋呼吸中枢，宣郁开闭通窍。

2）洋金花注射液：每支（2 mL）含洋金花总碱2 mg；或东莨菪碱1 mL，含量0.3～0.5 mg（一般以东莨菪碱氢溴酸盐计算，常用量为每次0.02～0.04 mg/kg），稀释后静脉注射，或皮下注射，用药间歇大多为15～30分钟，最短10分钟，最长4小时，成人每次0.3～0.5 mg，极量每次0.5 mg，每日1.5 mg。片剂每片0.2 mg，每次1片，每日3～4次，每次极量0.6 mg，每日2 mg。能兴奋呼吸中枢，改善微循环，并能镇静解痉。适用于呼吸衰竭伴有痉厥者。

或用洋金花片（主要含东莨菪碱），开始剂量为0.6 mg，每晚睡前服，2～3日后逐渐加量，10日为一疗程。

3）地龙注射液：肌内注射，每支2 mL，每日3～4次。能扩张支气管，缓解痉挛，平喘。〔地龙琥珀酸钠注射液，每支2 mL，含琥珀酸钠300 mg（为其平喘的有效成分），肌内注射，每次2 mL，每日1～2次。〕

（4）中成药：

1）苏合香丸（《太平惠民和剂局方》：白术、青木香、犀角、香附、朱砂、诃子、檀香、安息香、沉香、丁香、荜茇、龙脑、乳香、苏合香油，每丸重3 g）：辛香宣郁，理气开闭，用于痰阻气闭，胸闷，呼吸不利，甚至伴有神昏者。有兴奋呼吸中枢作用。口服，每次1粒，每日2～3次。

2）六神丸（《雷允上诵芬堂方》：珠粉、雄黄、冰片、麝香、牛黄、蟾酥）：清热解毒，治时疫热毒内陷心包，痹阻肺气，喘促神昏。对流行性乙型脑炎中枢性呼吸衰竭有效。口服，每次10粒，每4～6小时1次，每日4～6次。

（5）人工呼吸辅助器辅助呼吸：在自主呼吸消失或自主呼吸极微弱的紧急情况下使用。亦可用简易人工呼吸器做手捏辅助呼吸（出血所致喘脱血容量未作补充，并发气胸未做引流者暂缓）。

此外，必要时可做气管内插管或气管切开。

（6）祛痰（保持呼吸道通畅）：适用于痰液稠厚，无力咯出，或伴神志昏迷者。

1）竹沥油：口服，20～30 mL，每日3～4次，或做雾化吸入，能清化热痰。

2）猴枣散（《全国中药成方集》：猴枣、羚羊角、天竺黄、川贝母、礞石、沉香、麝香、硼砂）：口服，0.3～0.6 g，每日2～3次。适用于痰热闭肺，伴有痉厥动风。

3）葶苈子粉：口服，每次3～6 g，每日3次。适用于痰热壅肺，喘急痰鸣，伴有心力衰竭表现者。

4）制半夏粉2 g，沉香粉0.5 g，和匀，顿服，每日3～4次。适用于痰阻气逆，喘咳痰多者。

5）吸痰：用导管吸出痰液。或按摩天突穴，在胸骨上窝处以拇指指甲贴喉，指端着穴，垂直向下用力，指端一起一点，促使痰液活动。

（7）救脱：

1）人参注射液：10～20 mL，加入5%葡萄糖注射液100 mL中静脉滴注，每日1～2次，主治气虚喘脱。

2）生脉注射液（参麦针）：10～20 mL，加入50%葡萄糖注射液20 mL中静脉注射，适用于气阴亏耗之喘脱。

3）参附注射液：10～20 mL，加入50%葡萄糖注射液20 mL中静脉注射，适用于阳气虚衰之喘脱。

4）参蛤散（验方）：人参粉2 g，蛤蚧粉2 g，沉香0.5 g，和匀顿服，每日3～4次，适用于肺肾两虚之喘脱，短气乏力，点头呼吸，吸气不利，动则喘甚者。

（8）针灸：取人中、内关、素髎、天突、肺俞、十宣、涌泉、定喘、膻中等穴。中、强刺激。有报道电针素髎、太冲、内关，治中枢性呼吸衰竭；去太冲加天突，治外周性呼吸衰竭。

（二）辨证施治

1. 治疗原则　针对标本缓急，审因施治。一般而言，喘证为标，原发疾病是本；邪实肺闭为标，正虚气脱是本。治当衡量标本谁主谁次，邪与正孰轻孰重，辨其缓急主从施治。

2. 治法方药

（1）清热宣肺法：适用于热毒闭肺证。清泄肺经热毒，有助于肺的肃降，不致酿生痰瘀；宣利肺气，能使气道通畅，升降出入复常。

[例方] 三黄石膏汤（《伤寒六书》：黄连、黄芩、黄柏、栀子、淡豆豉、麻黄、石膏、茶叶、生姜、大枣）清热解毒，表里两解。适用于身热汗少，呼吸喘粗，烦躁，面赤，口渴，脉数。

[常用药] 黄连、黄芩、栀子清热解毒；石膏、麻黄、杏仁、甘草清宣肺热，平喘止咳；桃仁活血化瘀；茶叶强心醒神；芦根清热生津。

[加减] 表闭身热汗少，烦躁，加淡豆豉；热甚，口渴，加知母、天花粉清热生津；喘急痰多，加葶苈子、瓜蒌泻肺祛痰；热郁血瘀，面青唇紫，加赤芍、牡丹皮、丹参。

（2）泻肺通腑法：适用于肺热腑结证。因邪实肺闭，肺气壅塞，故泻肺祛邪，则肺气升降可复；肺与大肠相表里，通利腑气，泻下热结，邪从腑去，则肺气肃降有权；此即上病下取，釜底抽薪，脏腑合治之意。

[例方] ①宣白承气汤（《温病条辨》：大黄、石膏、杏仁、瓜蒌皮）清泄肺热，通利阳明。适用于痰热壅肺，腑实便秘，喘咳痰稠量多。②陷胸承气汤（《重订通俗伤寒论》：黄连、半夏、瓜蒌、枳实、大黄、芒硝）清热化痰，通腑开结。适用于痰热结胸，胸脘痞满，呕恶痰涎，舌苔黄滑者。③牛黄承气汤（《温病条辨》：即安宫牛黄丸加大黄粉10 g，调服）通下泄热与清心开窍并进。适用于热陷心包或腑热上冲，神昏谵语者。

[常用药] 大黄、芒硝通腑；石膏、桑白皮清肺；全瓜蒌、光杏仁化痰宽胸，平喘止咳。

[加减] 喘甚痰多，加葶苈子、竹沥半夏泻肺祛痰；腹部胀满，加枳实、莱菔子增强通腑祛痰之力；热盛，加知母、黄芩；热甚伤阴，口渴，舌干质红，加沙参、麦冬；气阴耗伤，短气，口渴，汗多，加西洋参、麦冬。

3. 祛痰（饮）化瘀法　适用于痰（饮）瘀阻肺证。祛痰可以宣利肺气，保持呼吸道通畅；化瘀可以活血通脉，改善肺的治节功能（肺微循环），提高肺的通气量，痰祛瘀消则肺气升降有度。

[例方] ①六安煎（《景岳全书》：杏仁、白芥子、半夏、陈皮、茯苓、甘草、生姜）理气化痰。适用于喘咳气逆，痰多胸胀。②三子养亲汤（《韩氏医通》：紫苏子、白芥子、莱菔子）降气豁痰平喘。适用于喘急痰涌胸满。③加味旋覆花汤 [叶天士方：旋覆花、新绛（茜草代）、葱、当归、桃仁、郁金、泽兰] 下气散结，活血通络。适用于胸胁胀痛，喘息气逆。

[常用药] 紫苏子、白芥子、葶苈子、半夏祛痰降气；厚朴、陈皮宽胸理气；桃仁、红花、赤芍活血化瘀。

[加减] 寒痰配干姜、细辛；热痰配黄芩、桑白皮；痰瘀蒙蔽神窍，神识昏糊，酌配远志、天竺黄、胆南星涤痰醒神，或石菖蒲、郁金、丹参化瘀开窍；肢体痉挛，配胆南星、僵蚕、地龙祛风化痰；瘀阻饮停，泛溢体表，配苏木、泽兰、泽泻、汉防己化瘀利水；饮停胸胁，配甘遂、大戟攻逐水饮；气虚，加人参或党参、黄芪。

4. 化痰降逆、补肾纳气法　适用于上盛下虚证。痰浊壅肺，肺气上逆，故当化痰以利肺，降气以平喘；肾虚精气亏乏，不能摄纳，故当补肾以纳气归元。上盛证，因痰气壅结者，降气化痰开结；因寒饮伏肺者，温肺化饮；因痰热蕴肺者，清肺化痰。下虚证，肾阳虚者，温养下元；肾阴虚者，滋填阴精。

[例方] ①平喘固本汤（编者验方：党参、冬虫夏草、五味子、胡桃肉、坎脐、沉香、磁石、紫苏

子、款冬花、半夏、橘红）补肺纳肾，降气化痰。适用于肺肾两虚，痰浊壅盛，喘促，咳逆痰多者。②苏子降气汤（《太平惠民和剂局方》：紫苏子、半夏、厚朴、沉香、陈皮、当归、甘草、生姜）降气化痰平喘。适用于喘咳气急，痰壅胸满，偏于上盛为主者。③金匮肾气丸（《金匮要略》：附子、桂枝、山茱萸、熟地黄、山药、茯苓、牡丹皮、泽泻）温补肾气。适用于喘息短气，动则为甚，或见气从小腹上冲，偏于下虚为主者（可辨其阴阳化裁：阳虚用右归丸，熟地黄、山茱萸、枸杞子、山药、杜仲、菟丝子、附子、肉桂、当归、鹿角胶；阴虚用参麦地黄汤，夹痰者用金水六君煎）。

［常用药］上盛当用紫苏子、款冬花、紫菀、白前、旋覆花、法半夏、陈皮等祛痰利气；下虚当用山茱萸、熟地黄、胡桃肉、坎脐（或紫河车）、五味子、冬虫夏草等补肾纳气。

［加减］痰浊壅实，配厚朴、白芥子；寒痰，配肉桂、细辛；热痰，配知母、海浮石、雪羹（荸荠、海蜇）。外邪诱发具有表证者，又当祛邪宣肺，辨其寒热配药。肺肾气虚，配党参、黄芪、蛤蚧粉（另吞）；肾阳虚，配附子、鹿角片（胶）、补骨脂、钟乳石；肺肾阴虚，配沙参、麦冬、玉竹、生地黄、当归、龟甲（胶）；气逆于上，酌用紫石英、磁石、玄精石、赭石以镇纳之。

（5）补肺纳肾，益气固脱法：适用于正虚喘脱证。补肺使气有所主，纳肾则气能归元，心肾阳气衰竭，故当益气以固脱，回阳以救逆。

［例方］①参附龙牡汤（验方：人参、附子、龙骨、牡蛎）回阳救逆，益气固脱。适用于心肾虚极，元阳欲绝，呼吸微弱，手足厥冷，汗多，脉微。同时饲服参蛤散补肺纳肾、益气平喘。②黑锡丹（《太平惠民和剂局方》黑锡、硫黄、川楝子、胡芦巴、木香、炮附子、肉豆蔻、阳起石、沉香、茴香、肉桂、补骨脂）镇纳虚阳，温肾平喘，固脱。适用于喘急面青，躁烦不安，汗出肢冷，舌淡紫，脉细。每服 3～4.5 g。

［常用药］人参、黄芪、炙甘草补肺气；山茱萸、冬虫夏草、五味子、蛤蚧（粉）纳肾气；龙骨、牡蛎固脱。

［加减］阳虚甚，气息微弱，汗出肢冷，舌淡，脉沉细加附子、干姜；阴虚甚，气息急促，心烦内热，汗出黏手，口干舌红，脉沉细数，加麦冬、玉竹，人参改用西洋参；神昧不清，加丹参、远志、石菖蒲安神祛痰开窍；浮肿加茯苓、炙蟾皮、万年青根强心利水。

此外，还应防止和治疗有关并发症，与昏迷、痉、厥脱、怔忡、水肿、癃闭、血证等联系互参，对重症呼吸衰竭，还须中西医结合救治。

【护理】

1. 取半卧位或坐位　以减轻肺淤血，减少回心血量，缓减呼吸困难的程度，烦躁不安者，加用床档。

2. 注意喘息特点　观察呼吸深浅、频率、节律，喉中有无痰鸣。

3. 观察痰液情况　咯痰的色、质、量及难易。如呼吸道痰涌量多，不易咯吐时，予以拍背、翻身，并做好随时吸痰的准备。

4. 做好防寒保暖　根据气候变化，及时调节室温，要保持室内空气清洁。

5. 警惕并发昏迷、痉厥　及时掌握病情进退，动态变化。

6. 饮食宜清淡　给半流质或素半流质，忌肥甘辛辣，进食不能过量。

7. 做好口腔卫生　防止食物残渣或药物吸入呼吸道。

【临证要点】

（一）热毒闭肺，表邪未解，当解表清里；脏病传腑，又当清下并施

凡温邪上受，由表入里，卫表之证未罢，里热已盛，喘急息粗，烦躁，身热汗少，有表闭现象者，当解表与清里并施，在清热宣肺方药中配合辛散透表之品，使邪热从卫外达，以冀汗出热退喘平，若过

用苦寒清泄，而肌肤灼热无汗，则热反郁遏难解，可取麻黄或薄荷与石膏、黄芩相伍。

若表热里实，上焦邪热郁闭，中焦燥热内结，喘而身热烦躁，胸膈灼热，口渴唇裂，便秘或便下不爽，又当解表通里，辛开苦泄，清散上焦风热，攻下通腑，泻中焦之燥热，表里分解，以减轻病势，缩短病程，可参照凉膈散（薄荷、连翘、栀子、黄芩、淡竹叶、大黄、芒硝、甘草、蜂蜜）用药。

至于热壅肺气，蒸液成痰，痰热蕴肺，顺传阳明，腑实热结，而致喘促痰涌，腹满便秘者，则应通腑泻热，以下为清，脏病治腑，清泄肺经邪热，使其从腑下泄。

近人对急性呼吸窘迫症的研究，认为病由热毒闭肺，腑实热结，热郁血瘀，水湿犯肺所致。主张治以清热解毒，挫其邪热；通腑攻下，减轻腹部胀满之势；活血化瘀，改善肺微循环，增加肺血流量及肺泡通气功能；宣肺利水，排出"湿肺"多余的水，改善肺间质水肿。临床应用确有较好疗效。证明这些见解与暴喘热毒闭肺及热郁血瘀证，肺热腑结证的病机证治密切相关，同时还涉及痰饮犯肺致喘的治疗，为我们对暴喘的辨证，提供了客观依据。

（二）上盛下虚者，当权衡虚实主次，注意寒热错杂

喘证的上盛下虚证，是肺实肾虚夹杂并见的证候，因在肺虽然有虚有实，但每以实证为多见，其虚者常关系到肾，其机制为肺气根于肾，肾能助肺纳气。

分别而论，病机表现有三：①正虚痰盛。肺肾两虚，肺虚则气不化津而为痰，肾虚则水泛为痰，或脾肾阳气虚衰，而致痰饮（痰浊、寒痰）内生，亦可因肺肾阴虚，灼津为痰，上逆于肺。②寒热错杂。如肾阳虚于下，痰热阻于上，或肾阴虚于下，痰饮壅于上。③正虚感邪。因正虚卫弱，故极易受邪，引起急性发作或加重，以致盛者愈盛，虚者愈虚，表现本虚标实之候。

治当化痰降逆，宣泄其上；补肾纳气，培益其下。区别上盛与下虚的主次，针对具体病理表现施治。上盛，因痰气壅结者，降气宣肺化痰；因寒饮伏肺者温肺化饮；因痰热郁肺者清肺化痰；外邪诱发伴有表证者，又当祛邪宣肺，辨其寒热配药。下虚，因肾阳虚者温养下元；因肾阴虚者，滋填阴精；若见肺肾气虚或肺肾阴虚者，则应治下顾上，金水同调，如肾阳与肺阴交亏，肾阴与肺气交亏者，又须复合兼顾。

（三）热毒痰瘀阻肺，心脑受邪，当肺心同治

肺与心同居上焦，经脉相通，宗气贯心肺而司呼吸，肺主治节，协助心主以行血脉，如肺病不能治理、调节血脉的运行，日久可以导致心血瘀阻；而心脏病变亦可导致肺的治节失常。故暴喘重症每见肺心同病之征。

如温邪上受，热毒闭肺，热壅血瘀，肺失治节，喘息气促，面青唇紫者，当在清热宣肺的基础上，酌配赤芍、牡丹皮、丹参、桃仁、绿茶叶等活血通脉，若热毒内陷，逆传心包，或肺热腑结，腑热上冲，出现神昏谵语变症者，则当在辨证分治的同时，配合清心开窍之品。

内伤久病，咳喘反复发作，积渐加重，猝然突变者，多为痰浊（饮）潴留，肺失治节，心血营运不畅，而致肺病及心，痰瘀阻碍肺气，瘀滞心脉，喘而气逆痰涌，面黯，唇甲青紫，舌紫，心慌动悸者，应肺心同治，涤痰泄浊，活血化瘀；若痰瘀蒙蔽神窍，浊邪害清，烦躁昏昧，则当涤痰醒神，化瘀开窍，酌配远志、天竺黄、胆南星，或石菖蒲、郁金、丹参。区别痰热、痰浊之异，分别加用凉开或温开之品。瘀阻水停身肿，可配苏木、泽兰、路路通、天仙藤、汉防己、茯苓、万年青根，同时辨证选用温阳或益气之剂。如心肺阳虚，气不主血，还可骤然出现喘脱危症，喘急气涌，咯吐粉红色泡沫血痰，治应温阳化饮、益气通脉、救逆固脱。

第六节　昏　迷

【导言】

（一）概念

昏迷的临床特征是神志不清，对周围事物失去知觉，并且对任何刺激都失去反应。

（二）讨论范围

昏迷为多种急慢性疾病危重阶段的常见证候之一，就内科领域而言，可由温热病及某些杂病重症所引起，包括西医学的感染性疾病，非感染性疾病，如中枢病变、代谢障碍、心脏病、中毒等在内。

（三）对中医治疗昏迷的疗效评估

昏迷虽然标志着病情的危急，但遵循中医辨证论治诊疗知识，针对昏迷主症，采取同病异治及异病同治的方法，及时综合应用有效急救措施，每可顿挫病势，逆转病情，转危为安。寓有原因治疗的意义，不仅是单纯的对症处理。

【病因病机】

昏迷病因病机示意图如图 2－8 所示：

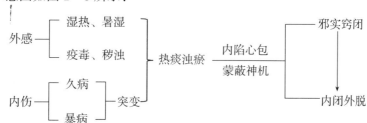

图 2－8　昏迷病因病机

（一）病因

1. 外感　温热、暑湿、疫毒等邪，传变入里，或触冒秽浊，郁闭气机。以致温暑热毒，内陷心包；或热结肠胃，腑浊上蒸；或热与血搏，瘀塞心窍；或湿热酿痰，蒙蔽神窍；或秽浊入客，闭阻神机。

2. 内伤　由于多个脏腑久病，积渐突变，或猝然暴病而致，如中风、怔忡、消渴、臌胀、水肿（水毒）、喘证等，发展到危重阶段，阴阳气血逆乱，痰、浊、火、瘀蔽塞神窍，以致意识障碍。

（二）病机

1. 主病之脏总属于心和脑　心主神明，为十二官之主；脑主思，为元神之府。二者均为主宰精神意识和思维活动之官。故多脏病变，心脑受邪，皆可导致神明失用，清窍闭塞，发生昏迷。

2. 病理因素为热、痰、浊、瘀蒙蔽神机　心为五脏六腑之大主，义不受邪，头为精明之府，清窍之所在，若热、痰、浊、瘀，内闭心包，上蒙清窍，则心神失守，机窍失灵，而致昏不知人。

3. 病理性质主要属实　一般均属邪实窍闭所致，如昏迷过深，正不胜邪，脏气衰败，津伤液竭，气脱阳亡，可见内闭外脱，虚实夹杂之候。若由闭转脱，则当从虚脱门求之。

【诊查要点】

（一）了解发病原因，辨外感内伤

1. 外感昏迷　必见热病症状及传变特点，多为突然发病。

2. 内伤昏迷　多有原发病史及脏腑病位可寻，属积渐突变所致。

3. 详细了解昏迷发生和经过情况　起病缓急；有无诱发原因，如外伤、中毒等；注意患者年龄、发病季节；是否同时伴有高热、呕吐、抽筋等症；询查既往史（如高血压病、癫痫、肾炎、肝病、糖尿病、心脏病等），以区别外感和内伤。

（二）观察昏迷程度，辨病情轻重

1. 浅　吞咽和咳嗽反射尚存在，角膜、瞳孔反射均未消失，神志尚处于半昏迷状态，意识障碍、朦胧或嗜睡，但对强烈刺激尚有轻微无目的性反应（如大声提问，疼痛）。

2. 中　角膜反射减弱，瞳孔反射迟钝，对疼痛刺激有防御反应，肌张力松弛，有时出现紧张性痉挛，病理反射阳性。

3. 深　角膜反射消失，瞳孔反应迟钝或消失，吞咽反射消失，对疼痛等一切刺激多无反应，肌张力消失，或病理反射引不出。

（三）区别病理因素，辨热、痰、浊、瘀

1. 热闭　神昏不清，高热，烦躁，谵语，抽搐。

2. 痰闭　昏沉嗜睡，喉中痰鸣。

3. 浊闭　昏愦迷蒙，或似明似昧。

4. 瘀闭　神昏，谵妄如狂。

（四）类证鉴别

1. 区别昏迷和虚脱　辨闭脱，分虚实。

昏迷为闭证属实，表现为牙关紧闭，两手握固，气粗，痰声如拽锯，或高热，抽筋。

虚脱为脱证属虚，表现为口开，目合，手撒，气息浅促，声鼾，遗尿（相对的），汗出肢冷等。

虚脱可以是昏迷的危重转归，但脱证不一定先见昏迷。

注意内闭外脱并见，或由闭转脱，注意阳、气、阴、血、津液的情况。

2. 应与痫、厥相鉴别

（1）痫证：有反复发作史，大发作时突然倒仆，口吐涎沫，抽搐，啼叫有声，移时自醒。虽见一时性神昏，但一般时间不长（亦有见癫痫持续状态者），故亦称"痫厥"。

（2）厥证：为短时间的失去知觉，突然昏倒，不省人事，伴有四肢逆冷，亦称昏厥。与昏迷的持续性意识丧失有别。

（五）做好必要的体格检查

注意其动态变化，有助于辨病，了解病情进退顺逆。

1. 脉象（搏），血压，体温，呼吸和气味。

2. 瞳孔大小变化，对光反应情况。

3. 心脏听诊。

4. 神经系统变化，如肢体瘫痪、病理反射、脑膜刺激征等。

（六）结合辨病，做有关理化检查

如血、尿、大便常规，脑脊液，眼底，脑、心、肝、肾功能，血糖、心电图、心脏彩超、脑部磁共振、胸腹部 CT 等检查。

【辨证】

（一）辨证原则

辨原发病与主、兼证的标本关系。

一般而言，引起昏迷的原发病证为本，昏迷为标；昏迷土证为本，继发之兼证为标。明确这两重标本关系，有利于正确辨证与求因，分清主证与兼证的主次关系，指导治疗。

（二）证候分类

1. 热入心包（营）证　症见神昏烦躁谵语，或昏迷不省人事，高热，面赤，气粗，或作痉厥，或斑疹隐隐。舌质红绛而干，苔黄或焦黄，脉数大或细数。

证机概要：温邪炽盛，热（火）毒燔灼，热入心包（营），逼乱心神，甚则热动肝风，耗损营阴。常见于多种感染性疾病的中毒症状。

2. 风痰内闭证　症见猝然昏倒，痰涎壅盛，烦躁，面赤，口噤，二目上视，口眼㖞斜，肢强，抽搐，半身不遂。舌苔黄腻，脉弦滑。

证机概要：痰火内发，肝阳化风，风火痰交互肆虐，风煽火炽，痰迷神窍。多见于中枢性疾病如脑血管意外、中枢性感染。

3. 腑热上冲证　症见神昏谵语，躁扰不宁，高热或日晡潮热，气粗，腹部胀满，按之坚硬，便秘，或泻利不爽，有热腐臭，肢厥，舌短、舌硬。舌质红而干，苔黄燥或焦黄起刺，脉滑数或沉实有力。

证机概要：阳明腑实，燥热里结（胃肠），腑浊上蒸，扰乱心神。多见于感染性中毒、中枢病变如中风腑证。

4. 浊阴上逆证 症见神情由躁烦、嗜睡渐至昏迷，恶心，呕吐，脘腹胀满，大便少行，或溏而不爽，尿少，浮肿，面色苍白晦滞，畏寒肢冷。舌质淡胖，苔白腻，脉沉缓。

证机概要：脾肾阳虚，湿浊内聚，浊阴里结，水毒潴留，浊邪害清，上蒙清窍。多见于慢性肾衰竭尿毒症。

5. 瘀热阻窍证 症见神昏谵语如狂，或清或乱，或昏迷默默，身热暮甚，口干漱水不欲饮，或小腹硬满急痛，便秘，或便色如漆而易，尿少或小便自利，或见吐衄、尿血，斑疹紫黑。舌质深绛或紫黯，苔黄焦黑，脉沉实或沉涩。

证机概要：营血受热，热与血搏，可见蓄血动血，瘀热闭滞窍络，则神机失用。多见于重症感染、中枢性疾病。

6. 湿热（浊）蒙心证 症见神识呆滞，昏蒙嗜睡，时明时昧，昼轻夜重，或昏沉不清，身热不扬，脘痞呕恶，腹部胀满，或身发黄疸，小溲短赤，渴不多饮。舌边尖红而不绛，苔厚浊腻，色白或黄，脉濡数或濡滑。

证机概要：湿热上蒙，阻滞气机，弥漫三焦，或湿热熏蒸，酿成痰浊，浊邪害清，蒙蔽心包。多见于感染性疾病有中毒症状者，如病毒感染性发热、伤寒、肝炎等。

［附］ 秽浊郁闭证

症见猝然闷乱，昏不知人，口噤不语，面青肢冷，腹部胀满，吐逆恶心。舌质紫，苔白如积粉，脉沉细微，或乍大乍小。

证机概要：秽浊郁闭气机，蒙蔽神窍。

7. 寒痰内闭证 症见猝然昏不知人，或由模糊、昏睡而至昏沉不省人事，静而不烦，身无热候，痰涎壅盛，牙关紧闭，面青或垢晦。舌苔白滑或灰腻，脉沉缓或沉滑。

证机概要：痰浊（湿）内阻，阴寒凝聚，阻遏阳气，壅滞气机，闭塞神窍。多见于心脑血管病变，如中风阴闭，心脏病等。

8. 内闭外脱证 症见神志昏愦，汗多，呼吸浅促微弱。或见"亡阳"，大汗淋漓，四肢厥冷，面色灰黯，口唇青紫，舌苔淡白，脉沉微不清；或见"亡阴"，汗黏肢温，烦躁，手抖，颧红，唇舌干红，脉细促或虚大。

证机概要：邪毒过盛，正气不支，邪闭于内，正脱于外，阴气耗竭，阳气消亡，邪陷正虚。多见于感染性休克、非感染性疾病昏迷的衰竭期。

【治疗】

（一）应急处理

1. 一般措施

（1）患者应取仰卧位，将头偏向一侧，或取侧位，避免口腔分泌物流入气管，以保持呼吸道通畅，并需按时变换体位，如舌内缩的，应用舌夹拉出，以免窒息。有义齿的取出义齿。

（2）吹鼻取嚏：通关散（《丹溪心法附余》：牙皂、细辛等分研细末，用少许吹鼻）辛温通窍，主治痰闭、浊闭，神昏，口噤。"无嚏者为肺气已绝"，乃病重之候。即意指深昏迷反应消失。

（3）开噤：牙关紧闭者，用开口器撬开口腔，纱布裹压舌板垫置口中，以免咬坏牙齿。或酌选乌梅肉、冰片、天南星擦牙。

（4）吸氧：缺氧明显，呼吸气促，面色苍白或发绀的给予氧气吸入，流量为每分钟 6～8 L（或做人工呼吸）。

（5）吸痰：喉中痰涎壅塞，鸣响有声，阻碍呼吸者，及时吸痰（有咳嗽反射者用口腔导管，深昏迷者予气管插管，必要时气管切开）。

（6）鼻饲：吞咽反射消失者插入鼻饲管（经食管达胃中约 60 cm 处，12～24 小时更换 1 次，必要时留置 3～4 日）。肝性脑病食管静脉曲张者忌用。

（7）采取对症和支持疗法：①高热应予降温。按辨证要求选用冰水灌肠，乙醇擦浴，温水擦浴，使用退热药。体温低者注意保暖。②抽搐应予镇静熄风，如羚羊角粉，止痉散（全蝎、蜈蚣各 3 份，朱砂 1 份，每服 0.6～1 g，每日 3 次）。苯巴比妥肌内注射 0.1～0.2 g，或 10％水化氯醛 15 mL，保留灌肠；或人工冬眠。③呼吸衰竭（见喘脱危候者）用呼吸兴奋剂尼可刹米（可拉明）0.375 g，二甲弗林（回苏林）8 mg，山梗菜碱（洛贝林）3～6 mg，每 2～4 小时，交替肌内注射 1 次。④六神丸 10～30 粒，口服，每日 3 次。⑤石菖蒲注射液（0.5％挥发油）4～6 mL，肌内注射，每日 3～4 次或 20～40 mL 加入 10％葡萄糖注射液 250 mL 中，静脉滴注，每日 1 次。⑥厥脱（由闭转脱）发生休克，血压下降，脉搏微弱者，应予抗休克治疗。在扩容纠酸的基础上，辨证选用生脉注射液（人参、麦冬、五味子）20～40 mL 加入 50％葡萄糖注射液中静脉注射；参麦注射液（人参、麦冬）5～20 mL 加入 5％葡萄糖注射液中静脉滴注；参附注射液（人参、附片）用法同上，用量不宜过大，以免附子中毒。⑦补充营养及水分，给予输液支持疗法（每日补液量 1500～2000 mL，其中生理盐水 500 mL，余为葡萄糖液，高热汗多加用 1000 mL，如有低血钾、低血钠应予纠正）。亦可鼻饲流质。

2. 针灸

（1）主穴：人中、涌泉、百会、十宣。

（2）配穴：发热加大椎、曲池；痰多加丰隆、天突；抽搐加合谷、太冲。血压下降内关持续捻转。

（3）手法：强刺激。

3. 开窍醒脑

（1）凉开法：用于热闭、痰火或瘀热内闭。症见昏迷，烦躁，谵语，身热，面赤，气粗，或痉厥。药用至宝丹（《太平惠民和剂局方》：犀角、玳瑁、琥珀、朱砂、雄黄、金箔、银箔、龙脑、麝香、牛黄、安息香，每丸重 3 g）辛香开闭醒神，适用于深度昏迷。安宫牛黄丸（《温病条辨》：牛黄、郁金、犀角、黄芩、黄连、雄黄、栀子、朱砂、冰片、麝香、珍珠、金箔为衣，每丸重 3 g）清心泄热解毒，适用于昏迷高热。紫雪丹（《太平惠民和剂局方》：寒水石、磁石、滑石、石膏、黄金、犀角、羚羊角、青木香、沉香、玄参、升麻、甘草、丁香、朴硝、硝石、麝香、朱砂）清热镇痉，适用于神昏痉厥。三方临床统称为"三宝"，功能清热解毒开窍，适用于邪热内陷心营，神昏伴有高热痉厥，但开闭、清热、镇痉又各有所长。

神犀丹（叶天士方：犀角、石菖蒲、黄芩、生地黄、金银花、金汁、连翘、板蓝根、淡豆豉、玄参、天花粉、紫草，每粒重 9 g）清热凉血解毒，适用于温毒入营，窍闭神昏，谵语，发斑，舌紫绛。用法：每次 0.5～1 粒，紫雪丹 1.5～3 g，据症分别用鲜菖蒲、薄荷、钩藤煎水化饲，轻症每日 1 服，重症每日 2～3 服，甚则 4～6 小时 1 次，必要时可取"二联法"，吞咽困难者可予鼻饲。

目前市场有安宫牛黄丸新的剂型醒脑静注射液（无锡中药厂：牛黄、黄连、黄芩、栀子、郁金、麝香、冰片）可作为肌内或静脉注射，每日 1～2 次，每次 2～4 mL，大剂量为 10～20 mL 加入 25％葡萄糖注射液 40 mL 内，静脉注射，每日 1～2 次，或倍量加入 5％葡萄糖注射液 250～500 mL 内，静脉滴注，每日 1～2 次。在给药途径方面，更适合急症需要。

另有北京中医药大学中药厂生产的清开灵注射液（牛黄、水牛角、黄芩、金银花、栀子等）每次 20～40 mL，加入 10％葡萄糖注射液 100 mL 内，静脉滴注，每日 1～2 次。亦属同类制剂。

［附］ 牛麝散

牛黄、丁香、菖蒲各 3 份，麝香、羚羊角各 1 份，藏红花 7 份，研末。每次 0.6～0.8 g，每日 2 次。（首都医院中医科）

（2）温开法：适用于寒闭、痰闭、浊闭，或痰瘀内闭。症见昏不知人，牙关紧闭，痰涌，面青，身无热候，静而不烦者。药用苏合香丸（《太平惠民和剂局方》：白术、青木香、犀角、香附、朱砂、诃子、檀香、安息香、沉香、丁香、荜茇、龙脑、乳香、苏合香油），温通开窍，宣郁化浊，适用于阴寒痰浊（湿）闭塞神机，或感触秽浊之气，突然不省人事，心胸脘腹满痛，痰涌面青，脉缓滑。每次 0.5～1 粒，口服，每日 2 次。

[附]　菖蒲郁金注射液

每毫升含生药各 2 g，每次 2 mL，肌内注射，每日 4～6 次，或用 10～20 mL，加入 10％葡萄糖注射液内，静脉滴注。

玉枢丹（《霍乱论》：山慈菇、续随子霜、大戟、五倍子、朱砂、雄黄、麝香），辟秽泄浊、解毒，适用于感受暑湿秽浊，霍乱痧胀，呕恶闷乱等肠胃中毒症状。每服 1 g，每日 2～3 次。

（二）辨证施治

1. 治疗原则

（1）辨证求因施治：针对昏迷的不同证候特点，寻求发病原因，采取相应治法。

（2）开窍醒脑，启闭醒神：由于昏迷主要在于窍闭，多属痰热内闭的实证，故治当开窍醒脑，清热化痰，以达到启闭醒神的目的。

2. 治法方药

（1）清心凉营解毒法：适用于热入心包（营）证。清心可防窍闭，凉营能泄里热，热清可免耗伤营阴，毒解则邪去正复。

[例方]①清营汤（《温病条辨》：犀角、生地黄、玄参、麦冬、黄连、金银花、连翘、丹参、竹叶心）清营解毒，泄热护阴。适用于身热，烦渴，谵语，烦躁，斑疹隐隐。②清宫汤（《温病条辨》：犀角、玄参心、莲子心、竹叶卷心、连心麦冬、连翘心）清心解毒。适用于神昏，谵语。③清瘟败毒饮[《疫疹一得》：犀角、地黄、黄连（缺黄柏）、白虎（缺粳米）再加玄参、连翘、桔梗、淡竹叶]清营解毒。适用于温疫热毒内陷，表里俱热，症见高热，昏狂，谵妄，烦渴，口秽喷人，斑疹显露，吐衄。同时选用"三宝"或神犀丹。

[常用药]水牛角片、黄连、金银花、连心翘清热解毒；生地黄、玄参、连心麦冬护阴生津；郁金、鲜石菖蒲开窍。

[加减]热毒盛者，加紫草、大黄、大青叶、栀子、牡丹皮等清营解毒；痰热蒙蔽心包，神志昏昧，喉中痰鸣，加天竺黄、胆南星、川贝母、竹沥等化痰开窍，此即叶天士所谓："平素心虚有痰，外热一陷，里络就闭。"热动肝风，抽搐、项强、角弓反张，可酌加石决明、钩藤、地龙、全蝎等镇肝熄风止痉。

（2）凉肝熄风豁痰法：适用于风痰内闭证。凉肝可制木火之上炎，熄风能平亢阳之升腾，豁痰可开机窍之闭塞，从而切断风火痰三者的因果链。

[例方]①羚角钩藤汤（《通俗伤寒论》：羚羊角片、桑叶、川贝母、鲜生地黄、钩藤、滁菊、白芍、生甘草、竹茹、茯神）凉肝熄风。适用于身热烦躁，抽搐，神昏，痉厥。②黄连温胆汤（《六因条辨》：半夏、茯苓、枳实、竹茹、陈皮、甘草、黄连）化痰清火。适用于烦扰不安，神志昏蒙。③礞石滚痰丸（《泰定养生主论》：大黄、黄芩、礞石、沉香）降火逐痰。适用于痰火内盛，便秘，神昏，喘息，痰多。④猴枣散（《全国中药成方集》：猴枣、羚羊角、天竺黄、川贝母、礞石、沉香、麝香、硼砂）化痰清热熄风。适用于痰涌气憋（对呼吸衰竭有效），每次 0.3～0.6 g，口服。同时选用"三宝"。⑤小儿回春丹（《苏州市中药成方配本》：牛黄、天竺黄、礞石、半夏、黄连、胆南星、川贝母、胡黄连、飞朱砂、九节菖蒲、珍珠粉、麝香，每粒重 0.18 g，钩藤薄荷汤泛丸，1 周岁以下 2～3 粒，1 岁以上 5 粒，口服）熄风止痉，清热化痰[或用抱龙丸（《太平惠民和剂局方》：天竺黄、雄黄、辰砂、胆南星、麝香），加牛黄名牛黄抱龙丸；加琥珀、人参、甘草、枳壳、枳实、茯苓、山药、金箔、檀香，去麝香，名琥珀抱龙丸。三者在开窍、清热、虚体痰热急惊方面各有所长。每次 1～2 丸，口服]。

[常用药]羚羊角、石决明、天麻、钩藤、白蒺藜、桑叶、菊花凉肝熄风；贝母、天竺黄、胆南星、竹沥半夏、竹茹清热化痰；郁金、远志、石菖蒲开窍醒神。

[加减]痰火内盛，烦躁，面赤，脉弦滑数，加黄芩、知母、竹沥清化痰热；风邪入络，肢体抽搐，

半身不遂，口眼㖞斜，酌配全蝎、僵蚕、蜈蚣、地龙祛风止痉；阴虚风动，肢强，手足蠕动，脉弦细，舌绛，加牡蛎、龟甲、鳖甲滋液熄风。

（3）通腑泄热法：适用于腑热上冲证。通利腑气能使浊从下祛，邪热得泄，则不致上冲心包，扰乱心神。

［例方］①三承气汤（《伤寒论》大承气汤：大黄、芒硝、枳实、厚朴。小承气汤：大黄、枳实、厚朴。调胃承气汤：大黄、芒硝、甘草）根据病情轻重缓急，选用峻下、和下、缓下之剂，苦寒下夺，以泻实热。②牛黄承气汤（《温病条辨》：即安宫牛黄丸合大黄粉调服），通下与开窍并进，适用于腑实燥结而热入心包之证明显者。③犀连承气汤（《通俗伤寒论》：犀角、黄连、大黄、枳实、生地黄汁、金汁）泻心通肠，清火解毒。

［常用药］大黄、芒硝、枳实、瓜蒌仁、杏仁通腑泄热。

［加减］腹部胀满加厚朴、大腹皮行气除满；津伤热结，酌加玄参、生地黄、麦冬增液通腑；神昏谵妄，加水牛角片、黄连、郁金清心凉营。

（4）温通泄浊法：适用于浊阴上逆证。脾阳虚衰治宜温运，腑实寒积，又须通利；温通合用则阳气复而阴寒祛，湿浊泄而水毒蠲，不致上逆蒙窍。

［例方］温脾汤（《备急千金要方》：人参、附子、干姜、甘草、当归、大黄、芒硝）寒热并行，补泻兼施。适用于脾阳虚衰，浊阴里结，水毒潴留，腹部满胀，腑实寒积之证。神志深度昏迷者，另取苏合香丸化服。

［常用药］附子、干姜温脾阳；人参补元气；大黄、枳实、芒硝泄腑浊。

［加减］吐甚，加黄连、紫苏叶、吴茱萸苦辛通降；或伍半夏、生姜温中降逆；浮肿尿少，加桂枝、茯苓、猪苓、泽泻通阳利水；神志昏沉，加郁金、石菖蒲化浊开窍。

（5）清热化瘀通络法：适用于瘀热阻窍证。清热与化瘀合用可使瘀热分消；开窍通络，则营热透而灵气苏。

［例方］①犀地清络饮（《通俗伤寒论》：犀角、生地黄、赤芍、牡丹皮、连翘心、桃仁、竹沥、姜汁、茅根、灯心煎汤代水，鲜菖蒲汁冲入）清心凉血化瘀。②犀珀至宝丹（《重订广温热论》：犀角、琥珀、羚羊角、郁金、穿山甲、连翘心、石菖蒲、蟾酥、辰砂、玳瑁、麝香、血竭、红花、桂枝尖、牡丹皮、猪心血）凉血化瘀开窍。③桃仁承气汤（《温疫论》：大黄、芒硝、桃仁、牡丹皮、当归、芍药）驱逐瘀热，通腑下结。适用于瘀热蓄血证（《温病条辨》加减桃仁承气汤去硝、归、芍，加泽兰、人中白）。

［常用药］丹参、牡丹皮、赤芍、生地黄凉血化瘀；连翘心、郁金、琥珀、鲜石菖蒲清心开窍。

［加减］营络热盛，昏谵，身热，发斑加犀角（水牛角）、紫草、升麻凉血解毒；蓄血，加桃仁、红花、大黄、芒硝泻下瘀热。

（6）清热化湿泄浊法：适用于湿热（浊）蒙心证。清热与化湿合伍，可使湿热分消；湿热酿痰又应佐以蠲痰，浊邪害清，神机呆滞，则须芳香泄浊，利气开窍。

［例方］①菖阳泻心汤（《随息居重订霍乱论》：鲜石菖蒲、黄芩、半夏、黄连、紫苏叶、川厚朴、鲜竹茹、竹沥、姜汁，先取枇杷叶，鲜芦根煎汤代水）蠲痰泄热。适用于湿热痰浊内蒙清窍，身热昏蒙烦乱。②芳香逐秽汤（《重订通俗伤寒论》：藿香、佩兰、白豆蔻、白芥子、滑石、郁金、厚朴、杏仁、薏苡仁）芳化湿浊，利气开窍。用于湿浊蒙窍，神志昏沉嗜睡。合用玉枢丹以辟秽泄浊解毒。

［常用药］藿香、佩兰、白豆蔻、厚朴芳化湿浊；郁金、远志、石菖蒲宣郁开窍；连翘心、黄连、淡竹叶、薏苡仁、通草清热利湿。

［加减］身热缠绵，加青蒿、黄芩清热透泄；身黄尿黄，加茵陈、车前草利湿退黄；气滞腹胀，加大腹皮、陈皮利气消胀；便秘，少腹硬满，苔垢，加蚕沙、槟榔、莱菔子宣清导浊。如属秽浊郁闭者，可用芳香逐秽汤合玉枢丹或苏合香丸。药如藿香、佩兰、白豆蔻、白芥子、郁金、厚朴、石菖蒲，气郁重者加青皮、沉香，夹瘀加丹参、红花。

（7）辛温宣郁涤痰法：适用于阴寒、痰浊内闭证。阴寒郁蔽阳气，治须辛香温通；痰湿秽浊内蒙神机，故当涤痰泄浊，化湿利气。

〔例方〕导痰汤（《校注妇人良方》：半夏、陈皮、茯苓、甘草、南星、枳实）祛痰开结，适用于痰厥胸闷，痰多，眩晕。合用苏合香丸以理气宣郁。

〔常用药〕半夏、南星、茯苓、橘红、枳实化痰理气；郁金、远志、石菖蒲开窍。

〔加减〕痰壅气逆，加白芥子、细辛祛痰利气；呼吸加深，时有憋气，加沉香宣通气机。

（8）开闭固脱法：适用于内闭外脱证。亡阳者回阳救逆、辛热开闭；亡阴者救阴敛阳、益气生津、清心开窍。邪闭于内当开，正脱于外须固，并应权衡二者主次。区别亡阴、亡阳，予以救阴或扶阳，注意阴气欲竭与阳气消亡两者关系，相互兼顾。

〔例方〕①亡阳，四逆加人参汤（《伤寒论》：干姜、附子、甘草、人参）温中回阳，益气救逆。适用于四肢厥冷，神情淡漠，脉微。参附龙牡汤（验方：人参、附子、龙骨、牡蛎）回阳益气固脱。适用于肢冷、汗多、气促、神昧。调服苏合香丸辛香开窍。②亡阴，生脉散（《备急千金要方》：人参、麦冬、五味子）益气养阴固脱。适用于气短、神萎、汗黏、口渴。调服至宝丹清心开窍。

〔常用药〕干姜、附子回阳；炙甘草、人参、山茱萸益气；五味子、煅龙骨、煅牡蛎固脱；石菖蒲开窍。西洋参、麦冬、玉竹益气养阴；莲子心清心开窍。

〔加减〕阴虚热郁，气滞血瘀加青皮、赤芍、牡丹皮、丹参凉血化瘀；阳虚寒盛，气滞血瘀加青皮、桃仁、红花、泽兰温通血脉。

上述清心凉营解毒、凉肝熄风豁痰、通腑泄热、温通泄浊、清热化瘀通络、清热化湿泄浊、辛温宣郁涤痰、开闭固脱八法，虽然有各自的使用指征，但有时尚需配合使用，这些治法都是在审证求因施治的指导下，达到开窍的目的。同时必须针对其原发疾病，采取积极治疗和必要的多种综合急救措施，及时处理合并症。

【护理】

1. 注意观察体温，脉搏（象），呼吸，血压及瞳孔变化。

2. 加用床档以防跌伤。

3. 注意室温调节，根据病情采取降温或保暖措施，避免烫伤。

4. 加强口眼清洁卫生，每日用金银花、甘草水清洗口腔2～3次；3％～4％硼酸水冲洗双眼，每日2～3次，并用油纱布盖眼。

5. 定时翻身，每日3～4次，或2小时1次，以免并发肺炎；每日清洁皮肤1次，并用当归红花酒精按摩，以预防压疮发生。

6. 保持呼吸道通畅。

7. 注意膀胱排空，防止尿路感染，导尿时注意无菌操作。

【临证要点】

（一）对开窍药的应用

临证所见，昏迷患者以热闭或痰火内闭为多，故开窍一般多用凉开之剂，如审证确为寒闭、阴闭，方可投以温开。且两类方药泾渭分明，不得合并使用。

"三宝"主要由芳香回苏及镇静安神两大类药物组合而成，据动物实验及对其中某些药物的药理研究报道，证实对中枢神经系统有兴奋和抑制的双重作用，同时还有清热、解毒、抑菌及改善脑组织血液循环，消除脑水肿，减轻脑细胞缺氧状态等多种综合作用，因而不能理解为仅属治标之法，实际寓有调整整个机体病理状态的积极意义。

由于开窍类药多属辛香走窜及重镇之品，故孕妇禁用、慎用。

凡表证未解，高热神昏，治宜解表透热，使邪外达；邪踞气分未陷入营，高热神昏，须辨湿、热、痰浊之异，审因施治，均不得早进凉开，以免辛窜之品引邪深入。至于温病后期，阴虚液涸，肝风内动，神昏痉厥，又当滋液熄风，镇痉安神，不可误用芳香走窜。

温开为治疗阴闭之大法，一般均多主用苏合香丸辛香通阳开窍，然临床常见痰浊闭阻气机之候，若徒恃行气，不祛痰浊，仍难开其郁闭，故须配合涤化痰浊之剂，以增其效。

一般而言，开窍法宜用于邪实的闭证，而不宜于正虚的脱证，但邪陷正虚，内闭外脱者，又当开闭与固脱并进。

（二）腑热上冲者治当下其结热

腑热上蒸之神昏，何秀山解释其机制为："胃之支脉，上络心脑，一有邪火壅闭，即堵塞其神明出入之窍，故昏不识人，谵语发狂……"故治当下其结热，使邪由腑出，决非单纯凭借芳香开窍为主所能取效。吴鞠通曾说："有邪在络居多而阳明证少者则从芳香……有邪搏阳明，阳明太实，上冲心包，神迷肢厥，甚至通体皆厥，当从下法。"

（三）瘀热阻窍当凉血化瘀与清热解毒合用

凡属瘀热阻滞，扰及神明的神昏，并非主用"三宝"所能开，必须凉血化瘀与清热解毒联合治疗，用轻清灵动之品开窍而透络。如《温热经纬·湿热病篇》治湿热证"默默不语，神识昏迷，进辛香凉泄，芳香逐秽俱不效，此邪入厥阴，主客浑受，宜仿吴又可三甲散（土鳖虫、鳖甲、穿山甲、生僵蚕、柴胡、桃仁）"，用鳖甲入厥阴，柴胡引阴中之邪达表；土鳖虫入血，桃仁引血分之邪下泄；穿山甲入络，僵蚕引络中之邪从风化而散。治疗热邪夹湿交固血脉，气钝血滞，灵气不通之证。若瘀热相搏，血蓄下焦，又当下其瘀热。

（四）湿热夹痰上蒙，治当苦辛芳化、宣展气机

湿热酿痰，浊邪害清，神志似明似昧，昏蒙不爽，反应迟钝者，与热入心包不同，误用辛香开窍反易引邪入里，苦寒清热又遏邪不达，治宜宣展气机，苦辛化湿清热，祛痰涤浊。

（五）内闭外脱者当辨闭脱主次，审亡阴亡阳治疗

临床当区别闭与脱的主次，如以闭为主，则祛邪开窍，兼以扶正；以脱为主，则扶正固脱，兼以祛邪开闭，若已由闭转脱，需按脱证治疗。救脱既要辨其亡阴亡阳，分别采用救阴与回阳之法，又应注意二者互为影响，救阴之中参以扶阳，扶阳之中佐以滋阴，以使阳潜阴固。

第七节　真心痛

【导言】

（一）概念

真心痛是指心脉骤然瘀塞不通而致心胸剧痛的疾病。

1. 心脉瘀塞　心脉是指心之正经（主干或较大的分支）而非仅为络脉。瘀塞是指突然、几乎完全的瘀血闭塞。

2. 心胸剧痛

（1）位在心胸：疼痛部位在胸骨或其邻近部位，亦可在心胸部较为广泛的范围（可发生在上腹至咽部的任何水平，甚至超出以上范围，比如下颌或颈部），并可引及肩臂、背及上腹。

（2）剧痛不休：呈压榨、闷胀、窒息、刀绞或针刺样剧痛。超过半小时，可达数小时或几日。

（二）临床特征

1. 剧痛不止。

2. 心神不安　烦躁不安，恐惧不宁，心悸怔忡。

3. 病情危重　肢冷汗出，甚则唇舌、爪甲青紫，神昧不清，脉微细欲绝，乃至厥脱。

《灵枢·厥病》："真心痛，手足青至节，心痛甚，旦发夕死，夕发旦死。"《医碥·心痛》："心为君

主，义不受邪，若伤其脏而痛者，谓之真心痛。"《奇效良方·心痛》："夫心为五官之主，百骸之所以听命也，心之正经，果为风冷邪气所干，果为气血痰水所犯，则其痛掣背，胁胀，胸烦，咽干，两目赤黄，手足俱青至节，朝发而暮殂矣。"

（三）讨论范围

1. 与胸痹的关系　①真心痛多数为胸痹反复发作，正气益虚，邪气愈盛，突变而成，故可视为胸痹之重证。②真心痛少数病例虽无胸痹病史，但已隐有胸阳不振、气滞血瘀的病理基础，故亦可突发本病。

2. 与西医学心肌梗死、严重心绞痛的关系　真心痛与西医学所称急性心肌梗死类似。严重心绞痛，亦可参考本篇内容辨证施治。

（1）急性心肌梗死：是冠状动脉闭塞，血流中断，使部分心肌因严重的持久性缺血而发生局部坏死。

（2）严重心绞痛：指症状严重易转变为心肌梗死者，如变异型心绞痛、中间综合征、梗死后心绞痛、卧位型心绞痛等，均可参照本篇方法处理。

【病因病机】

真心痛病因病机示意图如图 2-9 所示：

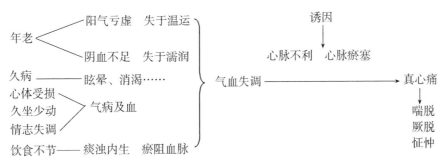

图 2-9　真心痛病因病机

（一）病因

1. 年老久病，生活失调，积渐突变

（1）年老久病：人年四十以上，阴气自半，精血耗损，脏腑功能失调，阳气亏虚，失于温运；阴血不足，失于濡润。或因久患眩晕、消渴……阴阳气血虚耗，心脉失养。

（2）情志失调：神思过用，或久坐少动，气机郁滞，由气及血，血脉运行不畅。

（3）饮食不节：恣食甘肥膏粱厚味，饮酒无度，痰浊内生，痹阻胸阳，心脉不利，而致痰瘀互阻。

由于以上诸因构成心脉不利，气机郁滞的病理基础，故多数患者有胸痹病史。少数患者病理变化较轻，亦可无明显临床症状。

2. 诱发因素

（1）气候：大寒犯心，寒凝血涩。

（2）情绪：紧张、郁怒，气滞络瘀。

（3）饮食：饱食、肥甘，胸阳窒塞。

（4）劳倦：气虚血涩，心脉失养。

以上诸因，影响气血运行，促使发作。若无明显诱因而骤发者，系由脏腑阴阳气血失调加重所致。

（二）病机

1. 基本病理　心脉瘀塞，气血凝滞，不通则痛。

2. 标实本虚

（1）标实：气滞、血瘀、浊阻、寒凝，或夹郁热闭阻心脉，而以气滞血瘀为主。

（2）本虚：气血阴阳亏虚，心脉失养，心体受损。

病初多以邪实为主，继而由实转虚，常多虚实夹杂，不乏大实大虚之例。恢复期多以虚为主。

3. 重症患者可见阴竭阳亡之候（图2-10）

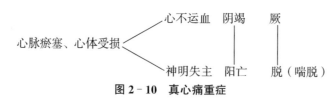

图2-10　真心痛重症

4. 病在心，涉及肾、脾（胃）、肺、肝（图2-11）

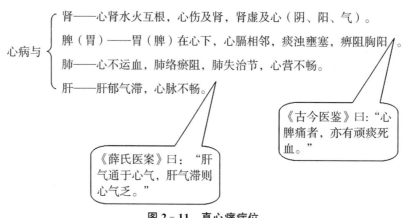

图2-11　真心痛病位

【诊查要点】

（一）诊断要点

急性心肌梗死的诊断，主要依据典型的临床表现、特征性心电图改变和心肌酶检查确定。

1. 辨主症　持续、剧烈的心胸部疼痛。

（1）程度：剧烈。猝然大痛，咬牙噤口，气冷，汗出不休。

（2）部位：心胸部，多在胸骨后，亦可表现为上至咽下至腹部的任何部位。

（3）性质：压榨、窒息、刀绞样。

（4）时限：半小时以上。

（5）服药反应：一般药物（如硝酸甘油、冠心苏合丸、速效救心丸、麝香保心丸等）及休息难以终止其发作。

2. 心电图改变　面向梗死部位导联出现异常Q波；ST段抬高，弓背向上，呈单向曲线；T波倒置，多呈冠状T（两肢对称，波谷尖锐），呈动态变化。背对梗阻区导联的心电图变化与之相反；R波增高和ST段下移，T波直立。

此外，还可根据心电图对梗死部位进行定位；按图形变化区别急性期、近期、陈旧性。

3. 心脏标志物异常增高　心脏肌钙蛋白（cTn）较传统的肌酸磷酸激酶（CPK）、肌酸激酶同工酶（CK-MB）更敏感、更可靠，逐渐取代了CK-MB成为心肌梗死生化标志物的金指标，肌钙蛋白在急诊胸痛的筛选、诊断和判断急性心肌梗死预后中极具重要意义。

（二）鉴别诊断

1. 急性心肌梗死与心绞痛　详见表2-1。

另外，心肌梗死尚有发热、红细胞沉降率增快、白细胞升高等表现，并可有并发症出现。

2. 急腹症　部分发病早期可见急腹症表现，疼痛（可以是腹痛）剧烈，常发生恶心、呕吐、腹泻等症状，须与急性胰腺炎、消化性溃疡穿孔、急性胆囊炎、胆石症等鉴别。但心肌梗死无急腹症的局部

表 2 - 1   急性心肌梗死与心绞痛鉴别

项　目	心绞痛	急性心肌梗死
疼痛	压榨性或窒息性	更剧烈
	劳累、激动、受寒、饱餐等诱发	不常有诱因
	时限短，15 分钟以内	时间长，数小时或 1～2 日
	服硝酸甘油等可显著缓解	服药作用差
心电图	无变化或暂时变化	进行性、特征性改变
肌钙蛋白	无明显变化	异常升高

体征，结合心电图、心肌酶谱、心脏肌钙蛋白检查可资鉴别。

3. 急性心包炎　可有较剧烈而持久的疼痛。但其疼痛与咳嗽、吸气有关；发热、白细胞升高出现早；可有心包摩擦音；ST 段抬高而弓背向下，无异常 Q 波。

4. 急性肺动脉栓塞　有剧烈胸痛。但心电图表现特征为 I 导联出现 S 波或原有的 S 波加深，Ⅲ导联出现 Q 波和 T 波倒置，aVR 导联出现高 R 波，顺时针向转位。另外有右心急剧增大、肺动脉瓣区搏动增强，P₂亢进，三尖瓣区收缩期杂音可资鉴别。

5. 主动脉夹层动脉瘤　剧痛更急，放射广泛，见主动脉增宽，超声心动图见动脉瘤表现，心电图无心肌梗死变化。

（三）辨舌、脉、血压、神志、汗出、皮肤、心悸，警惕危候发生

1. 出现以下证候应视为病情危重表现　舌质有明显紫气、青紫、光剥红绛为重、危。舌苔黄厚、黄厚腻、黑厚腻为病重。脉象结代、促、沉迟微细、参伍不调、虚大无根。血压下降，脉压减小。呼吸喘促不安。汗出自汗，大汗淋漓，额汗如珠。皮肤湿冷。心悸不宁乃至怔忡不已。

2. 休克、心力衰竭、心律失常是急性心肌梗死三大并发症，是致死的主要原因。其表现如下：

（1）休克：即心源性休克。本病约 20％伴有心源性休克，常于发病后数小时或 1 周内，与疼痛同时出现。严重者表现烦躁不安，脸色苍白，皮肤湿冷，脉细而快，末梢发绀，大汗淋漓，尿量减少，血压下降，收缩压＜90 mmHg（12 kPa），甚则昏厥。

（2）充血性心力衰竭：本病约 20％并发心力衰竭，主要表现为左心衰，可见于发病最初几天内，多见于前壁心肌梗死。突然出现呼吸困难，心率增快，肺底出现湿性啰音或哮鸣音，可闻及第三心音或第四心音，如广泛性透壁性心肌梗死可见急性肺水肿，咯吐粉红色泡沫状痰，伴低血压，闻及舒张期奔马律，明显发绀。

（3）心律失常：约 80％有室性早搏，部分出现室性心动过速、室颤而死亡。少数可出现窦性静止、房室阻滞或颈动脉窦综合征，引起短暂晕厥。

[附]　无痛性心肌梗死

虽难以诊断为真心痛，但处理原则大体一致，且多危重症。

本型占心肌梗死的 18.5％～34.4％，老人较多，常因晕厥、休克、心力衰竭而就诊。无痛的原因可能为：①心肌纤维变性；②冠状动脉突然闭塞；③小面积心肌梗死；④痛阈升高；⑤感觉丧失；⑥交感神经对缺血不正常反应；⑦不典型冠状神经刺激传导。

（四）类证鉴别

1. 真心痛与胸痹　真心痛为心脉瘀塞，心体受损所致，其痛剧烈，全身症状明显，病情严重，预后较差；胸痹为胸阳（心、肺）痹阻，以胸部闷痛为主，多反复发作，其势缓而病较轻。但胸痹久发可成真心痛。

2. 真心痛与胃脘痛　真心痛为胸痹之重症，其痛偏于上脘部胸骨后或胸中，痛引左侧胸膺、肩臂等处，呈灼痛、绞痛、刺痛，痛势剧烈，甚至持续不已，面青唇紫，手足青冷，出冷汗；胃痛多在上腹

部，以胀痛、触痛为主，伴有呕逆、嗳气、泛酸等，常有反复持续发作史。故典型病例不难区别，不典型者可结合理化检查以资鉴别。如《证治准绳·心痛胃脘痛》指出："心痛在歧骨陷处，胸痛则横满胸闷，胃脘痛在心之下。"

【辨证】

（一）辨证要点

1. 辨虚实主次

（1）实：血瘀气滞为基本病变，寒邪是重要的促发因素，故以血瘀、寒凝为主。

（2）虚：气血阴阳亏虚，以气虚、阳虚为主，甚则虚阳欲脱。

（3）虚实夹杂：以实为主，邪盛正伤而多虚实夹杂。

2. 辨病理特征

（1）瘀血：刺痛、绞痛，口唇爪甲青紫。舌黯有紫气、瘀斑瘀点，脉结、促、涩。

（2）阴寒：受寒而发，痛剧，面青气冷，怯寒肢清。舌淡紫，脉弦紧。

（3）痰浊：胸闷塞如窒，呕恶。舌苔厚腻，脉弦滑。

（4）郁热：身热，面赤。舌苔黄，脉数。

（二）证候分类

1. 气滞血瘀证　症见心胸闷胀刺痛，或痛如刀绞，引及肩背，痛甚则汗出，爪甲口唇青紫，舌质黯，有紫气，或见瘀点、瘀斑，脉细弦或涩或结代。兼痰热者，见胸闷，脘痞，恶心呕吐，烦热，大便秘结，舌黯红，苔黄腻，脉弦数。

证机概要：胸痹日久，心营不利，复加受寒、劳作、饱食、情志刺激，致使瘀血闭阻心脉，气机为之窒塞，心气不能运血。若气滞血瘀，郁而生热，灼津成痰，可见痰热之征。

2. 阴寒凝滞证　症见心胸剧痛，引及肩背，受寒加重，心悸气短，手足不温，冷汗淋漓，面色苍白。唇舌淡紫，脉沉细或迟。兼痰浊者，见心胸闷窒如塞，气息急促。舌苔白腻，脉滑。

证机概要：气候严寒，或气温骤降，大寒犯心，或阳虚之体，复加感寒，以致气血为之凝泣，心阳失其温运。若寒凝气滞，津液成痰，可见痰浊征。

3. 阳虚气脱证　症见心胸闷痛，四肢厥冷，手足爪甲青紫或淡白，大汗淋漓，或喘促不宁，或怔忡不安，神情淡漠或模糊不清。舌淡紫或舌红少津，脉微细欲绝或细数不清。

证机概要：心脉闭塞，心体受损不复，心不运血，病及肺、肾，阳气、阴津耗竭，正虚气脱。多见于并发休克，严重心律失常及心力衰竭的脱证阶段。

【治疗】

（一）应急处理

1. 一般处理

（1）休息：急性期应卧床休息，保持环境安静，减少探视，防止一切不良刺激。第1周绝对卧床，一切活动均须协助。第2周起可视病情逐渐活动。

（2）吸氧：最初2～3日，间断或持续用鼻导管或面罩给氧。以后视病情而定。

2. 止痛

（1）中成药口服剂：

1）冠心苏合丸（苏合香、冰片、乳香、檀香、青木香、朱砂）：理气宽胸止痛，用于心绞痛，每次1粒，用于心肌梗死，每次1～2粒，口服，每日2～3次。适用于气滞偏重者。

2）速效救心丸（川芎、冰片）：活血理气止痛。含服，每次4～6粒，每日3次，重者每次10～15粒。能增加冠脉血流量，缓解心绞痛。

3）麝香保心丸（麝香、苏合香脂、冰片、人参、肉桂、牛黄、蟾酥等）：芳香温通，益气强心。每次 1～2 粒，口服，每日 3 次。治疗心绞痛、胸闷、心肌梗死。有抗心肌缺血作用。

（2）中药注射剂：

1）丹参注射液（丹参经提取制成的灭菌水溶液）：活血化瘀，通脉养心。每支 2 mg。肌内注射，每次 2～4 mg，每日 1～2 次；静脉注射，每次 4 mg，加入 50％葡萄糖注射液中，每日 1～2 次；静脉滴注，每次 10 mg，加入 5％葡萄糖注射液稀释后用，每日 1 次。适用于心绞痛、心肌梗死，血瘀为主者。能扩张冠状动脉，增加冠状动脉血流量，同时改善心肌收缩力，减慢心率，改善心功能，明显缩小梗死范围。与冠心苏合丸同用，能逐渐减轻心肌梗死引起的疼痛。

2）丹参川芎嗪注射液（丹参、盐酸川芎嗪）：每支 5 mL。每次 5～10 mL，以 5％葡萄糖注射液稀释后静脉滴注，每日 1 次。有增加冠状动脉血流量，降低动脉压及冠状动脉阻力，改善微循环等作用。用于缺血性心脑血管疾病，如冠心病、脑供血不全、脑血栓形成、脉管炎等。

3）丹红注射液（丹参、红花）：活血化瘀，通脉舒络。每支 10 mL。肌内注射，每次 2～4 mL，每日 1～2 次；缓慢静脉注射，每次 4 mL，加入 50％葡萄糖注射液 20 mL 稀释，每日 1～2 次；静脉滴注，每次 20～40 mL，加入 5％葡萄糖注射液 100～500 mL 稀释，每日 1～2 次。用于瘀血闭阻所致的冠心病、心绞痛、心肌梗死，瘀血型肺心病、缺血性脑病、脑血栓。

4）复方丹参注射液（丹参、降香）：活血化瘀，理气宽胸。每支 2 mL。肌内注射，每次 2 mL，每日 1～2 次；静脉滴注每次 8～16 mL，加入 5％葡萄糖注射液 100～150 mL，每日 1～2 次。用于心绞痛及急性心肌梗死，脑血栓形成的后遗症，血栓闭塞性脉管炎等。

必要时可用哌替啶 50～100 mg 肌内注射，或吗啡 5～10 mg 皮下注射止痛。

（3）针刺：主穴选心俞、厥阴俞。配穴选内关、足三里、间使。

3. 危重症的抢救

（1）抗厥救脱：用于并发休克者。

1）口服中成药：用于病势较缓者。①生脉饮（人参、麦冬、五味子）2～3 支，口服，每日 3 次。用于气阴虚者。②人参粉（红参、白参酌情选用）3～5 g，温开水送服，每日 2～3 次。用于气虚者。

2）注射剂：①参附注射液（人参、附片）用法同上，用量不宜过大，以免附子中毒。用于阳气虚脱者。②生脉注射液（人参、麦冬、五味子）20～40 mL 加入 50％葡萄糖注射液中静脉注射。用于气阴虚者。③参麦注射液（人参、麦冬）5～20 mL 加入 5％葡萄糖注射液中静脉滴注。用于气阴虚者。

上药对心肌梗死、休克皆有效。

3）针刺：体针选素髎、人中、足三里、内关等穴位。耳针选皮质下、肾上腺等穴位。

急性心肌梗死并发休克与一般休克的处理原则无异，但须注意以下几点：①补充血容量必须适当，过多可引起心力衰竭。②血管收缩药可升高血压，但有增加心脏负荷之虞，血管扩张药可减轻心脏负荷，但又须防使用过量而降低血压。因此，上述两法均宜在血流动力学监测下进行。③慎用强心苷。④注意纠正酸中毒和电解质紊乱。⑤右心室梗死并发休克应注意补充血容量。⑥必要时可采用主动脉内气囊反搏或外科手术。

（2）宁心定悸：用于有心律失常者。

1）中成药：同"抗厥救脱"。

2）注射剂：生脉注射液、参麦注射液，用法参考"抗厥救脱"。

3）心肌梗死常见室性心律失常，如室性早搏过于频繁或室性心动过速，可用利多卡因 50～100 mg 静脉注射，控制后改静脉滴注。房室阻滞、缓慢心律失常、室上性快速心律失常，使用抗心律失常药皆宜慎重，必要时可用电复律或人工心脏起搏。

（3）定喘固脱　用于并发急性左心衰者。

1）中成药：人参粉、生脉（参麦）饮。

2）注射剂：生脉（参麦）注射液，参附注射液亦可使用。

3）气喘明显者配用葶苈子末3～6 g，温开水送服。

本证可参考心力衰竭平喘救脱部分处理，但应以镇静和利尿为主，血管扩张药亦可选用，但洋地黄类药物宜慎重，24小时内尽量避免使用。

（二）辨证施治

1. 治疗原则

（1）治重活血化瘀：针对本病的主要病机，治以活血化瘀为主，有利于疏通心脉及全身血脉，起到阻断病势，减轻病损的作用。

（2）注意标本兼顾：总属标实本虚，一般应治标固本，分清主次适当兼顾（图2-12）。

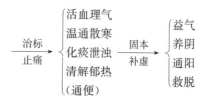

图2-12　真心痛治疗标本兼顾

2. 治法方药

（1）理气活血，化瘀通络法：适用于气滞血瘀证。对本病的治疗，其基本大法当以活血为主、兼以理气。初病，因血瘀气滞而疼痛明显者，常为主要治法，而在全过程中亦应配伍合用。

［例方］①血府逐瘀汤（《医林改错》：柴胡、赤芍、枳壳、甘草、当归、生地黄、川芎、桃仁、红花、牛膝、桔梗）活血祛瘀，理气止痛。适用于胸痛，胸闷，胸部压重，心悸，怔忡，舌紫，有瘀斑，脉细弦或涩。②冠心Ⅱ号方（经验方：丹参、红花、赤芍、降香）活血化瘀，理气止痛。适用于冠心病心绞痛、心肌梗死，经大量临床和实验研究表明，有扩张冠状动脉，增加冠状动脉血流，对抗心肌缺血，抗血小板聚集等作用。③失笑散（《太平惠民和剂局方》：蒲黄、五灵脂）活血化瘀，散结止痛。用于心脉瘀阻，胸痹心痛。

［常用药］丹参、红花、赤芍、降香、五灵脂、蒲黄活血化瘀；川芎、郁金活血行气。

［加减］气滞明显，酌加片姜黄、檀香、延胡索、娑罗子、甘松、炒枳壳；瘀重，加三棱、莪术；刺痛明显，加乳香、没药，吞服三七粉化瘀止痛；手足欠温，加桂枝通阳；舌质偏红，加生地黄、麦冬养阴；气短，加太子参，甚或加人参益气；痰热内蕴，加黄连、瓜蒌、胆南星；呕恶，加橘皮、竹茹、竹沥半夏、姜汁和胃止呕；大便秘结，重用瓜蒌仁，加大黄通便；脉律不齐，加山苦参、茶树根调律。

（2）温通祛寒，活血通络法：适用于阴寒凝滞证。阴寒凝滞自当温通以散寒，寒凝血瘀，故应活血通脉，以止暴急心痛。

［例方］①乌头赤石脂丸（《金匮要略》：乌头、蜀椒、炮附子、干姜、赤石脂）温通逐寒止痛。适用于寒甚痛剧者。②苏合香丸（《太平惠民和剂局方》：白术、青木香、犀角、香附、朱砂、诃子、檀香、安息香、沉香、麝香、丁香、荜茇、苏合香油、薰陆香、冰片）理气开窍止痛。适用于痛厥气闭神昏者。

［常用药］附片、干姜、蜀椒、细辛、肉桂、高良姜、荜茇温通祛寒止痛；丹参、莪术、川芎、檀香理气活血。

［加减］气滞，加木香、枳实、娑罗子；血瘀，加红花、桂枝、失笑散；气虚，加人参、黄芪；阳虚，加淫羊藿、仙茅；痰浊，酌加瓜蒌、薤白、半夏、厚朴、石菖蒲。

（3）回阳固脱法：适用于阳虚气脱证。心脉失养，心体受损，心、肺、肾多脏交困，正虚气脱，故当回阳救逆，益气固脱。病情转危为安之后，又当审其邪正虚实另行处理。

［例方］①参附汤（《世医得效方》：人参、附子）温阳益气。适用于阳虚气脱。②四逆汤（《伤寒

论》：附子、干姜、甘草）回阳救逆。适用于阳虚寒盛。③生脉散（《备急千金要方》：人参、麦冬、五味子）益气养阴复脉。适用于气阴两伤。

［常用药］红参、黄芪、炙甘草益气温阳固脱；附子、肉桂、干姜回阳救逆；玉竹、白芍益阴助阳；龙骨、牡蛎固脱。

［加减］阴竭阳亡，加麦冬、生地黄、五味子；阳虚饮逆，气喘痰涌不能平卧，加葶苈子、万年青根；气滞血瘀，加丹参、红花、生蒲黄、石菖蒲。

急性心肌梗死，若无明显疼痛，或疼痛缓解后，可参考胸痹篇处理。

本病危急阶段多须中西医结合处理。

【护理】

1. 卧床静息　本病 2 周之内并发症发生率较高，易造成意外，尤其是第 1 周，须绝对卧床静养，日常生活，包括吃饭、洗脸、翻身、大小便皆应协助。应保持环境安静，减少或禁止探视，避免一切不良刺激。不应在患者面前谈论病情，必要时应采取保护性医疗措施。

2. 活动宜早　病情稳定后，第 2 周起可逐渐进行自主活动，先在床上坐起，活动量由小逐渐增加，视病情逐步离床。

3. 加强监护

（1）转送患者必须在监护下进行，新患者入院必须护送。

（2）急性期应连续监测心电图、血压、呼吸，注意体温、脉搏、神志、汗出，有条件者进入监护病房。

（3）保持大便通畅。便秘者可予润肠通便中药，如麻仁丸、番泻叶、蜂蜜等，切忌努挣排便，以免发生意外。

【临证要点】

（一）药随证转，圆机活法

真心痛病情变化很大，必须根据临床表现，认真辨证，随时调整治疗方法。一般初起多实，表现气滞血瘀，阴寒凝滞，而后见痰浊瘀血痹阻或痰瘀夹热证候，由于心脉不通，心体受损，常兼见心气不足或气阴两虚，病情趋于稳定之后则多见虚中夹实之候，如心肾气虚、心脉不畅，气阴亏耗、痰瘀阻络诸证。尤其是本病初起 2 周以内，可因正气急剧受损而见由实转虚，乃至厥脱的危象。如救治得当，正气来复，又可表现虚实错杂之候。因此，立法遣方必须灵活处置。

（二）注意通补兼施

本病常多虚实兼夹，一般皆宜通补兼施，按虚实的主次缓急，适当兼顾。在急性发病期，以痛为主症时，多以治实为主，但应注意芳香理气之品，破血逐瘀猛剂，不可久用、过用，以免耗伤正气；对寒凝心脉者，亦不可一味辛温散寒，因寒盛势必伤阳，宜配合温补阳气之剂，以免耗气伤阳；若由实转虚，因痛致厥、阳虚气脱者，又当在回阳固脱的基础上，适当配合理气活血之品，补中寓通；注意阳损及阴，用药须做到阴中求阳，益阴助阳；夹痰、夹火者，则当清火、化痰，兼顾并治。特别要注意保持大便的通畅，便秘者当佐以通腑润肠。

（三）防治三大并发症是治疗成败的关键

本病临床经过虽然凶险，但如能顺利渡过心律失常、休克、心力衰竭三大并发症难关，则救治成功的可能性极大。而预防又胜于治疗，因为严重并发症一旦发生，治疗十分棘手。实践证明，中药对此有良好作用，应当予以重视。并发休克，出现较长时间血压不稳、偏低，升压药难于撤除，或虽无休克而血压偏低者，用中药辨证治疗，常可收到升压、稳压良效。

第八节　厥　脱

【导言】

（一）概念

厥脱是厥和脱的综合征，为常见的危重急症，也是导致死亡的主要原因之一。

1. 含义　中医学对厥脱早有记载，一般认为厥与脱是两个病证名。厥，一指肢体或手足逆冷的症状。一指突然失去知觉，不省人事（同时伴有四肢厥冷）的病证。如《素问·厥论》云："厥或令人暴不知人。"《伤寒论》则指出手足逆冷为厥之主症，如"厥者，手足逆冷者是也"。故《证治汇补》概括地指出："世以卒然昏冒为厥，方书以手足厥冷为厥。"明确提示其含义有广狭之别，病情有轻重之分。

脱，为多种疾病病情突变时的危重衰竭证候。《灵枢·决气》即有精脱、气脱、津脱、液脱、血脱等分类，后世医家将精气急骤耗损致脱者称为"暴脱"，久病精气逐渐消亡所致者称为"虚脱"。

由于厥与脱常复合并出现，故早期方书每以厥概脱，或以脱概厥。及至明清乃有将厥与脱合而并称者，如《景岳全书·杂证谟·厥逆》云："若素纵情欲，以致精气之原伤败于此，则厥脱晕仆等病亦因于此。"并将气厥与气脱、血厥与血脱联系在一起，如云："气厥之证有二，有气虚气实，皆能厥，气虚卒倒者，必其形气索然，色清白，身微冷，脉微弱，此气脱证。""血厥之证有二，以血脱、血逆皆能厥也。"［清］吴鞠通进一步认识到温热病出现厥脱，则预后严重，如《温病条辨》九十七条云："春温内陷，下痢，最易厥脱……"描述了邪毒内陷所致厥脱的危候。

2. 厥与脱的区别和联系　临证所见，厥与脱既有区别，又有联系。

厥指邪热内陷或阴寒内盛所致的四肢逆冷病证，偏于邪实；脱乃阴阳气血衰竭的危重证候，主在正虚。

从汗、息、脉、神来辨厥与脱。厥为四肢厥冷无汗，气粗息促，脉沉伏，或细数，按之有力，神志多清晰。脱则肢冷，汗自出，气息微弱，脉微细欲绝或不能触及，神志常昏昧。

厥为脱之轻症，脱为厥之变症，部分厥证可以由轻转重而致脱。病理演变过程为先厥后脱，早期表现以厥为主，后期表现以脱为主。厥与脱虽有先后、因果、虚实、轻重之不同，但转化急速，临床上出现单纯的厥证阶段甚短，两者常易并见，较难截然分开，故有必要作为一个独立的病证名，合并论治。

（二）临床特征

手足厥冷，脉微欲绝，汗多肤凉，面色苍白、青紫，气息微弱或浅促，神志烦躁、淡漠，甚至昏昧等，血压下降，收缩压＜80 mmHg（10.7 kPa），脉压＜20 mmHg（2.67 kPa），原有高血压者收缩压较原来下降30％以上。

（三）讨论范围

本篇主要是讨论厥与脱并见的一组综合征。具体而言亦即表现以"厥逆""暴脱"为特点的病证。

根据其临床表现及病理演变过程，类同于西医学的休克，临证当辨病求因，区别感染性、低血容量性（失血、失水）、心源性、神经源性（外伤、疼痛等）、过敏性等各类休克，结合辨证分别施治。

至于单纯的厥证或脱证所涉及的范围甚广，病因各有不同，如痰厥、食厥、气厥，是指一时性的昏仆，不省人事，病情主要属实，与西医学的晕厥类同，一般不会发展成脱证，他如久病所致之虚脱，表现以正虚衰竭为主者，亦不属本篇讨论范畴。

【病因病机】

厥脱病因病机示意图如图 2-13 所示。

（一）病因

厥脱病因多端，概言之，涉及外感、内伤两方面，诸如六淫、温邪疫毒入侵，邪毒炽盛，正不胜邪，

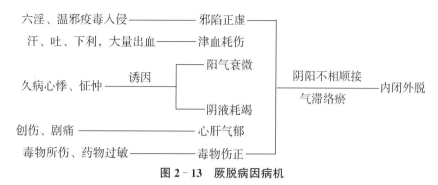

图 2-13　厥脱病因病机

正虚邪陷；汗、吐、下利，津伤液耗；大量失血；久病心悸、怔忡；创伤、剧痛；七情过极；毒物所伤；药物过敏等，俱可导致气机逆乱，由厥致脱。

（二）发病机制

1. 阴阳之气不相顺接，进而阴阳离决　论其发病机制，总属阴阳之气不相顺接至极而成。《伤寒论》云："凡厥者，阴阳气不相顺接，便为厥。"吴鞠通又提出"厥者，尽也，阴阳极造其偏，皆能致厥"，说明厥有"尽极"之意，为阴阳偏极之变。故发生于各种疾病的危重阶段，若进一步发展则可出现阴阳离决致脱的危候。人体阴阳升降出入既济互根，以平为期，在疾病过程中，两者的动态平衡失调，出现阳盛阴虚，热毒里陷，阳气内郁，不能透达四肢；或阴盛阳虚，阳为阴寒所陷，不能温达四末，皆可致阴阳不相顺接而为厥脱，故其病理表现有寒热之殊。如《素问·厥论篇》说："阳气衰于下则为寒厥，阴气衰于下则为热厥。"

2. 气血失调，脉道不利是重要的病理基础　气化于阳，血属阴类，阴阳不相顺接，必然导致气血失调，气为血帅，血为气母，脉为血之府，气滞则血瘀，血瘀气必滞，于此可知气滞络瘀，脉道不利，实是形成厥脱的重要病理基础。故张景岳说："盖厥者逆也，逆者乱也，即气血败乱之谓也。"气滞与血瘀虽可互为因果同病，但又有气病及血，血病及气的先后、主次。气滞血瘀既可由于邪实，如热郁、寒盛所致；亦可因气虚、血虚等形成，如〔清〕《罗氏会约医镜》云："实则气滞，虚则力不足运动其气，亦觉气滞。"

3. 多脏同病，整体衰竭，重点在于心肾　每一脏腑各有阴阳，体为阴，用为阳，气血由脏腑阴阳的相互作用而生成，又是供养脏腑功能活动的物质基础。《素问·调经论篇》云："五脏之道，皆出于经隧，以行气血，血气不和，百病乃变化而生。"若阴阳不相顺接，气血失调发为厥脱，必然导致多系统、多脏器的整体性失调，脏腑功能衰竭。

因心为火脏，主血脉而藏神明，为十二官之主，主明则下安；肾为水脏，藏阴精而寓元阳，肾阴、肾阳为诸脏阴阳之本，"五脏之阴非此不能滋，五脏之阳非此不能发"，心肾相交，水火既济是人体阴阳的根本，在阴阳升降中起着重要作用，心火下降于肾则阴中有阳，肾水上济于心则阳中有阴，若心肾阴阳水火不能互济，势必导致各个脏腑阴阳的整体性失调，故其重点在于心肾两脏。

4. 虚实夹杂，以虚为主　就其病性特点而言，多属虚实夹杂，以虚为主。

（1）外感多为因实致虚，内伤则可虚中夹实：热毒、寒盛为实。热毒内陷，势必伤阴耗液。如出血热患者低血压期，既有肢厥，烦躁不安，又有口渴、舌干燥、苔剥、卷缩，质红绛或深红。阴寒内盛，必致阳气虚衰。阴阳气血耗竭，脏气损伤。如阳衰则寒盛，阴虚生内热。

（2）以虚为主：厥脱原始病因虽有多端，但常见由厥致脱，由实致虚的演变过程，厥为脱之先兆，脱为厥之后果，为此，又总以正虚为其主要方面。

【诊查要点】

（一）四诊依据

1. 问诊　有外感、内伤等多种原始病因可询。如感受六淫、疫疠、大失血、亡津脱液（汗、吐、下利）、心脏病变（怔忡、真心痛）、过敏、中毒等。

2. 望诊

（1）神志：烦躁不安，或淡漠欲寐，甚至昏迷，神是以气血为本的生命活动状态，心主神明，心失所养则神明失用。《素问·八正神明论篇》云："血气者，人之神。"

（2）面色、皮肤：面色苍白，口唇及指端发绀，皮肤有瘀点花纹；或见面部潮红，舌质黯紫。

（3）小便：量减少，每小时少于 30 mL。

3. 闻诊　呼吸气息短促微弱，或气促息粗。心率增快，大于 110 次/min。血压下降，收缩压＜80 mmHg（10.7 kPa），脉压＜20 mmHg（2.7 kPa），原有高血压者，收缩压较平时血压下降 30%以上。

4. 切诊

（1）肢体：四肢逆冷，汗出（微汗、黏汗、大汗淋漓）、肤凉（或尚温暖）。

（2）指压再充盈时间：大于 3 秒（用指轻压胸骨部皮肤 2～3 秒后放开）。

（3）脉象：细数或微细欲绝，或伏。

（二）分度（表 2-2）

表 2-2　　　　　　　　　　　　　　　　厥脱分度

项　目	轻　度	中　度	重　度
收缩压	＜80 mmHg（10.7 kPa）	＜50 mmHg（6.7 kPa）	＜30 mmHg（4 kPa）
脉压	≤20 mmHg（2.7 kPa）	＜20 mmHg（2.7 kPa）	＜20 mmHg（2.7 kPa）
神识	神清，烦躁不安	神志淡漠，明显烦躁不安	反应迟钝，意识朦胧或神志不清
心率	110～120 次/min	120～140 次/min	＞140 次/min
脉象	细数无力	微弱或虚大	微细欲绝或不能触及
皮肤	手足不温或肢端发凉，肢端红润或稍有发绀	四肢冷至腕踝关节处；肢端发绀	肢冷过腕 6 cm，或全身发冷；皮肤发绀
汗	汗多	大汗淋漓	冷汗如珠
面色	苍白	显著苍白	苍白青晦
尿量	≤30 mL/h	≤20 mL/h	＜20 mL/h

（三）分型

1. 温型　"高排低阻型"，与中医"热厥阴伤"证类同。本型为高心排血量，低外周阻力，高中心静脉压，低血压。临床表现为神志清楚、面色潮红，四肢温暖，皮肤汗少，尿量如常，脉搏可触及、无力等。

2. 冷型　"低排高阻型"，与中医"寒厥阳亡"证类同，临床较多见。本型为低心排血量，高外周阻力，低中心静脉压，低血压。临床表现为神志淡漠、嗜睡或躁动，面色苍白，四肢厥逆，皮肤湿冷发绀，少尿或无尿。

（四）分类

1. 感染性休克　为邪毒内陷。由于细菌、病毒及其毒素的作用，机体应激性增强（5-羟色胺、儿茶酚胺增多），血管痉挛，以致微循环阻滞，有效循环血量不足，回心血量及左心排血量减少，由于无氧代谢，致严重的代谢性酸中毒。

临床有急性感染的症状、体征和有关实验室检查依据。

2. 低血容量性休克　为阴血耗伤。由于大量失血、失水（吐泻过剧）、严重烧伤，体液、血浆丢失，血容量（或有效循环血量）不足，回心血量及心排血量减少。

临床有急性大量失血，或失水的症状、体征和有关实验室检查依据。

3. 心源性休克　为心气虚衰（心阳暴脱）。由急性心肌梗死、严重心律失常、急性心脏压塞（如缩窄性心包炎）、大块肺动脉栓塞等引起，以致左心室收缩力减退，或舒张期充盈不足，心排血量减少。

临床有心脏疾患病变基础依据，有其特殊症状、体征及相应理化检查异常，如心电图、血清酶检查等。

4. 过敏性休克　为气厥阳脱。由于药物过敏，血清抗毒素的异性蛋白反应等所致变态反应，机体过敏时释放出血管活性物质，使血管扩张，静脉系统潴留大量血液，循环血量及回心血量不足，心排血量减少，有效血容量锐减。

临床有过敏原接触史及相应症状体征。

5. 神经源性休克　为肝郁气脱。由于强烈的精神、神经刺激，如创伤、剧痛以致维持血管紧张度、心排血量及静脉回流的神经调节机制发生障碍，外周血管扩张，回心血量减少，心排血量降低所致。

临床有明确的病史可以查询，并见相应症状、体征及其理化检查异常。

（五）实验室检查

1. 血常规　血液浓缩，血红蛋白升高（150～170 g/L 以上），红细胞压积升高。而失血性休克，血红蛋白下降，网织红细胞升高，血小板可降低，并发弥散性血管内凝血（DIC）时，血小板下降尤为明显。

2. 尿常规　尿相对密度初期较高，发生急性肾衰竭时转为低而固定，是由于肾小管浓缩功能丧失所致。

3. 血气分析　一般为代谢性酸中毒，动脉血 pH 值下降，动脉血氧分压（PaO_2）下降，动脉血二氧化碳分压（$PaCO_2$）升高，血浆碳酸氢根（HCO_3^-）下降，碱剩余（BE）下降。休克晚期往往代谢性酸中毒和呼吸性酸中毒并存。

4. 血生化检查　血二氧化碳结合力下降，血钠、血氯偏低，血钾高低不一，并发急性肾衰竭时，血尿素氮、肌酐升高。

5. 中心静脉压（CVP）降低。

6. 血清酶检查　血谷丙转氨酶（ALT）、谷草转氨酶（AST）、肌酸磷酸激酶（CPK）、乳酸脱氢酶（LDH）等，如明显升高，提示脏器组织细胞损伤。

7. 凝血功能检查　休克时由于微循环障碍，常并发 DIC。常做下列指标检测，如血小板计数（PLT）、凝血酶原时间（PT）、凝血酶时间（TT）、纤维蛋白原（Fb）、白陶土部分凝血活酶时间（KPTT）、血浆鱼精蛋白副凝（3P）试验、纤维蛋白原降解产物（FDP）、纤溶酶原等，根据上述检查项目异常的不同，可诊断为 DIC 高凝、消耗性低凝、纤溶亢进等。

8. 其他　针对各种病因进行相应检查，如感染性休克应检查病原体，包括血、尿、大便及原发性化脓病灶分泌物培养，X 线摄片，心电图（ECG），CT 等。

（六）类证鉴别

1. 厥逆与厥证，暴脱与虚脱　厥逆是指手足逆冷的症状，厥证是指突然昏仆，神志不清，移时苏醒的病证。但厥逆重症也可进而出现神志不清；厥证常伴有手足厥冷。

暴脱，是指多种原因所致的突发性元气外脱，往往因实致虚，或由闭转脱，临床上把中风、大汗、大泻、大失血等精气急骤耗损，导致阴阳离决者称为暴脱。虚脱为内伤久病，脏腑阴阳衰竭，精气逐渐消亡，虚极致脱。如慢性呼吸衰竭、慢性心力衰竭等所引起的脱证。

2. 厥、脱与昏迷　厥脱为虚实相兼，以虚证为主，昏迷为邪实窍闭，以实证为主。

厥，可以仅见手足逆冷，不一定神昏，邪实病重者可由肢厥而致神昏，称为昏厥，属"厥闭"之类，进一步发展亦可转脱。

厥证虽见突然昏仆，神志不清，但经半日乃至一日可自行苏醒。

昏迷则为持续神志不清。

脱证虽属元气衰竭的危象，但神志亦有始终清楚者，虽然部分濒危患者，由于神气溃败，阴阳消亡，可见意识不清，但与邪实窍闭及内闭外脱之昏迷不同。

3. 厥脱与中风　中风发病前多有肝阳上亢史，如面红目赤，头重脚轻，血压升高等，常在活动时发生，以突然昏倒，不省人事，并见半身不遂，口眼㖞斜为主症。

在中脏腑的闭证阶段，阳闭可见身热，烦躁，但无四肢厥冷，脉弦劲或滑数；与热厥阴伤，四肢厥冷，脉伏有别；阴闭可见四肢不温，面白唇黯，但无大汗淋漓，脉沉缓滑，与寒厥阳亡，大汗淋漓，脉微欲绝不同。

若由闭转脱，阴脱可见手足微凉，身温，汗出而黏，脉细数；阳脱可见四肢厥逆，大汗淋漓，肤冷，脉微细。闭脱互见者，临床称为内闭外脱证。辨病虽有它的特异性，临证则可统属厥脱范畴。

【辨证】

（一）辨证原则

1. 辨虚实及主次　厥脱是厥与脱的综合征，一般而言，多属虚实夹杂。早期以厥为主，多偏实，后期以脱为主，多偏虚，邪盛标实者多偏实，正虚欲脱者多属虚。厥为脱之先兆，脱为厥之后果。分别言之，厥有寒热之分，脱有阴阳之别。

2. 辨寒热与转化　厥有寒热之分，脱有阴阳之别。热厥阴伤，寒厥阳亡，病性各异。热毒内陷三阴，正虚不能抗邪，可见阳证转阴，热厥转为寒厥；阴伤气耗，阴不济阳，阴竭终必阳亡。而阴盛格阳者，又可出现真寒假热之象。

3. 辨病求因识病　审证求因，辨清病原，明确导致厥脱的原发疾病，把辨证与辨病求因做到有机的结合，以利采取针对性的病因治疗。

（二）证候分类

1. 热毒内陷证　症见发热或高热，胸腹灼热，四肢凉或厥冷，烦躁不安，神情淡漠或昏愦，气促息粗，口渴欲饮，尿赤少，或见便秘。舌质红，苔黄或黄燥，脉小数，或沉滑数。

证机概要：疫毒内陷，邪热里郁，阳气不能外达，则见热深厥深之候。热闭于内，故以热厥邪实为主，或阳盛阴虚，主要见于感染性休克的早期。

[附]　热厥气（阴）脱证

症见胸腹灼热，四肢厥冷，或身热骤降，肢端汗出清冷，或汗出黏手，神情淡漠、萎靡、反应迟钝，甚至由躁烦而昏昧，目睛呆滞，呼吸浅促，便结，小溲赤少。舌红质干，苔黄，脉细数疾。

证机概要：热毒过盛，正气不支，迅即热伤元气，或因热盛伤阴耗液，而致气脱阴伤。多见于严重感染性休克，邪毒内陷，在热厥基础上兼有气脱及阴伤的表现。

从汗、脉、息、神4个主要临床表现区别热厥与热厥气脱：热厥症见四肢厥冷而无汗，脉多小数，虽数而未至疾，按之有力，呼吸气粗深大，神情躁动不安。热厥气脱症见四肢厥冷而自汗出，脉数疾而无力，呼吸浅表急促，自觉气息不续，汗越出神越淡漠萎靡。

2. 气阴耗伤证　症见神烦或神萎，倦怠，呈嗜睡状，肢端凉或欠温，身出黏汗，心慌不宁，气短，颧红，口渴，尿少。舌质红或淡红，苔薄黄，脉细数无力，或参伍不调。

证机概要：热盛阴伤，津虚气耗，气阴两竭，多见于感染性休克中晚期、低血容量性休克。

3. 寒厥阳亡证　症见不发热，畏寒，四肢厥冷，蜷卧，面色苍白，唇绀，爪甲青紫，气促息微，甚则冷汗淋漓，神情淡漠或昏昧。舌质淡白，脉微细，模糊不清，或沉伏。

证机概要：阴寒内盛，阳气衰微，气不运血，阳气不能温达四末，而致正虚阳亡。多见于心源性休克、过敏性休克、其他休克的晚期。

4. 血厥（溢）气脱证　症见有长期反复出血，或突然血出暴急量多，神志昏昧，汗出肢冷，呼吸气促，口唇指甲淡白，面色萎黄。舌质淡，脉数或芤。

证机概要：血去气伤，气无所附，甚则气随血脱。血气俱衰，阴不涵阳，而致气脱于外。见于失血性休克。

5. 肝厥气脱证　症见发病前多有强烈精神刺激、创伤、剧痛，突然昏厥，面青，呼吸粗急，或气憋如塞，腹胀，四肢逆冷。舌苔薄白，脉沉弦或伏。

证机概要：肝郁不达，气机逆乱，气血郁闭，甚则由闭致脱。见于神经源性休克。

6. 血瘀气脱证　症见面黯，口唇青紫，皮肤有瘀斑、花纹，四肢清冷，胸闷，神情躁动不安，或昏沉不清。舌质黯紫，脉沉细涩，或结。

证机概要：血瘀脉道，阻滞气机，气滞络瘀，郁闭不行，进而导致气脱。多见于休克微循环障碍，常合并 DIC 的患者。

由于厥脱是虚实夹杂并见的综合征，其病机演变较快，故上列各证既有其独立性，又可先后交替发生，或合并出现，如热毒内陷可致气阴耗伤，甚则转为寒厥阳亡；气阴耗伤，进而可致阴竭阳脱。血瘀气脱证可和各证合并出现。

【治疗】

（一）应急处理

1. 基础治疗

（1）吸氧：休克患者均应给予吸氧，可采用含空气 60％和氧气 40％的混合气体，用面罩或鼻导管给氧，成人每分钟流量 4～8 L。

（2）增液扩容：补充血容量。血容量相对或绝对不足是休克（厥脱）的重要病理基础，为此，必须立即纠正。

1）补液量：原则上是缺多少补多少，一般根据临床表现、血液动力学变化，估计血容量丧失多少，决定补液量。临床通常每日补液量为 3500～4000 mL。

2）补液原则：早期快速大量补液，先盐后糖，胶晶结合，见尿补钾。力争 0.5～1 小时内血压回升，4 小时内血压稳定。

3）常用补液种类：针对各类休克丧失液体的不同，适当选用，原则是缺什么补什么。①晶体溶液：首先用平衡盐液（能扩容，提高细胞外液容量，降低血液黏度，改善微循环，纠正酸中毒等），5％葡萄糖氯化钠注射液，含钠等渗溶液；各种浓度葡萄糖液。②胶体溶液：右旋糖酐 40 或 60（能提高血浆胶体渗透压，扩容，降低血液黏度和外周循环阻力，疏通微循环等），人体血浆蛋白，新鲜血液（适用于血红蛋白低于 70 g/L 者）。

（3）纠正酸中毒：休克时因机体处于缺氧状态，无氧代谢造成酸性代谢产物不易排出，以致乳酸在体内堆积，产生代谢性酸中毒，或伴呼吸性碱中毒，晚期伴有呼吸性酸中毒。

目前首选的碱性溶液为 5％碳酸氢钠注射液，首次补充 250 mL，以后根据二氧化碳结合力检验结果代入公式计算，再确定补充量。

（4）纠正电解质紊乱：休克时血清电解质有显著变化，主要为血钾、血镁升高，血钠降低，以血钾升高较明显，因此主要是治疗高血钾，常用高渗葡萄糖液加适量胰岛素、5％碳酸氢钠、10％葡萄糖酸钙等，必要时采用血液透析，并酌情补钠。

2. 针灸　疏通经络气血，调整阴阳平衡。

体针穴位取人中、涌泉；配少冲、素髎、内关等穴位，强刺激，间断捻转 15 分钟。

灸法穴位取关元、气海等穴位。艾条灸 15 分钟，用于寒厥阳亡证。

耳针穴位取皮质下、肾上腺、内分泌、心、升压点等穴位。两耳交叉取穴，间歇捻转，留针 1 小时。

3. 热熨法　盐、麦麸加醋炒热，布包热敷神阙、气海。

4. 淬醋熏法　食醋半斤放烧红的铁器内或炭块上，淬起醋烟，熏蒸患者口鼻。

（二）专用方药

1. 热毒内陷证

（1）醒脑静注射液（无锡中药厂生产，含牛黄、黄连、黄芩、栀子、郁金、麝香、冰片）清热解毒开闭。每次 2～4 mL，每日 2 次，肌内注射；或每次 10～20 mL，加入 10％葡萄糖注射液 250～500 mL 内，静脉滴注，每日 1～2 次，或遵医嘱。

（2）清开灵注射液（北京中医药大学中药厂生产，含牛黄、水牛角、黄芩、金银花、栀子等）清热解毒。每次 20～40 mL，加入 10％葡萄糖注射液 200 mL 内，静脉滴注，每日 1～2 次。

2. 热厥气脱证　枳实注射液（中南大学湘雅二医院生产，含枳实）行气宣郁通脉。每次 5～10 mL，加入 50％葡萄糖注射液 20 mL 中，每隔 15 分钟 1 次，缓慢静脉注射，连续 2 次后，再以 20～80 mL，加入 5％葡萄糖注射液 100～200 mL 内，静脉滴注，每分钟 20～30 滴。

3. 气阴耗伤证　10％参麦注射液（四川雅安制药厂生产，含人参、麦冬），或生脉注射液（四川宜宾制药厂生产，含人参、麦冬、五味子）益气养阴固脱。每次 10～30 mL 加入 50％葡萄糖注射液 20～30 mL 内，静脉注射，每隔 15～30 分钟 1 次，连续 3～5 次，待血压回升或稳定后，再用 50～100 mL 加入 10％葡萄糖注射液 250～500 mL 内，静脉滴注，直至病情稳定。

4. 寒厥阳亡证　参附注射液（四川雅安制药厂生产，含人参、附子）回阳救逆回脱。每次 20 mL，加入 25％或 50％葡萄糖注射液 20 mL 中，静脉注射，每 15～30 分钟 1 次，连续 3～5 次，或用 1～2 次血压回升后，再用 50～100 mL，加入 10％葡萄糖注射液 250～500 mL 内，静脉滴注，每日 1～2 次。

5. 血厥（溢）气脱证　人参注射液（上海中药二厂生产，含人参）益气固脱。每次 2～4 mL，静脉注射，连用 2～3 次后，改为 10 mL 加入 10％葡萄糖注射液 250～500 mL 内，静脉滴注。

6. 肝厥气脱证

（1）枳实注射液（中南大学湘雅二医院生产，含枳实）行气宣郁通脉。用法见"热厥气脱证"。

（2）升压灵注射液（江苏省中医药研究院、南京中医药大学科研方，含陈皮）行气宣郁通脉。每次 5 mL 加入 50％葡萄糖注射液 20 mL 内，缓慢静脉注射；或 30～60 mL 加入 10％葡萄糖注射液 500 mL 内，静脉滴注，每日 2～4 次。

7. 血瘀气脱证

（1）丹参注射液（《中国药典》1997 年版，丹参提取灭菌水溶液）：每次 20～30 mL，加入 5％或 10％葡萄糖注射液 250 mL 内，静脉滴注；或先用 4～8 mL 加入 50％葡萄糖注射液 20 mL 内，静脉注射，每 30 分钟 1 次，连续 2 次后改为静脉滴注。

（2）山莨菪碱注射液（杭州民生药业有限公司生产，含山莨菪碱）活血通脉，解除微血管痉挛。成人每次 10～40 mg，静脉注射，小儿每次 0.3～2 mg/kg，必要时每隔 10～30 分钟重复给药。

（三）辨证施治

1. 治疗原则

（1）祛除病因：由于厥脱是多种病因所致的重危症，涉及外感、内伤多方面，多有原发病的基础。因此，在救治厥脱的同时，应该审证求因，结合辨病，重视病原治疗，分别采取针对性措施，把治证与治病做到有机结合。

（2）邪正合治，分清主次：由于厥与脱的并见，故每常表现为虚实相兼，且有由实转虚的演变过程。为此，既应邪正合治，又当根据邪正虚实的主次辨证治疗。邪实标急者，祛邪为主，同时适当匡正以祛邪；正虚欲脱者，扶正为主，同时适当祛邪，邪去则正复。

（3）治随证转：厥脱本属危急之症，阴阳寒热虚实转化极快，往往变生倾刻，临床既应辨证，但又不可守证，必须随其病机动态转化相应处理，尤其要掌握病机转化时的错综兼夹情况施治，对阴竭进而阳亡之危证，则应救阴与回阳并重。

（4）多法综合救治：厥脱既属急症，必须强调急治，早治，采用多种综合疗法，从多途径、各个不同病理环节进行处理。同时还应重视主要相关兼证的治疗，如昏迷、癃闭、喘脱、痉厥、出血等。

（5）理气活血是重要的治疗大法：厥脱总由阴阳气血失调、不相顺接所致，存在着气滞络瘀的病理基础，既可因于邪实，亦可源于正虚。为此，理气活血实为治疗厥脱的重要基本大法。临证则当区别气病及血、血病及气的先后与主次，热毒、寒盛、气虚、血虚等不同病理因素所致的气滞络瘀选方用药。

2. 治法方药

（1）清泄热毒法：适用于热毒内陷证。因热毒里陷，阳气内郁，不能外达，故当清热解毒，热毒清解，则阳气自能外达。邪从腑泄，则郁热可祛，表里得和。通过清热开闭以防脱变。

［例方］①白虎承气汤（《重订通俗伤寒论》：生石膏、生大黄、生甘草、知母、玄明粉、陈仓米）泻下燥热，清热生津。适用于热毒在里，阳明热盛，高热，肢厥，腹满，便秘，经腑同病。②黄连解毒汤（《外台秘要》：黄连、黄柏、黄芩、栀子）清热泻火解毒。适用于三焦热盛，大热烦躁，错语，口燥咽干，或吐衄发斑。③犀角地黄汤（《备急千金要方》：犀角、生地黄、芍药、牡丹皮）凉营解毒。适用于热入营血、心包，身热，神昏，发斑，吐衄出血。

［常用药］生石膏、知母、甘草清气泄热；大黄、枳实清热通腑；黄连、连翘心清心泻火。

［加减］腑实，加芒硝；热入营分，加牡丹皮、丹参；窍闭昏厥，加广郁金、莲子心、鲜石菖蒲。另予安宫牛黄丸或至宝丹。热厥气脱，热闭于里，气耗津伤，正脱于外者，当在清热开闭的基础上，酌加生晒参、西洋参、麦冬等扶正固脱。

（2）益气养阴法：用于气阴耗伤证。邪热过盛，正气虚耗，气阴两伤，故当救阴以生脉，益气以防脱。

［例方］①生脉散（《内外伤辨惑论》：人参、麦冬、五味子）益气养阴救脱。适用于热伤气阴，正虚欲脱。②加减复脉汤（《温病条辨》：炙甘草、干地黄、生白芍、麦冬、阿胶、火麻仁）救阴复脉。适用于邪热伤津，心肾阴竭。

［常用药］人参（西洋参）益气；麦冬、五味子、玉竹、黄精养阴；山茱萸、煅龙骨、煅牡蛎固脱。

［加减］热郁于里，配黄连、莲子心、连翘心；阴伤较重，配生地黄；心肾阴竭，心慌不宁，脉促，汗多，酌加白芍、炙甘草、阿胶、山茱萸敛阴复脉。

（3）回阳救逆法：适用于寒厥阳亡证。阴盛阳衰，故当助阳以散阴。气虚欲脱，治当补气以固脱，阳回气复，则脉通肢温。

［例方］①四逆汤（《伤寒论》：炙甘草、干姜、生附子）回阳救逆。适用于阳气虚衰，阴寒内盛，四肢厥冷，大汗淋漓等寒厥证。②参附龙牡汤（上海中医学院编《方剂学》：人参、附子、煅龙骨、煅牡蛎）益气回阳固脱。适用于阳气暴脱，汗出肢冷，面色浮红等。

［常用药］制附子、干姜（脉伏者倍量）、炙甘草回阳救逆；煅龙骨、煅牡蛎镇纳浮阳固脱；红参大补元气。

［加减］阴寒内盛，加肉桂增强温阳作用；元气欲脱，加山茱萸益气固脱；面赤烦躁，阴盛格阳，加黄连反佐从治。

（4）益气摄血法：适用于血厥（溢）气脱证。血出气虚，气随血脱，治当益气以摄血，补气以生血，气复血生，则危脱可以逆转。

［例方］①独参汤（《十药神书》：人参、大枣）益气固脱。适用于血出量多，气随血脱，面色苍白，肢冷汗出等。②当归补血汤（《兰室秘藏》：黄芪、当归）补血益气。适用于大失血后，血耗气虚。

［常用药］红参、黄芪补气生血；当归、炙甘草、熟地黄补血；山茱萸固脱。

［加减］气脱阳亡，血虚内寒，加制附片、炮姜；冷汗淋漓欲脱，加煅龙骨、煅牡蛎固脱；血虚络空不藏，加仙鹤草。

（5）理气宣郁法：适用于肝厥气脱证。肝气郁结，气失宣通，故当疏肝理气开郁，气机调畅则脉道通利，以免进而气闭于内，正脱于外。

［例方］四逆散（《伤寒论》：炙甘草、炒枳实、柴胡、芍药）疏肝解郁。适用于肝气郁结，气机逆乱。

［常用药］柴胡、枳实、白芍、甘草疏肝解郁；青皮、陈皮理气通脉；广郁金、石菖蒲宣郁开窍。

［加减］气闭脉伏，另取麝香 0.06～0.09 g 研散，水调服。

（6）活血通脉法：适用于血瘀气脱证。血瘀脉道，气机郁滞，故当活血以化瘀，血行则气机畅，脉道通则脱自复。

[例方] ①血府逐瘀汤（《医林改错》：当归、牛膝、红花、生地黄、桃仁、枳壳、赤芍、柴胡、甘草、桔梗、川芎）活血理气。适用于血瘀气滞，方用活血化瘀之品，配四逆散理气宣郁，气血同治。②急救回阳汤（《医林改错》：党参、附子、干姜、白术、甘草、桃仁、红花）温中回阳，活血化瘀。适用于阳虚血瘀欲脱（即附子理中汤加桃仁、红花）。③解毒活血汤（《医林改错》：连翘、葛根、当归、甘草、柴胡、赤芍、生地黄、红花）清热凉血化瘀。适用于热毒瘀郁欲脱（即四逆散加连翘、葛根、当归、桃仁、红花）。

[常用药] 柴胡、枳实、青皮、炙甘草理气宣郁；广郁金、赤芍、桃仁、牛膝活血通脉。

[加减] 热郁，加牡丹皮、丹参；寒盛，配红花、川芎；气虚，合人参、黄芪；血虚，合当归、白芍、熟地黄。

以上各法既有其主治证，有时又应根据证的兼夹情况交叉配合应用。针对病机病证特点，把开闭固脱、理气活血作为基本治疗大法。

【护理】

1. 24 小时监护观察，密切注意病情的顺逆。每半小时至 4 小时记录 1 次，神情由烦躁而昏愦，甚则瞳孔散大者重；由烦躁而转为安静者顺。面色青苍或发绀者逆；面色转红、发绀转黄而带红者顺。呼吸气息粗大者尚轻；气短息微者重；气息急促者危。尿量少或无尿者逆；有尿尿多者顺（每日少于 500 mL 表示厥脱未复）。体温骤降，或肛趾温差增大，或指趾端至腕踝关节厥冷者危；肢端厥冷回温者顺。冷汗淋漓者危；出汗渐敛者顺。脉象虽细而无力，但指下不乱，至数分明者顺；脉微细欲绝，细疾，模糊不清，散乱不齐者逆。

收缩压 80～50 mmHg（10.7～6.7 kPa），脉压≥20 mmHg（2.7 kPa）者顺，收缩压＜50 mmHg（6.7 kPa），脉压＜20 mmHg（2.7 kPa）者逆。

2. 宜静卧，忌搬动。

3. 体位　平卧或头低脚高位，下肢抬高 15°～20°（如有心力衰竭、肺水肿取半卧位）。

4. 注意保暖。

5. 昏迷患者注意呼吸道通畅，保护角膜，预防压疮。

【预防】

早期诊断，及时治疗。积极治疗原发病，防止病情进一步发展。如温热病患者，应及时把好气分（或气营）关，防止热毒内陷，劫伤阴津而致厥脱。若体温骤降，大汗淋漓，四肢不温是厥脱先兆，当及早治疗。对大汗、大吐、大泻、大出血的患者，在治疗原发病的同时，要适当补充液体，增加血容量，以防止亡津耗液致脱。心系疾病如胸痹、心痹、心悸、怔忡、真心痛等患者，应及时给予益气化瘀，复脉宁心，强心利尿等治疗，以防正气大虚，心阳暴脱。他如年老体弱、久病、宿疾晚期，脏腑虚损，精血耗竭，更应注意调护，积极治疗，避免六淫、饮食、劳倦、七情等因素的影响发生脱变。

【临证要点】

（一）厥脱的发病机制是"气滞络瘀、内闭外脱"，治疗当以行气活血、开闭固脱为其基本大法

根据休克的临床表现，属于中医学厥脱病证范畴。中医学认为厥脱的发病机制，总属阴阳之气不相顺接，进而阴阳离决，由厥致脱。阴阳不相顺接必然导致气血失调，气滞与血瘀互为因果，表现气机郁闭、络脉瘀阻的病理特点。

厥脱（休克）的原始病因虽有多端，但总不外乎外感、内伤两类，外感多为因实致虚，内伤常可虚中夹实，表现为虚实夹杂、内闭外脱的病理特点。"闭"不仅是病邪的内闭，更重要的是气血郁闭，气滞络瘀既可因于热毒、阴寒的壅塞，亦可由于气血的因虚而滞，导致气机郁闭于内，阴阳气血耗脱

于外。

从上可知，气滞络瘀、内闭外脱，实是形成厥脱的重要病理基础，故治疗必须气血同治，行气活血开闭与扶正补虚固脱合法。从而为确立"行气活血、开闭固脱"这一基本治疗大法提供了依据。

（二）求因识病、辨证论治，是提高中医药疗效的关键

由于休克（厥脱）是外感、内伤多种病因所致的危重急症，多有原发病的基础，为此，应该审证求因，辨证结合辨病，重视病原治疗，分别采取针对性措施，配合基础治疗，才能有利于提高疗效。如我们根据辨证要求研制的抗厥通脉、救阴复脉、回阳复脉注射液，辨证治疗热毒内陷证、气阴耗竭证、正虚阳亡证114例，辨病治疗69例，经临床观察，能明显提高疗效，辨证治疗组的病死率为2.78%，辨病治疗组的病死率为11.59%，与西药对照组22.08%的病死率相比有显著差异（$P<0.01$），充分显示了辨证论治的优势。

（三）虚实并顾，邪正合治，分清主次

临证所见厥脱既有寒热之别，又有阴阳之分，外感多为因实致虚，内伤则虚中夹实。就其病性特点而言，气滞、血瘀、热毒、寒盛属实，阴阳气血耗竭，脏气损伤属虚，每常表现为虚实相兼，闭脱互见，且有由实转虚的演变过程。为此，既应虚实并顾，邪实合治，以行气活血，开闭固脱为其基本治疗大法，又当根据邪正虚实主次的动态变化辨证治疗。邪实厥闭者，祛邪开闭为主，审其寒热施治，辨证选用清热解毒、通腑、破阴散寒等法，同时匡正祛邪，扶正以防脱；正虚欲脱者，扶正固脱为主，辨其阴阳施治，辨证选用救阴、回阳、益气、养血等法，同时注意祛邪治其因，邪去则正复。

（四）既应辨证，又应治随证转

由于厥脱本属危急之症，阴阳寒热虚实转化极快，往往变生倾刻，故临床既应辨证，但又不可守证，必须随其病机动态变化应急处理，尤其要掌握病机转化时的错综兼夹情况施治，如对热厥转寒者当予回阳救逆，阴竭阳亡之危证，则应救阴与回阳并重。

一般而言，厥脱重证，每在气阴耗伤的基础上进一步发展至亡阴或亡阳，或阴竭与阳亡并见，而最终必然阳亡。为此，救阴与回阳应予并重。按其主次倾向配药，调整阴阳的偏盛、偏衰，以归之于平，用参附汤或四逆汤与生脉散合方，即使证候单一，在救阴时亦须注意益气以复阴，回阳时应注意救阴以存阳，要防止救阴反而碍阳，窒塞生机，回阳反而竭阴，阴不系阳，尤其是阴阳互为格拒时，更应重视寒热药的配合，如阴盛格阳，面赤躁烦，当在回阳救逆药中加黄连、苦、咸、寒之品反佐从治，或加磁石、龙骨、牡蛎镇纳浮阳；阴不系阳者，可取附子伍麦冬，阳中配阴，而从总的病机转归来说，阴竭终必阳亡，故又应以回阳固脱为主。

第九节　急性腹痛

【导言】

（一）概念

急性腹痛是指上自脘胁、下至耻骨毛际以上腹部内在脏腑病变所致的剧烈疼痛，包括器质性病变（胆囊炎、胆石症、急性胰腺炎等）和功能性病变（胃肠痉挛、消化不良等）所致的腹痛。

（二）临床特征

急性腹痛以起病急暴、痛势剧烈、变化迅速、病情较重为特征。正如《医学正传·腹痛》所云："腹中诸痛，皆有劳役过甚，饮食不节，中气不足，寒邪乘虚而客入之，故卒然而作大痛。"《东医宝鉴·外形篇》亦说："……腹痛凶证，太阴连小腹痛甚，自利不止者难治，鼻头色青腹中舌冷者死，脐下忽大痛人中黑色者多死。"皆言其病重势急。

（三）讨论范围

急性腹痛所涉及的病种范围甚广，常为多种消化系统疾病的急症之一。既可见于内科疾病中的急性

肠胃炎、胃肠痉挛、消化不良等，亦可见于外、妇科疾病如急性胰腺炎、急性胆囊炎、胆石症、胃和十二指肠溃疡穿孔、肠梗阻（单纯性、不完全性）、急性阑尾炎、尿路结石、腹主动脉瘤、盆腔炎、异位妊娠等。凡临床表现以急性腹痛为主症，在排除外科手术治疗指征后，皆可参照本篇内容进行辨证施治和急救处理。其他因上焦心肺病变所致的腹痛，如胸痹心痛、风温（肺热）等，虽非本篇讨论范围，但亦应予以鉴别排除，如肺炎、胸膜炎、心绞痛等有时也可由于放射而引起急性腹痛。本篇主要论述中医急性腹痛的辨证施治规律，具有普遍的指导意义，与各个病种的专篇叙述有别，体现了异病同治的特色，与内科学中的腹痛、外科学中的急腹症均有不同，目的在于介绍多种疾病表现以急性腹痛为主所采用的治疗措施，以期更切合临床实际。

【病因病机】

急性腹痛病因病机示意图如图 2 - 14 所示：

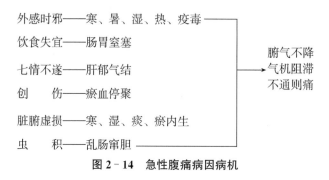

图 2 - 14 急性腹痛病因病机

（一）病因

1. 外感　外感六淫或疫疠之邪，内犯脏腑，寒积腹中，或暑热、疫毒壅滞，均可致气机失和，传导失职，发生腹痛。

2. 内伤

（1）饮食失宜：如暴饮暴食，过食膏粱厚味，或误食变质不洁之物，损伤肠胃，致食积停滞不化，恣食辛辣，湿积生热，湿热交阻，或过食生冷，寒伤中阳，均可致肠胃窒塞，气机阻滞，发为腹痛。

（2）七情不遂：情志怫郁，恼怒伤肝，肝失条达，肝气郁结，或思虑太过，气结不通，均可发生腹痛。

（3）创伤：跌仆内伤，瘀血停聚，或腹部手术后，络伤血瘀，皆能使瘀血留阻于脏腑或经脉之间，阻碍气血运行，不通则痛。

（4）脏腑虚损：禀赋不足，劳倦内伤，久病不愈，内生寒、湿、痰、瘀，阻塞气机，发为腹痛。

（5）虫积：因寒温失调或外感发热，肠胃失和，或驱蛔不当，或湿热内郁，致虫动不安，乱肠窜胆，气机逆乱，发为腹痛。

（二）病机

1. 基本病机是"不通则痛"　早在《素问·举痛论篇》中就有"寒气客于肠胃之间，膜原之下，血不得散，小络急引，故痛"，"热气留于小肠，肠中痛，瘅热焦渴，则坚干不得出，故痛而闭不通矣"等论述，此实涵不通则痛之意。李东垣明确提出了"痛则不通"的观点，并确立了"痛随利减，当通其经络，则疼痛去矣"的通利之法。[明] 吴嘉元说："夫痛随利止之说，不特通大便曰利，而食滞于胃，消之则散……血瘀者导滑之……是皆痛随利止之义也。"可见"不通"是指经脉气血痹阻，气机郁滞，腑气闭塞等多种病理状态而言，由此而致的疼痛，故谓之"不通则痛"或"痛则不通"。

在生理状态下，气机升降有序，气血流畅是维持腑脏正常功能活动的基础。凡外感、内伤诸如六淫、饮食、跌仆、七情、体虚各种致病因素，均可直接或间接地导致人体脏腑功能活动失调，卒发腹痛。病理因素主要有寒凝、热郁、气滞、血瘀、食滞、虫积等多端，影响经脉气血的运行和脏腑气机的通畅，致使腹内的脏腑、经脉受损，经脉瘀阻，气滞不通，腹痛乃作，故"不通则痛"是急性腹痛的基本病机。

2. 病理性质以实为主　"不通则痛"是对实痛病变本质的高度概括。急性腹痛究其实质是由于邪气的积聚与稽留，导致气血运行受阻，腑气通降失常，故病理性质以实为主。

若属本虚标实者，初起多因脏腑功能失调，继则出现气滞、血瘀、痰阻、寒凝等病理变化，从而导致急性腹痛的发生，或加重原有的腹痛症状，此时虽有本虚"不荣则痛"的一面，但仍以标实"不通则痛"为急。

3. 病变脏器以六腑为多　腹部所居脏腑较多，又为手足三阴、足少阳、手足阳明、冲、任、带脉循行所过，因此急性腹痛的病位较广，涉及肝、胆、胃、脾、胰、肠等脏腑，但以腑病居多，尤其是胃、肠、胆、胰的病变。这与六腑的生理特性有关。六腑的生理功能是受纳和腐熟水谷，传化和排泄糟粕，故其生理特点是"动而不静""降而不升""泻而不藏，实而不满"，以通降下行为顺，滞塞上逆为病。如六腑病变则气血乖逆，通降失职，当泻不泻，当动不动，出现"不通则痛"的病象，而急性腹痛则是其症状的共同点。

4. 病邪易从热化　急性腹痛最易化热化火，因六淫、七情皆可化火，饮食积滞，虫居胃肠，亦易酿生湿热，而致热毒炽盛。从临床实际来看，急性腹痛患者多有疼痛拒按，发热等实热见症。虽然寒热皆可导致腹痛，但寒邪内凝，气机阻滞所致的腹痛，亦易郁而化热，而见热蕴血瘀，或"寒凝火郁"之错杂状态。

此外，剧烈的疼痛，可致气机逆乱，阴阳之气不相顺接，出现晕厥而不省人事；若邪郁化热，热盛火炽，毒邪内陷，则见热深厥深之热厥证；热毒深入营血，弥漫三焦，迫血妄行，则见高热、神昏、出血；甚至正不胜邪，热极伤阴，阴损及阳，乃至出现亡阴亡阳之脱变危证。

【诊查要点】

（一）详审发病原因，辨外感内伤

若外感时邪发病，可有瘟疫、痢疾、中暑、伤寒等病的症状和传变过程；若病前有饮食不节、情志失调、跌仆损伤、大便排虫等诸因，为内伤所致。

（二）了解疼痛性质，辨病证特点

根据腹痛的性质、强度、放射与转移、范围以助判断。一般而言，持续性腹痛，多见于炎症及内出血；阵发性腹痛，多见于梗阻；持续性腹痛伴阵发性加剧，多为炎症并有梗阻；钝痛和胀痛多见于炎症；绞痛多为梗阻；突然而剧烈的刀割样刺痛，多为溃疡病急性穿孔；阵发性"钻顶"样腹痛，为蛔虫病的特征。

（三）区别疼痛部位，辨所属脏腑

上腹中脘疼痛，多属胃病；右上腹剧烈绞痛或向肩背放射，多属肝胆疾患；上腹疼痛向左侧腰背部呈带状放射，多属胰脏疾患；中上腹、脐周疼痛，多属肠病；脐周阵发性疼痛，多属肠虫病；右侧少腹持续性疼痛，多属肠痈；左侧少腹疼痛，多为泻痢；小腹痛而小便异常，多为膀胱疾病。

（四）做好体格检查及有关检验以助辨病

注意脉象（搏）、血压、体温变化。触按腹部多有明显疼痛（肌紧张、压痛、反跳痛），血、尿、大便常规检查可有异常，必要时做 X 线、B 超、CT 等检查。临证必须进行仔细的体格检查，参考有关实验室结果，以助辨病。

（五）类证鉴别

1. 应与慢性腹痛鉴别　主要从起病特点、病之新久、病情、病理特点来鉴别。

慢性腹痛多属久病，发病缓慢，疼痛缠绵，病程迁延，病势较缓，时作时止，病理性质有虚实两类，既可因寒积、湿热、食积、气滞血瘀导致腑气通降失常，气血运行受阻，亦可因阴血不足，脏腑虚弱，功能失调所致。

急性腹痛多属新病，发病急暴，多猝然腹痛，疼痛剧烈，变化迅速，病情较重，病理性质以邪实为主。

2. 注意排除妇科疾病所致的腹痛　凡是女性患者应询问经、带、胎、产史，鉴别痛经、输卵管炎、盆腔炎、异位妊娠等妇科疾病。

【辨证】

（一）辨证原则

1. 掌握病理特点　里、实、热。急性腹痛的病理变化以邪实为主，且易从热化，辨证应按病因病机及临床表现，辨明寒热虚实，分别气、血、食、虫，权衡轻重，辨证施治。

凡痛势急剧，痛时拒按，食后加重，大便秘结，舌苔黄厚腻者属实证；疼痛阵作，喜凉，口苦而渴，小便黄赤，舌苔黄少津者属热证；腹部拘挛隐痛，得热则减，遇寒加剧，口和不渴，舌苔白者属寒证；胀痛、窜痛、痛无常处者属气滞；腹部刺痛，固定不移，按之痛剧，或有肿块硬满者属血瘀；有吐虫、大便排出虫史，脐周疼痛，时作时止者属虫积；有饮食不节史，脘腹胀满疼痛，呕吐不食，嗳腐吞酸者属食积。

2. 分清脏腑病位　急性腹痛的病位广泛，临证需根据疼痛的性质、部位、伴有的症状，以区别病变脏腑。

（二）证候分类

1. 寒邪内盛证　症见腹痛急暴，遇寒更甚，得温痛减，口不渴或喜热饮，甚至大便秘结，呕逆，手足厥冷。舌质淡，苔白，脉沉紧或弦紧。

证机概要：外受寒邪，侵入腹中，气血凝滞，阳气不通，甚则寒邪积滞阻结于肠胃，气机升降痞塞，而见痛厥危急之象。轻者多见于急性胃炎、肠炎、胃肠痉挛、肠粘连；重者多见于急性单纯性肠梗阻。

2. 湿热蕴结证　症见腹痛剧烈，持续不减，痛处拒按，恶热喜凉，胸脘痞满，口干口苦，大便秘结，小便短赤。舌红，苔黄腻，脉滑数。

证机概要：外感湿热之邪，或饮食失宜，湿积热生，湿热交阻，气机阻滞，通降失调。若热重于湿，毒从热生，则可转为热毒瘀滞之证。多见于急性胆囊炎、胆石症、急性胰腺炎、胃十二指肠溃疡穿孔、急性阑尾炎等疾患。

［附］　热毒瘀滞证

症见腹痛剧烈，拒按，甚则局部触有肿块，脘腹胀闷，恶心呕吐，大便秘结。舌质红或绛紫，苔黄，脉滑数。

证机概要：外感寒邪，郁而化热，或湿热蕴结，久之酿生热毒，热毒炽盛，深入营血，热壅血瘀，瘀热不散，积滞成脓，或结聚成块。若病情进一步发展，正不胜邪，热毒内陷，则热深厥深，甚至热毒伤阴损阳，出现亡阴亡阳之征。较轻者见于急性单纯性化脓性阑尾炎、急性单纯性化脓性胆囊炎；危重者可见于坏疽性胆囊炎、急性梗阻性化脓性胆管炎、急性阑尾炎穿孔、绞窄性肠梗阻。

3. 气机郁滞证　症见腹痛且胀，走窜不定，牵引胁肋或少腹，痛与情志有关，嗳气频作，得矢气则疼痛减轻，遇恼怒加剧。舌苔薄，脉弦。

证机概要：情志怫郁，肝失条达，肝气郁结；或饮食不节，暴饮暴食，过食油腻、生冷，损伤肠胃，使湿热内蕴，阻滞气机，中焦气滞，不通则痛。多见于急性胃炎、胆囊炎、胆石症、胃肠痉挛及急性阑尾炎、急性胰腺炎、肠梗阻的轻症或早期。

4. 瘀血内积证　症见痛有定处，拒按，刺痛或绞痛，或有癥块。舌质暗紫或见瘀点、瘀斑，脉细涩或沉涩。

证机概要：病久入络，气滞血瘀，或寒凝血阻，或热与血结，或跌仆损伤，瘀血停聚，或外科术后，络伤血瘀，皆能使瘀血留阻于脏腑或经脉之间，阻碍气血运行，而成血瘀腹痛。多见于外伤及手术后粘连。

5. 食滞停积证　症见脘腹胀满，疼痛拒按，恶食欲吐，嗳腐吞酸，吐泻后痛减，或大便秘结。舌苔腻，脉滑。

证机概要：暴饮暴食，或过食肥厚甘味，或误食腐馊不洁之物，损伤肠胃，致食积停滞不化，肠胃窒塞，气机不畅，发为腹痛。多见于急性胃肠炎、消化不良及早期肠扭转、单纯性肠梗阻。

6. 虫积攻冲证　症见疼痛如钻，痛处常固定不移，时轻时重，时作时止，嗜食，但面黄肌瘦，或鼻孔作痒，睡中龂齿。舌苔薄，脉弦紧或沉伏。

证机概要：饮食不洁，误食虫卵，虫居肠中，常因饥饿，寒温失调，或外感发热，肠胃失和，或驱虫不当，或湿热内扰，致虫动不安其位，阻塞肠道或上窜进入胆道，腑气受阻，甚则气机逆乱，阴阳之气不相顺接，发为蛔厥。常见于肠道寄生虫病、胆道蛔虫病及蛔虫性肠梗阻。

【治疗】

（一）应急处理

1. 一般措施

（1）休息：患者应卧床休息，以免加重病情，防止过早下床活动，使病情反复。

（2）饮食：严格控制饮食，必要时可暂禁食或进流质、半流质。

（3）胃肠减压：目的在于抽吸上消化道所分泌的液体，以减轻腹胀，亦可减轻胃肠压力和胃内容物继续外溢。

（4）输液：纠正水、电解质平衡的紊乱。

（5）灌肠：实热证用大黄复方，煎水 200 mL，保留灌肠，起到通里攻下、清热解毒的作用，同时可促进肠蠕动，保持大便通畅。

2. 中成药、简验方

（1）元胡止痛片（《新编中成药手册》：延胡索、白芷）活血理气止痛，适用于脘腹诸痛。口服，每次 2～4 片，每日 2～3 次。

（2）纯阳正气丸（《中华人民共和国药典》：广藿香、半夏、青木香、陈皮、丁香、肉桂、苍术、白术、茯苓、朱砂、硝石、硼砂、雄黄、金礞石、麝香、冰片）温中祛寒、行气止痛，适用于暑天感寒受湿，腹痛吐泻，胸膈胀满。口服，每次 1.5～3 g，每日 1～2 次。

（3）云南白药（秘方）止血定痛，活血祛瘀，适用于血瘀腹痛。口服，每次 0.3～0.4 g，每日 2～3 次。

（4）乌梅丸（《伤寒论》：乌梅、细辛、干姜、黄连、当归、附子、蜀椒、桂枝、人参、黄柏）安蛔止痛，适用于虫积腹痛。口服，每次 10 g，每日 1～3 次。

（5）九气拈痛丸（《全国中成药方》：高良姜、香附、延胡索、木香、陈皮、郁金、槟榔、莪术、五灵脂、甘草各等分）行气止痛，适用于肝胃气滞，脘腹胀痛。口服，每次 6 g，每日 2 次。

（6）苏合香丸（《太平惠民和剂局方》：白术、青木香、犀角、香附、朱砂、诃子、檀香、安息香、沉香、丁香、荜茇、龙脑、乳香、苏合香油）辟秽化浊、通理气机，适用于感触秽恶之气，突然胸腹满痛。口服，每次 1 丸，每日 2 次。

（7）生大黄 10 g，沸水泡渍 5 分钟，兑入芒硝 5 g 顿服。通腑泻热导滞，适用于湿热积滞，腑实痛闭。

3. 注射剂

（1）复方延胡注射液（沈阳《常用药物制剂》：每毫升含生药 0.8 g，硫酸阿托品 0.3 mg）镇静、镇痛、催眠。肌内注射，每次 2 mL，每日 1～2 次。

（2）颅痛定注射液（《临床药物手册》：左旋延胡索乙素）镇痛作用较强。肌内注射，每次 60～90 mg，每日 2～3 次。口服片剂，每次 60～160 mg，每日 3 次。

4. 外治法

（1）寒性腹痛用肉桂粉、细辛粉贴敷脐腹部；或花椒30 g，葱白1撮，盐30 g，麸皮250 g，炒热，布包敷痛处。

（2）实热腹痛用皮硝30～60 g，纸包，扎敷固定痛处。

5. 针灸　寒盛者，针中脘、天枢、足三里、气海等穴位，可加用灸法；实热者，配上巨虚、内庭、曲池、合谷等穴位。强刺激手法。

（二）辨证施治

1. 治疗原则

（1）以通为法，驱除病邪，通调腑气：急性腹痛多由寒积、热郁、食滞、虫积、气滞、血瘀等因素，导致邪实内壅，六腑阻塞，不通则痛，故治疗应以通为法。［清］高士宗《医学真传》云："通之之法，各有不同，调气以和血，调血以和气，通也；上逆者使之下行，中结者使之旁达，亦通也；虚者助之使通，寒者温之使通，无非通之之法。"临证应根据病邪性质，脏腑不同，部位上下，给予辨证施治，以驱除病邪，通调腑气，恢复脏腑功能，达到以通为用的目的。如温中散寒法用于寒积腹痛，理气止痛法用于气滞腹痛，祛瘀止痛法用于血瘀腹痛等，均为通法的具体应用，绝不能见痛止痛。

（2）根据病位用药，及时治疗变证：急性腹痛可参考疼痛部位用药，如痛在上腹中脘，宜和胃通阳；痛在大腹，宜通调肠腑；痛在少腹侧腹，宜疏肝理气，调和气血。

急性腹痛在病变过程中，由于正不胜邪，可见出血、昏迷、厥脱等变证，以致危及生命，因此在治疗腹痛的同时，应及时有效地处理相关变证。

2. 治法方药

（1）温中散寒法：适用于寒邪内盛证。寒性凝泣，得温则散，根据"寒者热之"的原则，通过温中使寒去阳通，气血流畅，通则不痛。

［例方］①正气天香散（《证治准绳》：香附、陈皮、乌药、紫苏叶、干姜）温中行气。适用于寒凝气滞，胸膈满闷，胁腹胀痛。②乌头桂枝汤（《金匮要略》：乌头、桂枝、白芍、蜂蜜、生姜、大枣、甘草）散寒止痛。适用于寒气内积，腹中冷痛，面色苍白，手足厥冷，脉沉紧。

［常用药］制川乌温通散寒，治凝寒痼冷结于脏腑；干姜温中散寒；香附行气止痛；炙甘草甘能缓急，且调和诸药。

［加减］中焦寒凝，脘腹冷痛，加吴茱萸、高良姜、川椒壳温中散寒止痛；下焦寒甚，小腹拘急冷痛，加小茴香、肉桂、乌药温肾散寒，理气止痛；若属寒实内积，治当温通，可复入大黄附子汤，加大黄、枳实、厚朴、木香。

（2）通里攻下、清热化湿法：适用于湿热蕴结证。通里能泻下积滞，荡涤实热，清化湿热可使邪热清，湿浊化，气机通畅，腑气通降复常。

［例方］①大承气汤（《伤寒论》：大黄、芒硝、枳实、厚朴）峻下热结。适用于实热与积滞壅积于肠胃，腹满硬痛。②大柴胡汤（《伤寒论》：柴胡、黄芩、芍药、半夏、生姜、枳实、大黄、大枣）和解少阳，泻下热积。适用于肝胆湿热蕴结，寒热往来、便秘、腹痛。③三黄泻心汤（《伤寒论》：大黄、黄芩、黄连）泻火解毒，燥湿泄热。适用于胃热炽盛，湿热蕴结中焦，脘腹疼痛。

［常用药］大黄、芒硝泄热通便，荡涤肠胃；柴胡疏利肝胆；黄芩、黄连、栀子清热燥湿，泻火解毒。

［加减］湿热交阻，腹胀痞满，加厚朴、枳壳行气散结、消痞除满；肝胆为砂石所阻，加虎杖、郁金、海金沙、鸡内金、金钱草利胆化石；肝胆湿热偏盛，胁腹疼痛，舌苔黄腻，加龙胆清肝胆湿热；胆汁外溢，出现黄疸者，加茵陈、黄柏清热除湿退黄；胃热呕吐，加竹茹、半夏清热和胃、降逆止呕。

　　　［附］　清热散瘀法

适用于热毒瘀滞证。热清则毒解，血凉则瘀散，湿热与瘀结之毒分消，肠腑自能清顺。

［例方］大黄牡丹皮汤（《金匮要略》：大黄、牡丹皮、桃仁、冬瓜子、芒硝）泻热破瘀，散结消肿。适用于湿热郁积肠内，瘀毒蕴结不散，少腹疼痛，局部有肿块。并可合入三黄泻心汤。

［常用药］大黄泻肠间瘀热结聚，清热解毒；芒硝软坚散结，协大黄泻下瘀热；枳实破气除胀；牡丹皮、桃仁清热凉血，活血散结；红藤、紫花地丁清热解毒。

［加减］热重，高热、口苦、心烦，加金银花、连翘、黄连、黄芩、栀子清热泻火解毒；瘀重，腹部肿块按之疼痛，加赤芍、蒲公英、败酱草凉血活血消痈；气胀甚，腹部胀满，加厚朴行气除满；热毒伤阴，口渴、舌绛、少津，加鲜生地黄、天花粉养阴生津。

（3）理气止痛法：适用于气机郁滞证。理气能疏畅气机，调整脏腑升降功能，气行则痛止。

［例方］①柴胡疏肝散（《景岳全书》：柴胡、陈皮、芍药、枳壳、炙甘草、川芎、香附）疏肝行气，活血止痛。适用于肝气郁结，胁腹疼痛。②木香顺气散（《证治准绳》引《医学统旨》：木香、香附、槟榔、青皮、厚朴、苍术、枳壳、砂仁、炙甘草）疏肝理气，宽中和胃。适用于气滞不舒，腹胁胀痛，大便不利。

［常用药］柴胡、香附、青皮疏肝解郁，理气止痛；白芍柔肝缓急止痛；枳壳、陈皮、木香理气消胀，和肠胃。

［加减］胃肠气滞，脘腹痞胀，加紫苏梗、川厚朴行气宽中；小腹胀满，加沉香、白檀香、乌药顺气除胀；胃气上逆，嗳气频作，加赭石降逆和胃；肝气郁结，痛引胁肋，加郁金、延胡索、川楝子疏肝理气止痛；气郁化火，口苦、舌红、苔黄者，加栀子、牡丹皮、黄连清肝泻火。

（4）化瘀活血法：适用于瘀血内结证。瘀血内结，血流不畅，阻碍气行，不通则痛，化瘀能使瘀去新生，脉通血活，气血流畅，达到止痛的目的。

［例方］①膈下逐瘀汤（《医林改错》：五灵脂、当归、川芎、桃仁、牡丹皮、赤芍、乌药、延胡索、甘草、香附、红花、枳壳）活血祛瘀，行气止痛。适用于瘀血内结，血行不畅，脘腹刺痛。②少腹逐瘀汤（《医林改错》：小茴香、干姜、延胡索、没药、当归、川芎、肉桂、赤芍、蒲黄、五灵脂）活血祛瘀，散结止痛。适用于少腹瘀血积块疼痛。

［常用药］当归、赤芍、川芎活血祛瘀，和血止痛；五灵脂、蒲黄活血散瘀，通脉止痛；莪术行气破血消积；延胡索、郁金善行血中之气。

［加减］兼气滞，疼痛且胀，加木香、香附理气止痛；兼寒凝，痛处喜温、畏寒，加肉桂、红花、细辛温经散寒化瘀；兼有郁热，口干、烦热，加丹参、牡丹皮凉血活血。

（5）消导积滞法：适用于食滞停积证。消食可以开痞化积，导滞能下有形实邪，食积化，肠胃洁，则腹中自和。

［例方］枳实导滞丸（《内外伤辨惑论》：大黄、枳实、神曲、茯苓、黄芩、黄连、白术、泽泻）消食导滞，清化湿热。适用于食积内阻，蕴湿生热，脘腹痞满疼痛，脉沉实。

［常用药］枳实、大黄导泻肠中积滞；神曲、莱菔子消食化积；陈皮理气和中；连翘清热散结。

［加减］食阻气滞，脘腹痞胀，加木香、槟榔破气消胀；食积较重，嗳气吞酸，加麦芽、山楂以助消食化积之功；胃气上逆，恶心呕吐者，加姜半夏、竹茹降逆和胃；兼有湿热，口苦、舌苔黄腻者，加黄连、茯苓清热燥湿。

（6）祛虫止痛法：适用于虫积攻冲证。虫居肠中，损伤脾胃，使肠胃失和，甚则扰动不安，上窜胆腑，阻塞胆道，突发腹痛，当驱蛔杀虫，虫去则痛能定。

［例方］乌梅丸（《伤寒论》乌梅、细辛、干姜、黄连、当归、附子、蜀椒、桂枝、人参、黄柏）安蛔定痛。适用于蛔厥，腹痛。

［常用药］乌梅味酸制蛔，安其扰动，使蛔静而痛止；使君子、苦楝根皮驱蛔杀虫；川椒味辛可驱蛔，并能温脏祛寒；槟榔破气轻泻，行气消积，兼能杀虫；厚朴、延胡索、木香理气止痛。

［加减］蛔虫窜胆，腹痛剧烈，加柴胡、白芍疏肝利胆、缓急止痛；腑气不通，大便秘结，加大黄泻下通腑；胃气上逆，呕吐者，加半夏、陈皮降逆和胃。

上列各种治法，虽各有其适应证，但证候错杂，如寒凝与热郁、气滞与血瘀并见者，又当联系分析，按其主次处理。

【护理】

1. 急性期应卧床休息,消除患者紧张情绪。

2. 饮食宜清淡、富于营养、易消化之物,忌辛辣、肥腻。

3. 观察疼痛的部位、性质、有形无形、拒按与否,有无矢气,以及体温、血压、瞳孔、二便、舌苔、脉象的变化,并及时做好详细记录。

4. 警惕出现出血、厥脱、昏迷等并发症。

【临证要点】

(一)把握邪实病性,治疗着眼于通

急性腹痛起病急速,辨证总以邪实为主,临证应根据疼痛的部位、性质、程度、喜恶,并结合全身情况予以分析,明确病邪性质,区分寒、热、气、瘀、虫、食诸痛。治宜疏通,并应领会通法决非纯指通下,凡散寒、清热、理气、活血、驱虫、消食皆为通法,以期调和脏腑,疏通气血。临床治痛,切勿见痛止痛,尤其在诊断未明时禁用麻醉止痛药物。

(二)多法并投,提高疗效

正确地辨证施治固属治痛的主要措施,但配合其他方法综合治疗亦极为重要,可有助于提高临床疗效。临证应根据不同病情,选用中药内服、外敷、注射、灌肠及针灸等方法,以期在较短时间内控制病势,解除腹痛急候。

(三)注意虚实夹杂,警惕变证危候

急性腹痛虽以邪实居多,但亦有因虚致痛,虚实夹杂者,临证当邪正兼顾;若出现出血、厥脱、昏迷等变证,可按相关病篇处理。此外,癌性疼痛多属热毒、痰浊、瘀血为患,治宜解毒、化痰、祛瘀等法综合使用。

(四)辨证结合辨病,求因施治

对急性腹痛的治疗,应在辨证的同时,结合西医学知识,及时明确诊断,积极治疗宿疾。辨证结合辨病有利于分析病情,判断预后,增强治疗的针对性。此外,若疑有外科情况,需立即请外科会诊,协助诊治。

附一 胆绞痛

胆绞痛是指起病急骤,右侧胁肋部位的剧烈疼痛,痛甚不可转侧,动则更甚,呈阵发性或持续性。同时伴有恶心、呕吐、畏寒发热,或有黄疸。最常见于胆石症引起的胆绞痛。《素问·缪刺论篇》说:"邪客足少阳之络,令人胁痛不得息。"

发病多因饮食不节、外邪乘袭、情志所伤、蛔虫上扰等因素引起气血运行不畅而郁结肝胆,脾胃运化失常而湿热瘀结中焦,继则影响肝的疏泄,胆的中清,胃的通降而发病。胆为"中清之腑",若湿热郁蒸不化,胆汁郁结,久经煎熬,即结成砂石。若湿热化火酿毒,入营攻心,则见高热、神昏。其病理性质以邪实为主。

临床需与真心痛、胃脘痛相鉴别。真心痛包括西医学诊断的心绞痛、心肌梗死、急性心肌炎等病,都可出现剧烈的胸痛,疼痛部位在胸背、胸骨后或心前区,心绞痛虽可向左上肢放射,但多为阵发性,应结合心电图检查。胃脘痛包括西医学诊断的胃溃疡和十二指肠球部溃疡穿孔等病,疼痛部位多在脘腹部,可波及肋下,应结合X线、B超、CT检查。

【辨证】

1. 肝郁气滞证 症见右胁剧痛,牵引肩背,口苦咽干,纳呆,厌油腻,恶心,时有低热,大便干结。舌质淡红或偏红,苔薄黄,脉弦细或弦紧。由肝胆气郁,气机升降失常所致。

2. 湿热蕴结证 症见右胁剧痛,引及肩背,拒按或可触及包块,口苦咽干,恶心呕吐,畏寒发热,寒热往来,多有目黄身黄,大便秘结,尿少色黄。舌红,苔黄或厚腻,脉滑数。由湿热交蒸于肝胆,肝失条达,胆失疏泄,胆液外溢而成。

3. 热毒化火证　症见右胁剧痛，高热不退，身目发黄，口苦口干，尿色黄赤，大便秘结，甚至神昏谵语。舌质红绛，苔黄糙或有芒刺，脉弦滑数。由湿热蕴结肝胆，化火酿毒，热毒炽盛，入营攻心所致。

【治疗】

1. 应急处理

（1）复方延胡注射液（沈阳《常用药物制剂》：延胡索、硫酸阿托品），每次 20 mL，静脉注射；或延胡索乙素注射液（《全国中成药产品集》：延胡索乙素），每次 2 mL，肌内注射；也可服用元胡止痛片，每次 4～6 片，每日 2～3 次。延胡索有活血散瘀，理气止痛之效，能镇静、镇痛。

（2）清开灵注射液（《新编中成药手册》：胆酸、珍珠母、猪脱氧胆酸、栀子、水牛角、板蓝根、黄芩苷、金银花提取物）清热解毒、镇静安神。适用于高热、神昏。肌内注射，每次 2～4 mL，每日 1～2 次；或 10～20 mL 加入葡萄糖注射液中静脉滴注，每日 1～2 次。

（3）茵栀黄注射液（《新编中成药手册》：茵陈、栀子、金银花、黄芩苷）清热解毒、利湿退黄。适用于目黄身黄，尿色黄赤。每次 10～20 mL 加入 10％葡萄糖注射液 250 mL 或 500 mL 中静脉滴注，每日 1 次。

（4）针刺：取胆囊、阳陵泉、胆俞、太冲、内关、足三里等穴位。每次选 2～3 穴，强刺激，留针 20～30 分钟，每日针刺 2～4 次。

2. 治法方药

（1）疏肝利胆、理气止痛法：适用于肝郁气滞证。

［例方］柴胡疏肝散（《景岳全书》：柴胡、陈皮、芍药、枳壳、炙甘草、川芎、香附）疏肝行气，活血止痛。适用于肝气郁结，胁腹疼痛。

［常用药］柴胡、枳实、香附、黄芩、郁金、延胡索、川楝子、金钱草、海金沙、鸡内金、青皮、姜黄等。

［加减］腹胀，加厚朴、木香下气消胀；发热，加金银花、蒲公英、黄连清热解毒；恶心呕吐，加姜半夏、竹茹和胃降逆。

（2）清肝利胆、清热化湿法：适用于湿热蕴结证。

［例方］①大柴胡汤（《伤寒论》：柴胡、黄芩、芍药、半夏、枳实、大黄、生姜、大枣）和解少阳，内泻结热。适用于少阳、阳明合病。②茵陈蒿汤（《伤寒论》：茵陈、栀子、大黄）清热利湿。适用于湿热黄疸。

［常用药］柴胡、枳实、黄芩、郁金、茵陈、虎杖、生大黄、栀子、牡丹皮等。

［加减］发热，加败酱草、大青叶、金银花、连翘清热解毒；湿重，舌苔厚腻，加厚朴、草豆蔻祛湿；大便秘结，加芒硝通腑。

（3）泻火解毒、利胆通腑法：适用于热毒化火证。

［例方］龙胆泻肝汤合大柴胡汤加减。龙胆泻肝汤（《兰室秘藏》：龙胆、泽泻、木通、车前子、当归、柴胡、生地黄、栀子、黄芩、甘草）泻肝胆实火，清三焦湿热。适用于肝胆实火，肝经湿热。

［常用药］柴胡、枳实、黄芩、茵陈、生大黄、栀子、黄连、芒硝、败酱草、大青叶等。

［加减］渴饮、舌绛，加生石膏、知母、天花粉清热生津；热重，加黄连、金银花、紫花地丁清热解毒；高热不退，神昏谵语，加紫雪丹或安宫牛黄丸清热解毒开窍。

胆囊结石超过 1 cm，剧痛不能忍受，或临床表现为胁痛剧烈，腹胀拒按，高热寒战，黄疸深，神志淡漠，大便燥结，舌红或绛、苔黄燥或干黑有芒刺，脉弦滑数或细数等热毒炽盛征象者，可行外科手术治疗。

附二　肾绞痛

肾绞痛是指腰肾区的剧烈疼痛，呈阵发性和放射性，难以忍受，伴全身冷汗，呻吟不止，辗转反侧，血尿，排尿异常，常见于泌尿系结石。《金匮要略心典·消渴小便不利淋病篇》说："淋病有数证，云小便如粟状者，即后世所谓石淋是也，乃膀胱为火热煎灼，水液结为滓质，犹海水煎熬而成盐碱也。"《血证论·尿血》说："肝经遗热于血室，其证淋秘割痛，小便点滴不通。"

其发病多由恣食肥甘，损伤脾胃，湿热内生，流注下焦，煎熬尿液成石；或忧思恼怒，肝失疏泄，气郁化火，移热下焦，煎熬尿液，结成砂石，亦可因气滞血瘀不行，聚而成石；砂石阻塞，不通则痛。病位在肾和膀胱，病理性质以实为主。

临证应与急性胁痛、肠痈相鉴别。急性胁痛痛区常局限在右上腹部及心窝下，局部有压痛，性质为阵发性剧烈绞痛或胀痛，向右肩背部放射，常伴有寒战，恶心呕吐，并可出现黄疸；肠痈的疼痛多为持续性钝痛，逐渐加剧，腹痛拒按，大多无排尿异常。

【辨证】

1. 湿热蕴结证　症见腰痛如绞，小腹急满，小便浑赤，或尿中带血，溺时涩痛，淋沥不畅，心烦口苦，或伴恶寒发热。舌质红，苔黄腻，脉数或滑数。由湿热蕴结下焦，膀胱气化不利所致。

2. 气滞血瘀证　症见腰痛如掣如绞，痛引小腹，小便涩滞刺痛，尿色深红，或夹有血块。舌暗红或有瘀斑，苔薄白，脉弦紧或沉涩。由气郁化火，火郁下焦，膀胱气化不利，气滞血瘀水停所致。

【治疗】

1. 应急处理　山莨菪碱 10～20 mg，即刻肌内注射；元胡止痛片（延胡索、白芷）活血行气止痛，每次 6 片，口服；芍药 30 g，甘草 10 g，水煎即服。

针刺：肾俞、关元、阳关、足三里、内关、合谷诸穴，强刺激，不留针，亦可对上述穴位进行指法按压。

2. 治法方药

（1）清热利湿、排石止痛法：适用于湿热蕴结证。

［例方］①八正散（《太平惠民和剂局方》：木通、瞿麦、车前子、萹蓄、滑石、甘草、大黄、栀子）清热泻火，利尿通淋。适用于湿热下注，发为热淋、石淋。②三金汤（验方：海金沙、金钱草、鸡内金）清热利湿，化石通淋。适用于石淋。

［常用药］大黄、栀子、甘草梢、萹蓄、瞿麦、木通、车前子、海金沙、金钱草、鸡内金、赤芍、川楝子、延胡索等。

［加减］尿中带血者，加生地黄、白茅根、茜草根、大蓟、小蓟、琥珀末、蒲黄凉血止血；热重，加金银花、黄芩、蒲公英清热解毒；湿重，加木通、泽泻、黄柏、滑石清热利尿。

（2）行气活血、排石止痛法：适用于气滞血瘀证。

［例方］沉香散（《金匮翼》：沉香、石韦、滑石、当归、橘皮、白芍、冬葵子、甘草、王不留行）疏调气机，通利小便。适用于气淋，小便胀满，涩痛不通。

［常用药］沉香、当归、赤芍、冬葵子、王不留行、金钱草、茜草根、青皮等。

［加减］小腹胀痛，加茴香、乌药、延胡索理气止痛；尿血，加琥珀末、三七粉祛瘀止痛止血；病久者，加穿山甲、皂角刺、乳香、没药活血通络止痛。

若结石较大，表面粗糙且呈多角形，肾绞痛反复发作难以控制，或伴有明显梗阻、感染、积水、肾功能损害者，应行手术治疗。

第十节　急性吐泻

【导言】

（一）概念

急性吐泻是指突然发生的上吐下泻病证，好发于夏秋季节。

（二）临床表现

本病病起急骤，突然吐泻交作，先为呕吐，后见腹泻，吐之前必有恶心，泻之前常有腹痛，恶心呕吐频频，吐出食物酸水黏液，腹泻每日一二十次或更多，常为黄色稀水，有臭气，甚则混见黏液，腹部绞痛阵作，重症可见先泻后吐，排出物如米泔水而腹痛不著，大都伴有恶寒发热，甚至由于暴吐暴泻，津气消亡，发生脱象，此外也可表现欲吐不吐，欲泻不泻，腹中满胀绞痛的闭塞情况，病程一般为 3～4 日。

（三）讨论范围

由于吐泻是指症状而言，故其范围较广，从辨病言，可以归属于中医学广义的"霍乱"范畴，若吐泻而见明显的"躁扰烦乱"者，其病情更为严重危急；如腹痛而欲吐不吐，欲泻不泻者称为"干霍乱"

或"绞肠痧"。西医学所称之急性胃肠炎（沙门菌属感染之胃肠炎型、细菌性食物中毒，甚至副霍乱等，均可参照本篇辨证施治。

【病因病机】

急性吐泻病因病机示意图如图 2-15 所示：

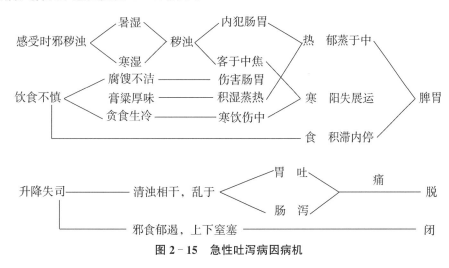

图 2-15　急性吐泻病因病机

（一）病因

1. 外感时邪　暑湿秽浊入侵，或因热贪凉，而受寒湿之干。

2. 饮食不慎　暴饮暴食，贪食肥厚，恣食生冷，或进腐馊不洁之物，伤害肠胃。

（二）发病机制

外邪与饮食合而为病，导致脾胃升降失司，清浊相干，乱于胃肠。邪伤胃则上逆而为吐，邪在肠则下迫而为利，肠胃俱伤，上下奔迫则吐利交作。气机逆乱故致腹痛。若素体阳盛，湿热内阻，蕴蒸于中者则见热证；中阳素弱，寒湿冷食伤中，阳失展运者则见寒证。若内有郁热，又复感寒，可见寒热错杂之候，饮食过多，宿食内停则见食滞证。如吐利频剧，津气耗伤，则可因伤阴、亡阳而转见脱象，一般而言，热多耗阴，寒易伤阳；至于邪食秽浊交阻，郁遏于中，上下窒塞不通者，则又见一种闭证。

【诊查要点】

（一）流行病学资料

多在夏秋季节，食用了被沙门菌属或葡萄球菌、肉毒杆菌等细菌及其毒素污染而未经足够加热处理的食物，往往同席或集体食堂中食同一食物者多人发病。

重者则因感染霍乱、副霍乱弧菌而病（目前以副霍乱为多），其致病途径大多是接触患者，食用被苍蝇、带菌者污染的不洁食物，或饮用生水。常表现为大流行或地方性流行。此外，亦可因误食毒物所致。

（二）排泄物应做病原检查，以助辨病

自呕吐物、粪便培养出沙门菌属或霍乱、副霍乱弧菌等有关致病菌。必要时应进行毒物鉴定，了解是否化学性或生物性中毒。

（三）注意有无伤阴脱液及亡阳等危重变化

吐泻较剧，亡阴亡阳者，因血液浓缩，红细胞及白细胞计数均见增加，血细胞比容及血浆相对密度亦见增高。血生化检查可见二氧化碳结合力降低，氮质潴留，电解质紊乱（血清钠偏低、氯相对性偏高、血清钙略低于正常，血钾高于或低于正常），pH 值等异常。

（四）类证鉴别

1. 真霍乱与类霍乱的鉴别　真霍乱指清嘉庆与道光年间，由印度传入的烈性肠道传染病，发生于夏秋季节，先泻后吐，吐与泻多呈喷射状。一般不腹痛。吐泻物多为米泔水样，排出物培养可找到霍乱或副霍乱弧菌，极易发生亡阴亡阳等险证，如抢救不及时，可导致死亡。类霍乱相当于食物中毒一类疾病，见于夏秋季节，但其他季节也可发生，其证多先吐后泻，吐出物为食物残渣，粪便呈黄色水样，或混浊黏液，培养可发现沙门菌属等有关致病菌。若吐泻过度亦可发生亡阴脱液，但较轻，死亡率低。

2. 与呕吐、泄泻的鉴别　凡单纯表现为呕逆吐物者为呕吐，单纯表现大便溏泄者为泄泻。如虽吐泻兼见而主次明显有别者，均应分别从呕吐、泄泻辨治，不得与本篇之吐泻交作并论。

【辨证】

（一）辨证原则

1. 分清病理因素　区别湿热、寒湿、食滞、秽浊。

2. 掌握邪正虚实　了解上下窒塞的闭象和吐利过甚的脱象。

（二）证候分类

1. 湿热证　症见吐泻骤作，涌吐酸腐食物黏液，泄泻如注，粪色深黄，臭秽难闻，肛门灼热，腹中绞痛，身热，面赤，口渴，甚则转筋拘挛。舌红，苔黄浊黏腻，脉濡数。

证机概要：湿热秽浊，壅滞中焦，阻滞气机，升降失司，清浊混乱，甚则津伤液耗。易发于夏秋季节，多因感染沙门菌属等引起的"细菌性食物中毒"，俗称"急性胃肠炎"。大部分属于中医"类霍乱"范畴。

2. 寒湿证　症见暴起呕吐下利，吐逆清稀水液，混有食物，泻下稀水，色淡黄，甚则吐泻物均如米泔汁，腹胀冷痛或不痛，面色苍白，手足厥冷，甚则躁扰烦乱，筋脉挛急。舌质淡，苔白腻而滑，脉濡或沉细。

证机概要：寒湿秽浊停积于中，困遏脾阳，气机逆乱，升降失司，清浊相干，甚则伤及中阳。轻症见于"细菌性食物中毒"，属中医之急性吐泻。重者则为感染霍乱弧菌所致的烈性肠道传染病，属于"真霍乱"范畴。

3. 食滞证　症见呕吐酸腐，或吐出物中有未消化的食物残渣，干噫食臭，大便溏垢，臭如败卵，脘腹胀满，腹痛肠鸣，泻后痛减。舌苔厚腻或垢浊，脉滑实。

证机概要：湿食内停，或郁而化热，伤胃滞中，气机不利，脾胃升降失常。多见于细菌性食物中毒，属于中医的"类霍乱"。

急性吐泻辨证见表2-3。

表2-3　　　　　　　　　　　　　急性吐泻辨证简表

项　目	湿热证	寒湿证	食滞证
呕吐	恶心，涌吐酸腐食物黏液	恶心，吐逆清稀水液，混有食物，甚则吐米泔水	呕吐酸腐，或吐出物中有未消化的食物残渣，干噫食臭
泄泻	泄泻如注，肛门灼热，粪色深黄臭秽难闻	泻下稀薄多水，色淡黄或如米泔汁，不甚臭秽	大便溏薄，臭如败卵
腹痛	绞痛，急迫难忍	手足厥冷，胀痛或不痛，肠鸣漉漉，喜按喜温	腹痛肠鸣，泻后痛减
寒热	面赤，身热不恶寒，肢温，喜冷饮	面白，恶寒不发热，手足冷，不欲饮或喜热饮	或有身热，口气秽臭
舌脉	舌红，苔黄浊黏腻，脉濡数	舌质淡，苔白腻而滑，脉濡或沉细	舌苔厚腻或垢浊，脉滑实

［附］变证

1. 脱证　症见吐下过甚，或因阴伤阳亡致脱。亡阴症见形容瘦削，皮肤松弛，汗出黏手，目陷、螺瘪、声嘶，舌卷囊缩，脉来起伏不明；亡阳则见面色苍白，肢清如水，汗出肤冷，舌淡润，脉沉微迟涩。

证机概要：邪势过盛，吐泻频剧，津液大量丧失，气阴骤然耗伤，可致阴竭阳亡，一般来说，阴津枯竭在前，继而阴伤及阳，出现亡阴虚脱。但某些寒霍乱重症，寒盛伤阳，可不经伤阴阶段，而即见阳气暴脱，常见于严重吐泻及真霍乱剧烈吐泻之后，重度失水，伴有水电解质、酸碱平衡紊乱，甚则出现循环衰竭和肾衰竭。

2. 闭证　症见欲吐不吐，欲泻不泻，腹中满闷绞痛，面色青惨，四肢逆冷，头汗，烦躁闷乱，声嘶。舌青，苔腻，脉沉伏。

证机概要：秽浊中阻，升降之气壅塞，阳气不得宣通，经络气血凝泣，甚则出现内闭外脱。属于"绞肠痧"之类，可见于霍乱病的"干霍乱"，其病情凶险，在典型的吐泻症状出现之前，即可因循环衰竭而发生死亡。

【治疗】

（一）应急处理

1. 中成药

（1）暑热证：

1）红灵丹（《全国中药成药处方集》：朱砂、麝香、银硝、礞石、雄黄、硼砂、冰片）清暑解毒，辟秽开闭。适用于暑热吐泻，痧胀，肢厥，脉伏转筋等症，每服 0.3～0.6 g。

2）诸葛行军散（《随息居重订霍乱论》：牛黄、麝香、珍珠、梅片、蓬砂各 15 g，飞明雄 2.4 g，火硝 0.9 g，飞金 20 张，研末和匀密储）适用于暑热秽恶，吐泻痧胀，头目昏晕，不省人事等症。每服 1～1.5 g。人马平安散即此方去麝香、珍珠、牛黄，加朱砂；一方有麝香或再加牛黄，每服 0.6～1 g，或嗜鼻。

[附]　急救回生丹

（《医学衷中参西录》：朱砂 1.5 g，冰片 0.9 g，薄荷 0.6 g，甘草末 3 g，分 3 次服，40 分钟 1 次，病缓者 1 小时 1 次，适用于霍乱吐泻。方中重用朱砂，可能取其解毒作用，值得重视。据考：一般治吐泻成药中大都具有朱砂。

（2）寒湿证：

1）纯阳正气丸（《中药成方配本》：土藿香、陈皮、苍术、姜半夏、丁香、肉桂、生白术、青木香、茯苓各 30 g，共为末，花椒 15 g 煎汤泛丸，红灵丹 12 g 为衣，南京同仁堂方有以上各味末药及朱砂、冰片、麝香）温中化湿，适用于寒湿吐泻，中满腹痛，肢冷，舌苔白，每服 1.5～3 g，孕妇忌服。

2）辟瘟丹（《中药成方配本》：麝香、冰片、沉香、公丁香、檀香、降香、麻黄、细辛、天麻、雄黄、雌黄、生月石、山慈菇、大戟、五倍子、千金霜、肉桂、大黄、苍术、鬼箭羽、飞朱砂、苏合香油）辟秽泄浊，温中理气，适用于暑月伤冷感寒吐泻腹痛，舌苔白腻等症。每服 1～2 块（此方组成内容不一），或 2～4 片。

3）痧药蟾酥丸（验方，录自《中医大辞典》：蟾酥、天麻、雄黄、朱砂、麻黄、甘草、苍术、麝香、大黄、丁香、朱砂为衣，如菜子大，一方有牙皂，无麻黄、天麻、甘草、大黄，名蟾酥丸），适用于暑月伤冷，热为寒郁，腹部绞痛，大便泄泻，闷乱不安等症。每服 7 丸。

[附]　济世仙丹

明雄黄、生苍术、牙皂、石菖蒲各 15 g，枯矾 30 g，火硝、北细辛各 12 g，鹅不食草、荜茇各 9 g，白芷、公丁香各 3 g，冰片 2.1 g，麝香 0.9 g。净重约 120 g，每服 0.3～6 g，每日 2 次。（按：明雄黄、枯矾、冰片、火硝，当研细过筛，麝香寸乳匀，再与他药混合）适用于霍乱吐泻，目陷螺瘪。

（3）秽浊证：

1）玉枢丹（《百一选方》：山慈菇、续随子、大戟、麝香、雄黄、朱砂、五倍子）适用于暑湿秽浊偏盛，脘痞恶心，呕吐较著，舌苔浊腻。每服 0.6～1 g，姜汁 5～7 滴，和水调下。

2）阿魏丸（《太平圣惠方》：阿魏、槟榔、青皮、胡椒、丁香、荜茇、白豆蔻、人参、桂心、附子、炮姜、莪术、诃黎勒）泄浊辟秽，适用于腹部胀痛，气闭不利，大便溏泄，或夹黏液，每服梧子大 5～7 粒，本药苦辛温，有异味，功能消积、治痢截疟，可研末，每服 0.6 g 装肠溶胶囊中服。如仅阿魏加木香、砂仁名香砂阿魏丸，每服 3～5 g。

（4）食滞证：

1）保和丸（《丹溪心法》：山楂、神曲、半夏、茯苓、陈皮、连翘、莱菔子共为末，亦可水煎服，用量按原方 1/10 即可）。适用于食积，脘腹痞满胀痛，嗳腐吞酸，恶食呕逆，或大便泄泻，舌苔厚腻，脉滑。每服 6～9 g，温开水送下。

2）枳实导滞丸（《内外伤辨惑论》：大黄、枳实、神曲、茯苓、黄连、白术、泽泻）消导化积，清热祛湿。适用于湿热食积，内阻肠胃而致脘腹胀痛，下痢泄泻，或大便秘结，小便短赤，舌苔黄腻，脉沉有力者。每服 6～9 g，温开水送下，每日 2 次。

2. 取嚏　宣通郁闭。得嚏后腹部绞痛、闷乱，每获缓解。

（1）飞龙夺命丹（《古今医案》：牛黄、朱砂、麻黄、冰片、人中白、月石、麝香、珍珠、猪牙皂、雄黄、灯草灰、青黛、明矾、蟾酥、银硝、赤金箔，研细密贮）芳香辟秽，适用于痧胀疔痛、霍乱、转筋、厥逆、脉伏神昏。吹鼻取嚏，重者再用开水调服 0.3 g，小儿减半，孕妇忌服。

（2）卧龙丹（《霍乱论》：牛黄、金箔、冰片、荆芥、羊踯躅、麝香、朱砂、猪牙皂、灯心灰，一方无荆芥、有细辛、白火硝、月石、蟾酥，共研细末，密贮）适用于诸痧霍乱吐泻，腹痛闷乱，不省人事。吹鼻取嚏，重症可用凉水调服 0.3 g。

（3）通关散（《丹溪心法附余》：细辛、猪牙皂等分为末，一方有薄荷、雄黄各等分）宣郁开窍，适用于霍乱痧胀闷乱，取少许吹鼻取嚏。

3. 热敷、薄贴　适用于寒证吐泻腹痛。

（1）吴茱萸、青盐各 30 g，略研，炒热布包敷脐下腹部。

（2）小茴香、花椒壳、葱白、青盐同捣，炒热布包敷腹部。

（3）白大川 0.6 g（或丁香、肉桂 0.3～0.6 g）填脐，上贴小膏药。

4. 针灸　针刺泻其热闭，艾灸温通阳气。先用三棱针针十宣、委中、曲泽，急刺，放出紫黑血，直至见红色血为度。或先自两臂往下捋，令恶血聚于指头，以针刺手指近甲处一分半许，出血即安。继针中脘、内关、足三里等穴位，重刺激，捻转提插半小时或留针 15～30 分钟，吐甚加合谷穴，泻甚加天枢穴，腹痛甚加公孙、气海等穴位；吐重于泻，放血后刺素髎穴，泻重于吐加刺长强穴；转筋、拘急刺承山、曲池等穴位，或四肢阿是穴。

灸神阙，食盐填满，上覆蒜片，用大艾炷团灸 3～7 壮。再灸中脘、天枢、关元、气海、足三里、大肠俞等穴位。

5. 刮痧　疏导气血，引邪外出。适用于吐泻腹中绞痛、转筋，对绞痛而欲吐不吐，欲泻不泻的尤宜。

操作方法：用刮痧板或边缘光滑的瓷匙或钱币，蘸香油少许，刮下列各个部位。①背部脊柱两侧；②上下侧肋间，自背后向胸前刮之；③沿胸骨部位；④上肢肘部，下肢腘窝。自上向下刮之，先轻后重，以出现红紫痧点为度。

6. 补液　对于吐下失水，津液耗伤，表现肤干，皮皱，目陷螺瘪，声嘶，转筋者，可予补液，使消亡的津液在短时间内得到迅速补充，并纠正电解质紊乱和酸中毒。补液的方法和用量当视患者失水的程度而定，故首先当判定失水的程度。

（1）补液量：轻度失水补液量为 2000～4000 mL/24 h；中度失水补液量为 4000～8000 mL/24 h；重度失水补液量为 8000～12000 mL/24 h。

（2）补液种类：急性吐泻一般属于等渗性失水，应补等渗溶液，常用液体如生理盐水，5% 葡萄糖氯化钠注射液，5% 葡萄糖注射液，复方氯化钠溶液，平衡盐液等。

（3）补液的方法：

1）静脉补液法：开始先补生理盐水，好转后改用 5% 葡萄糖氯化钠注射液、平衡盐液、复方氯化钠溶液（林格液）、3:2:1 溶液，输入量视失水程度而定。

2）口服法：轻、中度失水，无休克表现，呕吐亦不明显者，均可采用口服补液法。

（4）纠正电解质紊乱：急性吐泻时血钠、氯、钾均见下降，合并代谢性酸中毒时血钠、氯下降，钾可降低，亦可正常。经输入等渗盐水后，钠、氯即可纠正。

1）补钾：24 小时补给氯化钾应为 8～12 g。

2）补钙：合并酸中毒患者，在酸中毒纠正后可出现低血钙，可静脉滴注或静脉注射 10％葡萄糖酸钙 10～20 mL。

（5）纠正酸中毒：合并酸中毒患者，应给予静脉输入 5％碳酸氢钠。根据代谢性酸中毒的程度不同，按公式 0.5×体重（kg）×（正常 CO_2CP mEg/L－测得值 CO_2CP mEg/L）＝5％$NaHCO_3$ mL 计算补给。

（二）辨证施治

由于本病病起急骤，变化甚速，故治疗首应综合采用各种简验急救措施，同时，针对病情，予以辨证施治。

1. 治疗原则　根据湿浊内干肠胃，清浊混乱的病理特点，证候的属寒属热，确立治疗大法（图 2 - 16）。

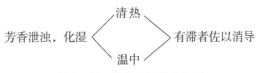

图 2 - 16　急性吐泻治疗原则

2. 治法方药

（1）清热化湿法：适用于湿热证。清热可使湿孤，化湿可免酿热，湿热分解，脾胃升清降浊功能自复。

［例方］①葛根芩连汤（《伤寒论》：葛根、黄芩、黄连、炙甘草）解表清里。适用于身热下利。②蚕矢汤（《随息居重订霍乱论》：晚蚕沙、陈木瓜、薏苡仁、大豆黄卷、黄连、制半夏、黄芩、通草、吴茱萸、焦栀子）清热化湿，辟秽泄浊。适用于夏日暑湿中阻，上吐下泻，胸闷烦热等症。

［常用药］葛根清热解表止泻；藿香、佩兰、厚朴、豆蔻芳香化湿；黄连、黄芩、马齿苋燥湿清热；木香、陈皮调气和中；滑石利湿止泻。

［加减］有寒热表证，加豆卷、青蒿清热疏表；胃气上逆、恶心呕吐，加吴茱萸或姜竹茹降逆和胃；小溲短少，加通草、车前草清利湿热。

（2）温中化湿法：适用于寒湿证。温中能振奋脾胃阳气，祛除寒邪；且湿为阴邪，得温则化。湿邪祛，脾阳振，清升浊降自复。

［例方］①藿香正气散（《太平惠民和剂局方》：藿香、紫苏、白芷、桔梗、白术、厚朴、半夏曲、大腹皮、茯苓、橘皮、甘草、大枣）解表和中，散寒化湿。适用于夏月感受风寒湿浊，伤于肠胃，腹痛吐泻。②附子理苓汤（《内经拾遗》：附子、干姜、人参、白术、甘草、桂枝、猪苓、茯苓、泽泻）温中祛湿和胃。适用于夏秋之间，脾胃伤冷，水谷不分，呕吐泄泻。

［常用药］藿香、佩兰、砂仁芳化湿浊；紫苏梗、干姜温中散寒；苍术、厚朴、法半夏燥湿和胃；茯苓化湿利湿。

［加减］里寒较著，四肢不温，腹痛较甚者，加肉桂、丁香温中散寒；小溲短少加桂枝、猪苓、泽泻化气行水；若寒热错杂，兼见心烦、口渴，舌苔白罩黄者，用黄连配干姜，或附子，寒温并调。

（3）消食导滞法：用于食滞证。消食能化内停之宿食，导滞能推荡胃肠之积滞，根据通因通用，因势利导之意，食积去脾胃和而吐泻自止。

［例方］①保和丸（《丹溪心法》：神曲、山楂、茯苓、半夏、陈皮、连翘、莱菔子）消食导滞。适用于饮食过度，宿食内停，脘痞腹痛，嗳腐呕吐，泻下臭如败卵。②枳实导滞丸（《内外伤辨惑论》：大黄、枳实、黄芩、黄连、神曲、白术、茯苓、泽泻）消导积滞，清利湿热。适用于湿热积滞阻于肠胃，痞闷胀满，下利或腹痛泄泻，或泻下不畅，小便黄赤涩少。

［常用药］六曲、山楂、莱菔子、炙鸡内金消食化滞；枳实、槟榔行气消积；半夏、陈皮理气和胃化湿。

［加减］积滞在肠，大便泻下不畅者，加大黄、玄明粉等通腑导滞；食积化热，加连翘、黄连清热化湿。

以上三证，见有四肢肌肉拘急转筋者，均可加吴茱萸、白芍、木瓜、蚕沙等。

［附］　变证处理

1. 脱证

（1）益气生津：适用于亡阴证，津气耗伤。吐泻之后，津液亡失，气随液脱，可致气阴耗伤，故当甘寒生津以养阴，益气以固脱。

［例方］①生脉散（《备急千金要方》：人参、麦冬、五味子）益气阴、敛汗、生脉。适用于气阴两伤之汗多口渴，喘急欲脱，脉微细欲绝，舌干红而无津。②竹叶石膏汤（《伤寒论》：淡竹叶、石膏、麦冬、人参、半夏、粳米、炙甘草）清热生津，益气和中。适用于热郁于里，气阴两伤，出现口干唇燥，舌质光红，少苔等症。

［常用药］人参（西洋参或党参）益气生津；麦冬养胃生津；五味子生津止泻、固脱；白芍、石斛、乌梅酸甘化阴、生津。

［加减］暑热吐泻，津伤气耗，热伏于内，热深厥深，表现真热假寒，手足厥冷，脉伏而烦渴，汗多者，加淡竹叶、石膏清热除烦。

（2）温中回阳：适用于亡阳证，阳虚欲脱。吐泻过剧，耗伤津液，阴伤及阳，阳气衰微，故治当温中以祛寒，回阳以救逆，防其虚脱。

［例方］①通脉四逆汤（《伤寒论》：生附子、干姜、炙甘草、葱白）回阳通脉。适用于下利清谷，手足厥逆，脉微欲绝。②附子理中汤（《太平惠民和剂局方》：炮附子、人参、白术、炮姜、炙甘草）温中祛寒。适用于脾胃虚寒，下利不止，脉微肢冷。

［常用药］红参、附子、白术回阳益气；干姜温阳通脉；甘草助姜附复脉。

［加减］若躁烦不安，颧红、足冷，大汗淋漓，阴盛格阳者，可反佐从治，加姜黄连，辛苦相济，调和阴阳，甚者，加猪胆汁。

亡阴与亡阳并见者，同时并顾，正虚而邪实者，联系处理。

2. 闭证　宣通壅滞，辟秽泄浊。邪阻中焦，气机壅塞，故治当宣通。轻者可理气以宣壅，重者当攻积以通利。辟秽泄浊，去邪安正。

（1）探吐：烧盐方（食盐一撮，30 g 左右），置刀上用火炙透，温水调服，再用鹅翎或手指（洗尽）探吐。

（2）导泻：三物备急丸（《金匮要略》：大黄、巴豆、干姜）攻逐冷积，适用于胸腹胀痛，便秘不通，甚则气急口噤，暴厥，无虚象、热象者。

轻症用厚朴汤（《苏沈良方》：厚朴、枳壳、高良姜、槟榔、朴硝、大黄）峻下热结，行气消胀。适用于脘腹胀满，腹痛拒按，大便不通，烦躁闷乱等症。

同时尤须配合应急处理。

总之，探吐、导泻是促使机体驱邪外出的一种措施。通过吐泻，病邪得以宣泄，危重之势可望获得顿挫。故《证治要诀·霍乱》说："侥幸而愈者，一通之功耳。"

【护理】

1. 初起应禁食，或清淡流质，病势控制后，可给素半流质，忌荤腥油腻。

2. 多喂淡盐开水、口服补液。

3. 腹痛甚者给予热敷。

4. 转筋，用吴茱萸、食盐各适量，炒热，局部热敷。

5. 厥脱、血压下降者，做好防寒保暖措施。

6. 严密肠道隔离，吐泻物应彻底消毒。

【预防】

本病在夏秋季节发病率增高，必须防治结合，加强饮食与用水卫生，勿食腐馊变质、不洁之物，避免因热贪凉，注意生活起居。

药物预防可服阿魏丸，每日梧子大 5 粒，连服 5～7 日；或取鲜藿香、鲜佩兰、鲜荷叶泡水代茶；

每餐佐食生大蒜；饮用水缸中放适量贯众消毒；常用辟瘟散吸鼻，每日 3～5 次。

【临证要点】

（一）病势暴急，虚实寒热转化极快

本病发病虽因邪实，但吐泻过甚，又迅即导致虚脱。热证主要是耗伤阴津，但暴吐暴利之后，瞬即由阴伤而致阳亡，转见虚证，寒证。寒证主要是伤阳，但吐泻必然消耗津液，同时并见阴伤之候。因此，必须把握虚实寒热的转化关系，不可机械对待。

（二）注意辨别寒热的真假和错杂

一般而言，凡四肢厥冷，脉象沉伏者为寒，但热证患者，热郁于内，阳气不能外达肢体者，亦可表现此种"假寒"之象，不可误认为真寒，治当仍予清法，凡烦躁面赤属热，但寒证阴盛格阳，也可表现为躁热面赤，欲去衣被，口渴喜冷饮等"假热"之象，切不可误认为真热，仍当予以温剂。

他如一般病证，多以口干渴、尿短赤为热，但本病无论属寒属热吐利之后耗伤津液，皆可同样发生，故不可单以此一二证作为辨证依据。

还须注意寒热的错杂。虽然本病多发于夏秋炎热季节，但夏令最易因热贪凉、饮冷，且脾胃功能疏懈，易患脏寒之病，故常寒热杂见，治当芳香化浊、苦温化湿、苦寒清热同用。此即古人所谓："暑月多餐生冷瓜果泉水，宜辛温散其标寒，次以寒凉清其暑热。"临证处理，应注意湿浊、寒、热的比例，按其主次，适当配药，如连理汤、黄连汤、生姜泻心汤。

（三）小便利与不利，标志病情的轻重顺逆

临证所见，凡吐泻症，小便单行者轻，小便随大便而行，量少短赤者重，小便不行者更重，尤其是真霍乱预后吉凶的重要依据。这与西医学认为肾功能损害及尿毒症的危重征象类同。充分说明清浊不分是本病的主要病理变化，若小便利、清浊分则病势可获好转。因此，淡渗分利一法，实属重要的治疗措施。但要明确小便不利的原因，一方面在于气化失司，另一方面在于津液耗伤，故用药不能单凭淡渗分利，还当配合化气行水的方法，津伤者又当结合甘寒清热生津之品，以免渗利太过，反致耗伤津液。

（四）就津伤、阳亡谈温阳与补液的关系

凡吐利过甚者，每因津伤而致阳亡，症见面色苍白，四肢厥冷，汗出身凉，脉微细欲绝，同时伴有目陷、螺瘪、声嘶、转筋、尿闭等亡津脱液之象。治疗必须本着"无形之阳气所当急固"的原则，从阳中求阴，重用温中回阳之剂以救逆，中阳得运，则三焦气化宣通，津液获得生化与敷布，从而达到阳回津复的目的，同时配合滋阴生津药。直接输液虽然可以补充消亡之水津，但亦须借阳气方能输化、运行，于此可知，温阳一法似较救阴补液更为重要，临证若能将温阳与救阴、补液配合得当，颇有阴阳互济、互生之妙。此外，在温中回阳与补气固脱的关系上，必须强调以温为主，可取姜附合伍，或重用一味干姜，若持人参补正，其效反逊。由此反证，真霍乱病机在于阴寒内盛而不在于元气亏虚，重视温阳祛寒，实为治疗之要诀。

第十一节 中 暑

【导言】

（一）概念

中暑是指夏月感受暑热而发病突然的一种病证。因其属于"暑证"范畴，且突然发病，故名中暑。《时病论·中暑》云："盖中暑突然而发，如矢石之中人也。"

（二）临床特征

始则头昏、头痛、倦怠、汗少，继则高热、烦躁、嗜睡、神昏，甚至出现抽搐、四肢逆冷等危重征象。

由于感邪的轻重、体质的强弱各有不同，每个患者的临床表现可能有较大的区别，故有感冒、伤暑、中暑、中暍之分。

（三）讨论范围

1. 总属暑证范畴，别称较多　内经有暑邪致病的记载。如《素问·刺论篇》说："气虚身热，得之伤暑。"［汉］张仲景所论"中热""中暍"即今之中暑，指出"太阳中热者暍是也"。［宋］朱肱《伤寒类证活人书》提出中暑病名，有"中暑伏热深"之说。［明］张景岳又有"阳暑"之称，以示与夏月感寒之"阴暑"相区别。从症状特征而言，又有"暑风""暑痫""暑厥""暑痉""暑闭"等名称，提示暑邪内犯，可见痉、厥、闭、脱等危重表现。

2. 本病与西医所称中暑同义　西医学将中暑分为先兆中暑、轻症中暑、重症中暑。

【病因病机】

中暑病因病机示意图如图 2-17 所示：

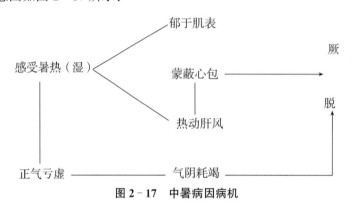

图 2-17　中暑病因病机

（一）病因

因感受暑热所致，但与体质不强有关。

1. 感受暑热　炎夏季节，在烈日下劳作、远行，或在高温环境下感受暑热，或暑湿夹秽浊之邪伤人，暑热郁遏，热闭于内致病。

2. 正气亏虚　素体不强、原有慢性疾病，或老幼产后等，因正气亏虚，不耐暑热，暑邪易侵。另外，肥胖之人，形盛气虚，亦易感受暑邪发病。

王履《医经溯洄集》云："窃谓暑热者，夏之令也，火行于天地之间，人或劳动或饥饿，元气亏乏，不足以御天令亢极，于是受伤而为病，名曰中暑。"说明内外因相关致病的重要性。

（二）病机

1. 发病迅急，传变甚速　暑为阳邪，其性亢烈，与火同类，内通于心。故来势迅急，传变甚速，多有高热，易见内陷心包，热动肝风之变。

2. 病有轻重浅深　暑热伤人有轻重的不同，病情亦有浅深之别。轻者暑邪郁于肌表，以致汗出不畅，热不外泄，体若燔炭；重者暑热炽盛，由表入里，邪犯心营，可见高热、神昏；亦有暑邪猝然内闭心包，得病即见高热、昏迷者。若热极生风，可见抽搐。

3. 阴伤气耗，可致厥脱　暑必伤气，热易耗阴。故重症可见气阴耗竭，热厥转脱，汗出如珠、呼吸气促、四肢厥冷、脉微欲绝，表现虚脱危候。

【诊查要点】

（一）询查病史

须掌握明确的季节性，并查询发病经过，以利诊断。凡盛夏酷暑时节，热盛湿蒸，再兼劳作、远行、暴晒、工作环境通风不良等，以致突然出现头晕、胸闷、恶心，甚则高热、皮肤干灼、烦躁、嗜睡或昏迷者，即应考虑诊断为本病。

（二）辨别病情轻重

区分冒暑、伤暑、中暑、中暍。

1. 先兆中暑　头昏、头痛、口渴、多汗、全身疲乏、注意力不集中、动作不协调等症状，体温正常或略有升高。

2. 轻症中暑　除上述表现外，出现面色潮红、大量出汗、脉搏快速等表现，体温升高至 38.5 ℃以上。

3. 重症中暑　除以上症状外，伴有昏厥、昏迷、痉挛或高热（40 ℃以上），经处理，日内不能恢复者。其中又分热射病（包括日射病）、热痉挛、热衰竭三型。

[附]　热射病、日射病、热痉挛与热衰竭

1. 热射病　高热（40 ℃～42 ℃或以上）汗闭、昏迷（烦躁不安、嗜睡、神志逐渐模糊、谵妄、昏迷、惊厥）。严重者出现 DIC、心功能不全、肺水肿、肝肾功能损害。

2. 日射病　直接曝晒，体温不高，但头部温度可达 40 ℃～41 ℃，剧烈头痛、头晕、耳鸣、眼花、恶心呕吐、烦躁不安。严重者可惊厥、昏迷。

3. 热痉挛　大量出汗后，出现间歇、对称性抽搐，甚者呈痉挛。以四肢明显，尤其是腓肠肌，可波及腹肌、肠平滑肌、膈肌而引起腹痛、呃逆。伴神疲、恶心、脉数，体温大多正常。

4. 热衰竭　极度衰弱，有头晕，头痛，面色苍白，大量出汗，皮肤湿冷，脉细弱，呼吸浅促，血压降低，晕厥或意识模糊，体温可稍低、微高或正常。

（三）观察神色、病情变化

中暑常因邪犯心包而见神志异常，轻则精神萎靡，重则昏愦无知，且面部多秽暗如蒙尘垢，称为面垢，皮肤亦多灰暗无泽，为本病特征之一。

密切注意体温、脉搏（象）、心率、呼吸、血压、汗液、瞳孔、神志的变化，有无痉厥及阳性病理反射等。

（四）警惕合并症的发生

一般都有水、电解质平衡紊乱，或有酸中毒。年老、有慢性病者，应当警惕合并呼吸衰竭、肺水肿、脑水肿、循环衰竭、肾衰竭等。

（五）类证鉴别

根据特定的季节、高温环境和临床表现，即可对中暑做出诊断，但有时须与暑温、痉证、厥证、疫疟、疫痢、中风等鉴别。

1. 暑温　暑温高热、神昏与中暑相似，但其发病季节多为夏至到处暑，病程相对较长，易于动风，可有后遗症。多见于流行性乙型脑炎，可从脑膜刺激征、强直性瘫痪、阳性病理反射及脑脊液异常（压力增高、细胞数中度升高、蛋白定性＋＋～＋＋＋、氯化物及糖正常）等加以鉴别。

2. 痉证　痉证以项背强急、四肢抽搐，甚则口噤不开、角弓反张为临床特征。内伤痉证与中暑不难鉴别。因外感温热致痉者有外感病史和相应的传变过程。中暑虽可见抽搐，但其发病突然，治疗后很快康复而有别于痉证。

3. 厥证　厥证以突然昏倒、不省人事、四肢厥冷、移时自行苏醒为特征。中暑而表现厥证者称为暑厥，虽属广义厥证范畴，但可据其特定的病因而区别于一般厥证。

4. 疫疟　疫疟高热、神昏与中暑相似，但其发病呈流行性，常有剧烈头痛、抽搐、脑脊液压力增高，或脑脊液细胞数可达（10～20）×10⁶/L。周围血涂片查见疟原虫则可确诊。

5. 疫痢　常发于夏、秋季，多在发病一天内出现高热、动风、神昏或厥脱而与中暑有相似之处。但疫痢以儿童多见，用 1%～2% 盐水灌肠，或肛门拭子检查，如有脓性或脓血便即可确诊。

6. 中风　中风多发于中年以后，常有眩晕、头痛病史，或有肢麻、短暂肢体活动不便、言语不利等先兆。可因情志刺激、饮食、劳累等诱发。发时除见突然昏倒、不省人事外，还有口眼㖞斜、半身不遂等特殊表现，一般不难与中暑相鉴别。

另外，中暑有时尚须与痫证鉴别，农田劳动时发生日射病还须排除有机磷中毒。二者都有特殊的临床表现，鉴别一般不难。

【辨证】

（一）辨证要点

1. 分轻重　区别冒暑、伤暑、中暑、中暍。分清先兆、轻症、重症中暑，尤当注重识别重症中暑（参照诊查要点）。

2. 辨虚实　中暑虽属邪盛，以实为多，但暑邪伤人最速，易致气阴耗伤，故须辨明虚实。实证高热，汗闭，息粗；虚证无热（口温常低于正常），大汗，息低，结合全身表现较易区别。

具体而论，中暑之厥有热厥与厥脱的不同，动风有热盛和阴（液）亏的区别，神昏亦有闭、脱之辨。

3. 审闭脱　高热，神昏，少汗，息粗，脉洪数有力为闭证（热闭心包）；无热或低热，神志逐渐昏迷，面色苍白，汗多肢冷，息微，脉虚无力或至数不清为脱证（暑伤心神）。

（二）证候分类

1. 暑湿遏表证　症见身热无汗，头昏头痛，倦怠乏力，四肢发麻，胸闷，泛恶欲吐，面色潮红。舌苔薄腻，脉濡数。

证机概要：暑热夹湿，外闭腠理，郁遏肌表，湿阻热郁，内困中焦，胃失和降。一般属先兆或轻症中暑。

2. 暑热内燔证　症见高热，汗少或汗闭，体若燔炭，头痛，头昏，呕恶，烦躁不安，或嗜睡，甚则神志昏迷，面目红赤，口干唇燥，渴而多饮，气息粗大。舌质红少津，苔黄，脉洪数。

证机概要：暑邪外侵，火热内郁，燔灼表里，充斥上下，内陷心包。属重症中暑之中暑高热或日射病。

3. 暑热动风证　症见高热，气急，烦躁，汗出较多，两目上视，肌肉瞤动，手足蠕动或抽搐、痉挛，两足转筋，颈项强直或角弓反张，口干。舌红苔黄少津，脉细数。

证机概要：暑邪亢盛，热动肝风，消烁津液。属热射病或热痉挛。

4. 气阴耗竭证　症见面色苍白，呼吸浅促，汗多肤凉，四肢逆冷，甚则神志不清。舌红或淡红少津，脉细弱或细数无力，或至数不清。血压下降。

证机概要：暑热不解，或虚体受邪，暑伤元气，热灼津液，气阴两竭，正气消亡，而致厥脱。多属中暑衰竭。

【治疗】

（一）应急处理

1. 降温解暑

（1）立即把患者移至阴凉通风处，解开衣襟，安静休息。

（2）扇风，冷敷头额、枕部、腹股沟等处。高热者可用冰敷，冷水（农村可用井水）或30%乙醇擦洗全身。若体温虽高而面白肢冷者，又当用温水或温乙醇擦洗。或热敷气海、关元。

（3）频服清凉饮料，如糖盐水、青蒿露、银花露等。

处理时当视不同情况而定，如汗多者不宜当风吹拂，应及时擦干；体温不高者又不必降温。

2. 中成药

（1）人丹（《上海市药品标准》：儿茶、薄荷脑、桂皮、冰片、姜、丁香、砂仁、木香、茴香、甜椒、苯甲酸钠、甘草、糯米粉、三氧化二铁）醒脑止晕。适用于轻度中暑，头晕等症。吞服或含服，每次4～8粒。

（2）红灵丹［《全国中药成药处方集》：朱砂、硝石（精制）、雄黄、硼砂、金礞石（煅）、麝香、冰片］祛暑，开窍，辟秽，解毒。适用于中暑昏厥，头晕胸闷，腹痛吐泻。内服，每次0.6 g，每日1～2次。

（3）诸葛行军散［《随息居重订霍乱论》：雄黄、冰片、硼砂（炒）、珍珠、牛黄、麝香、姜粉、硝石（精制）］开窍解暑，辟秽解毒。适用于暑热秽浊伤人，头晕目眩，烦躁，神昏，腹痛吐泻等症。内服，每次 0.3～0.9 g，每日 1～2 次。

（4）痧药蟾酥丸［验方，录自《中医大辞典》：大黄、甘草（蜜炙）、天麻（煨）、雄黄（飞）、朱砂、麻黄（炒）、苍术（米泔水浸）、蟾酥、丁香、麝香］祛暑辟秽，开窍解毒。适用于暑夹秽浊所致昏厥，呕吐泄泻，腹中绞痛，胸满腹胀。内服，每次 10 粒，每日 2～3 次。

（5）辟瘟丹（《中药成方配本》：大黄、朱砂、麝香、冰片、沉香、公丁香、檀香、降香、麻黄、细辛、天麻、雄黄、雌黄、生月石、山慈菇、大戟、五倍子、千金霜、肉桂、苍术、鬼箭羽、苏合香油）祛暑化湿，辟秽泄浊。适用于感受暑湿秽浊，头晕胸闷，腹痛吐泻。口服，每次 0.3～0.9 g，每日 1～3 次。

（6）玉枢丹（《片玉心书》：麝香、山慈菇、朱砂、雄黄、续随子、大戟、五倍子）祛暑泄浊，辟秽解毒。适用于暑秽伤人，脘腹胀闷，呕吐泄泻，甚则人事不清。内服，每次 0.6 g，每日 2～3 次。

如属暑热亢盛而神昏痉厥者，当用"三宝"清热开窍、熄风止痉。

3. 取嚏　用行军散少许，放入鼻中使之得嚏。神昏者用通关散（《丹溪心法附余》：细辛、猪牙皂）吹鼻。

4. 刮痧　可予刮痧，亦可放痧，也可用扯（拧）揪痧法，适用于头昏、头痛、吐泻等症，不适于脱证。对高热昏厥者亦可用放血疗法。

5. 针灸　高热者针大椎、曲池、合谷、委中等穴位或十宣穴放血。昏迷者针人中、素髎、涌泉等穴位，亦可用三棱针刺曲泽、委中等穴位放血。抽搐者针合谷、太冲、百会、人中、大椎等穴位，配合局部取穴。虚脱者针百会、内关、足三里，灸气海、关元等穴位。

6. 补液　轻症予以口服补液，饮以淡盐水。

重者必须静脉补液。根据失水、失盐的多少而确定水、盐比例。一般用 5％葡萄糖氯化钠注射液 1500～2000 mL，静脉滴注。酸中毒者，用适量 5％碳酸氢钠注射液，但心肾功能不良者宜减量。

（二）辨证施治

1. 治疗原则　病由暑热所致，故以清热解暑为原则。并应针对主证特征和病邪兼夹用药。

（1）针对热、痉、闭、脱主证治疗：暑热内盛出现高热，治宜清暑泄热；热闭心包出现神昏，治宜清心开窍；热甚动风出现痉挛，治宜熄风解痉；气阴两竭出现虚脱，治宜扶正固脱。

（2）治疗兼邪：暑邪夹湿者宜芳香祛湿；暑夹秽浊者宜辟秽泄浊。

2. 治法方药

（1）清暑解表、芳香化湿法：适用于暑湿遏表证。清暑解表治其外，暑得汗则解，芳化和中治其内，使湿得宣化。

［例方］藿香正气散（《太平惠民和剂局方》：藿香、厚朴、半夏曲、茯苓、紫苏叶、白芷、陈皮、大腹皮、白术、桔梗、甘草、生姜、大枣）解表和中，芳化湿浊。适用于暑湿伤表，胃肠不和，寒热、头昏、胸闷、恶心等。

［常用药］藿香、佩兰、厚朴芳香化湿；豆卷、青蒿、连翘解表清热；西瓜翠衣、鲜荷叶清热解暑；鸡苏散、扁豆、茯苓、通草利湿清热。

［加减］无汗、背寒，加香薷解表发汗；身热有汗，心烦，舌苔黄白相兼，脉数，加黄连、金银花清热；恶心、呕吐较著，加法半夏、橘皮、竹茹和胃止呕。

（2）清暑泄热、凉营开窍法：适用于暑热内燔证。暑热内盛，故当清气泄热，热闭心包，又当凉营清心开窍，暑热最易伤阴，故宜用甘寒之品养阴清热。

［例方］①白虎汤（《伤寒论》：石膏、知母、粳米、甘草）清气泄热。适用于气分热甚，壮热、汗多、烦渴、脉洪大等症。②清营汤（《温病条辨》：犀角、生地黄、玄参、竹叶心、金银花、连翘、黄连、丹参、麦冬）凉营清心，泄热护阴。适用于热入心营，身热、烦躁、神昏、口渴、舌干色绛等症。

［常用药］石膏、知母清热泻火；生地黄、麦冬、芦根、竹叶心养阴生津；金银花、竹叶心、西瓜翠衣清热解暑。

［加减］津伤较甚，口渴，舌红而干，加鲜石斛、玄参、天花粉；烦扰不安，加黄连、连翘心清心安神；窍闭神昏，酌情选用万氏牛黄丸、安宫牛黄丸、至宝丹，开水化服，以清热开窍。

如暑湿秽浊内闭心神，身热不甚，神昏，静而不烦，面色晦滞，四末欠温，舌苔腻者，又当宣化湿浊，以开郁闭，用苏合香丸水化内服。

（3）清暑泄热、熄风止痉法：适用于热甚动风证。气分热盛，治应清泄气分暑热，热动肝风，则当凉肝熄风止痉。如痉厥并见，须与开窍同用。阴伤风动者，又当甘寒养阴，解暑潜阳，配以凉肝熄风。

［例方］①白虎汤（见上）。②羚角钩藤汤（《通俗伤寒论》：羚羊角、桑叶、川贝母、鲜生地黄、钩藤、菊花、白芍、生甘草、鲜竹茹、茯神）凉肝熄风。适用于高热抽搐痉厥者。

［常用药］石膏、寒水石、知母清热泻火；桑叶、菊花凉肝熄风；地龙、蝉蜕、钩藤、全蝎熄风止痉；石斛、白芍生津缓急。

［加减］抽搐明显，加石决明、羚羊角粉（吞）熄风止痉；高热痉厥，加服紫雪丹清心开窍、镇惊熄风；拘急转筋，加木瓜、蚕沙舒筋解痉；手足蠕动、舌红少苔，或干焦紫晦，脉细数者，去石膏、寒水石，加鳖甲、牡蛎、生地黄、玄参滋阴潜阳熄风。

（4）益气养阴、扶正固脱法　适用于气阴耗竭证。暑热炽盛，耗竭气阴以至虚脱者，自当益气养阴以固其脱。若阴阳俱竭，又当与回阳固脱同用。

［例方］王氏清暑益气汤（《温热经纬》：西洋参、石斛、麦冬、黄连、淡竹叶、荷梗、知母、甘草、粳米、西瓜翠衣）清热解暑、益气养阴。适用于暑热耗伤津气，身热汗多，口渴心烦，体倦少气，脉虚数。

［常用药］西洋参、麦冬、玉竹、北沙参、鲜石斛、生地黄益气养阴；五味子敛阴固脱；鲜芦根清热生津；鲜石菖蒲、绿茶叶醒神开窍。

［加减］汗多气促，加煅牡蛎、山茱萸敛汗固脱；面唇青紫、肢厥脉微去生地黄，加红参、制附片、干姜、炙甘草回阳益气固脱；如血压下降明显、脉微欲绝，同时用生脉注射液20～30 mL加入5％葡萄糖注射液500～1000 mL中静脉滴注，以扶正救脱。

【护理】

1. 一般护理

（1）保持环境的阴凉通风，但汗多淋漓者不宜当风吹拂，并及时用干毛巾揩擦。

（2）降低病室温度：病室应当空气流通，避免阳光直射。可用电扇、置冰以降室温，有条件者可使用空调。

（3）喂服清凉饮料，如乌梅绿豆汤，或用鲜荷叶、鲜芦根、鲜竹叶、鲜西瓜翠衣煎汤，凉后频服。宜食西瓜汁。大汗淋漓者，应鼓励多饮盐水或含盐饮料。饮食宜清淡，素半流质，忌油腻。

（4）注意观察神志、体温、脉搏、血压、呼吸、汗液。若见神昏，抽搐，大汗身冷，血压下降虚脱等变化，应立即报告医师处理。

2. 辨证施护

（1）暑湿遏表，身热少汗，恶心呕吐，舌苔厚腻者，可予藿香正气水，每次1～2支，或予十滴水、人丹内服。不宜饮水过多，忌生冷瓜果。

（2）高热神昏者，应尽快用冷（冰）敷，或用冷（冰）水擦浴，以迅速降温解暑。无汗者不宜用冰，可用乙醇擦浴。面白，手足不温者，宜用温水毛巾，反复擦洗至皮肤微红。同时用针刺、取嚏、刮痧、中成药等退热开窍。神昏患者要注意口腔卫生，及时清除异物，保持呼吸通畅。

（3）气阴两竭，汗出、息低、肢厥、脉微者须适当保暖，鼓励患者饮用含盐饮料，病重者必须加快静脉补液。

【预防】

高温季节应尽早宣传中暑防治知识，积极落实各项防暑降温措施，调整劳动时间和作息制度，注意劳逸结合，加强工作环境的通风降温，头戴宽边草帽，遮蔽日光曝晒，服用足够含盐饮料等。

【临证要点】

本病预后一般良好，但高热、神昏、动风、虚脱者重，暑邪过盛，正气耗竭者，亦可致死。临证应把握如下要点：

（一）高热不退者病情危重

某些重症中暑患者，因暴受暑热，突然神昏、抽搐、汗出、肤凉，病势虽然迅急，但经仔细检查，未见生命指征有明显改变者，只要处理恰当，多能较快转危为安，唯高热不退者，病情易于恶化生变，必须高度警惕，尽早采取多种疗法综合处理。

（二）降温应避免冰伏邪热

中暑高热，肌表灼热无汗，或体温虽高而面白肢冷者，此为暑热内闭，不得外泄，当宗《素问·热论篇》"暑当与汗皆出，勿止"之训，用温（热）水毛巾擦身，或30％乙醇擦浴全身，至皮肤微红为度，可助体温散发。不宜用冰敷及冷水擦浴，以免闭邪。若气阴耗竭，神志昏昧，身热不显，汗多者，可以灸法固脱，不宜用清心药强开其窍，或用刺血疗法。

（三）注意暑多兼湿的病理特点

炎夏酷暑，天热地湿，气温骤升，湿度亦高，每见暑热夹湿，郁遏表里，故叶天士倡"暑必挟湿"之说，湿遏卫表则汗少不畅，暑热不得随汗外泄；暑湿蕴中，湿热郁蒸，阻滞气机，亦难迅得清化。治疗当在清解暑热的同时配合芳香化浊、苦温化湿之品，疏解表里，宣展气机，如藿香、佩兰、豆卷、香薷、厚朴等。

第十二节 急 黄

【导言】

（一）概念

急黄是黄疸病证中的一种危重证候，具有发病急，病情进展快，病势重，变证多，治疗棘手，死亡率高等特点。

（二）临床表现

目睛、皮肤、尿液骤然发黄，迅速加深，并见身热、昏谵（昏迷）、出血（吐衄便血）、腹水（臌胀）等严重证候。

（三）讨论范围

凡黄疸病证中，发病急骤，黄疸深重，病情进展快，合并症多，病情凶险者均属本篇讨论范围，涉及病种比较广泛，但其主要内涵历来皆以"瘟黄""疫黄""天行发黄"等为重点，表明本病是具有传染性的一种急重病证。主要见于西医学的重症肝炎（急性重症肝炎、亚急性重症肝炎）及化脓性胆管炎。但其他疾病出现重症黄疸者也可参照本篇辨证施治。

【病因病机】

急黄病因病机示意图如图2-18所示：

（一）病因

1. 外感湿热疫毒　邪毒由口而直犯中焦，湿郁热蒸，内蕴肝脾，疏泄失常，胆汁不得泄越，而致

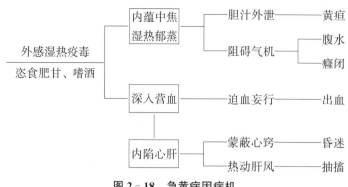

图 2－18　急黄病因病机

猝然发黄。甚至在一方一地互相染易，出现暴发流行。如《医宗金鉴》说："天行疫，发黄，名曰瘟黄，死人最暴也。"

2.饮食不当　恣食肥甘，嗜酒太过，脾胃运化失常，湿浊内生，郁而化热，阻滞中焦，熏蒸肝胆，复加外感湿热疫毒，内外交蒸发黄，则每常促使病情加重。特别是食入被肝炎病毒污染的不洁之物，湿热与邪毒互结，更易化火入里，酿成急黄。

此外，亦有因黄疸失治或复加服用损肝之药；或得病之前劳累太过，体虚受邪，或输血感染，湿热毒邪内陷而致病者。

概言之，急黄的发病与正邪两方面的强弱有密切关系。既可因邪毒过盛，正气亦强，正邪激争以致病重势急，亦可因正气不足难以抗邪，湿热毒邪入侵，而致传变迅速，内陷入里者。

（二）病机

1.病理性质属实，以湿热壅盛为主　由于急黄主要为外感所致，无论正虚与否，邪毒过盛都是急黄发病的主要因素。湿热壅盛，阳明腑实，瘀热里结，是其病理特点。发病后虽然病势传变迅速，可见邪陷正虚之变，但仍以热毒炽盛为主，故病理性质属实。

2.热毒深入营血，内陷心肝　湿热邪毒交蒸，阻于中焦，由脾胃而熏蒸肝胆，胆汁外溢，身热、发黄，尚属病在气分。若湿热疫毒深重，则迅即传入营血，内陷心肝，成为急黄重证。

3.热毒充斥三焦，多脏受累，常可并发血证、昏迷、抽搐、臌胀、癃闭等危重变证　营血热盛，热瘀血络，迫血妄行可引起出血诸证；热陷心包、蒙蔽心脑，心神失主，可见神昏、谵语；热动肝风，或阴虚风动，可见抽搐、震颤；若湿热邪毒阻遏气机，肝失疏泄，脾失健运，水湿内停，则可形成臌胀，甚至肾失司化，而见癃闭。

4.邪闭正脱，热毒内陷，阴气耗竭者危　火热阳邪，最易耗伤人体阴津，热入营血，势必耗血伤阴，故热毒内攻，深陷营血心肝，每致阴气耗损，肝肾衰竭，发展至内闭外脱。

【诊查要点】

（一）掌握急黄特点，以利早期发现

1.病程　一般黄疸诸证，2周后为黄疸高峰期，经治疗，2周后开始减退，趋向痊愈。若此时黄疸继续加深，要警惕急黄。如《金匮要略·黄疸病脉证并治第十五》曰："黄疸之病，当以十八日为期，治之十日以上瘥，反剧为难治。"反映了一般黄疸的病程规律，与急黄不同。

2.起病方式　急黄起病急骤，进展迅速，短期内黄疸迅速加深，部分患者可有肝臭。

3.症状　急黄起病后症状不断加重，体温持续升高，恶心呕吐，或顽固呃逆，短期内（3周）出现神志改变、腹水、出血、尿少甚则尿闭等。体检肝脏明显缩小。

（二）注意出血倾向

急黄合并出血提示预后不良，应密切注意，警惕大出血。要了解急黄出血的一般规律：初见齿龈、鼻腔出血，或皮肤瘀斑，继之出现呕血、便血。如患者有出血倾向，脉见浮数而洪大者，有大出血的可能。

（三）观察神志改变

神志改变是急黄的重要临床表现，早期即可出现，对诊断有重要价值。神志改变主要见于肝性脑病，肝性脑病是急黄危候，应及早防治。要注意识别肝性脑病的多种神志改变。早期可见精神萎靡、嗜睡，或见烦躁不安，性格改变，定向力障碍等。后期出现昏迷、谵妄、抽搐等。

（四）借助实验室检查以利诊断

1. 血清胆红素　明显升高（大于 170 μmol/L 或 10 mg/dL）提示病情较重。

2. 谷丙转氨酶　急性病毒性肝炎早期谷丙转氨酶增高，若大于 1000 U，表明病情较重。甚则可见下降，呈"胆酶分离"现象，为肝衰竭之兆。

3. 血清蛋白、球蛋白比值　部分患者可出现倒置，反映病情较重。

4. 血清胆碱酯酶　正常值 0.80～1.00（80%～100%），低于正常值提示肝功能损害严重。若小于0.2（20%）提示预后不良。

5. 血清总胆固醇　正常值 2.9～6.0 mmol/L（110～230 mg/dL），若小于 2.6 mmol/L 提示预后不良。

6. 凝血酶原时间　急黄患者大多延长（低于 40%），若给予维生素 K 不能纠正，则提示肝功能损害严重。

（五）类证鉴别

1. 急黄与一般黄疸的区别　急黄是阳黄的重症，其特点为发病暴急，病势进展快，病程短，数日至 2 周达到高峰；黄疸程度重，迅速加深，2～7 日即见身面黄赤如金，且持续难退，病情重，变症多，可见高热、神昏、出血、抽搐、臌胀、厥脱等并发症。

此外，如原有多种慢性肝（胆）病基础而突发黄疸，甚至昏迷，黄色晦暗如烟熏者，应与暴发之急黄从颜色、病程、有无原发病等方面鉴别。

2. 与急性重症肝炎，钩端螺旋体病（黄疸出血型，俗名打谷黄），化脓性胆管炎鉴别（表 2-4）

表 2-4　　　　　　　　　急性重症肝炎、钩端螺旋体病、化脓性胆管炎鉴别诊断

项　目	急性重症肝炎	钩端螺旋体病	化脓性胆管炎
病史	有肝炎接触史	有疫水接触史	有胁痛、胆囊炎病史
症状（都有急黄之外）	消化道症状明显，随着黄疸的加深而病情加重，出现持续性呕吐、精神症状和肝臭	头痛、肌痛尤以腓肠肌疼痛为主、出血倾向更加明显，早期即可以出现肾脏损害	以寒战、高热、胆绞痛为主要表现，全身中毒症状重，黄疸轻
体征	肝浊音界缩小，皮肤、黏膜出血	眼结膜充血，腓肠肌压痛，淋巴结肿大，肝大	胆囊触痛，胆囊大
实验室检查	肝功能严重损害，黄疸指数高，胆酶分离等	血凝集溶解试验和补体结合试验阳性，肝功能损害	肝功能损害为一过性，白细胞总数高，中性粒细胞高，有中毒颗粒

此外，尚应注意与胆黄（胆管梗阻、胆石）、癥黄（恶性肿瘤）、败黄（疔疮走黄）、蚕豆黄（溶血性）、中毒性黄疸等发病较急之黄疸相鉴别。

【辨证】

（一）辨证原则

本病属于湿热疫毒致病，总以邪实为主要方面，但应区别湿与热的偏重，病邪在气与在血。注意邪热闭阻，阴气耗竭，内闭外脱的变证。

1. 辨湿与热的偏重　热毒重症见高热、烦渴、腹满胀痛、便秘、口苦，舌红，苔黄燥。神志改变多为烦躁、谵妄。湿浊重症见身热不扬、口干不欲饮、腹胀、大便溏垢、口腻，舌红，苔黄腻。神志改

变多为嗜睡、抑郁。

2. 辨在气与在血　在气以黄疸、发热为主要表现，在血以出血、昏迷为主要表现。

（二）证候分类

1. 湿热壅盛证　症见黄疸迅速加深，黄色鲜明，发热不解，午后热盛，或身热起伏。可伴恶寒或寒战、上腹闷痛或胀痛，恶心呕吐，腹满便秘，乏力，尿黄短少，口干口苦。舌红，苔黄腻或黄燥，脉弦数或滑数。

证机概要：湿热疫毒，内传入里，少阳阳明合病，腑实热结，肝胆疏泄失司，胆汁不能泄越，三焦气化失宣。常见于重症肝炎早期、化脓性胆管炎。

2. 热毒内陷证　症见面目肌肤呈金黄色，高热，烦渴，萎靡，嗜睡，神昏谵语，甚或痉厥，齿衄、鼻衄、呕血、便血，皮肤黏膜出现瘀斑，尿如浓茶。舌质红绛，苔焦黄或灰黑，脉弦数或细数。

证机概要：湿热邪毒充斥三焦，深入营血，内陷心肝，扰乱心神，热动肝风，甚或迫血妄行。常见于重症肝炎肝性脑病、出血等并发症。

3. 水湿内停证　症见黄疸持续不退，脘腹胀满，腹大，下肢浮肿，烦热口苦，渴不欲饮，小便赤涩量少，大便秘结或溏垢。舌质红，苔黄腻，脉弦数或濡数。

证机概要：湿热邪毒阻遏气机，肝失疏泄，脾失输化，肾失开合，气滞水停。常见于重症肝炎腹水和肝肾综合征。

【治疗】

（一）应急处理

1. 支持疗法　补液，保持水电解质平衡和酸碱平衡。饮食宜低盐、低脂、低蛋白、高糖、半流质。不能顺利进食者可予静脉滴注10％葡萄糖注射液每日1000～1500 mL，限制蛋白质，每日在20 g以下，昏迷时禁食，禁用含氨药物、库存血及血浆，每日尿量应维持在1000 mL以上。随时纠正电解质和酸碱平衡失调。如尿量正常，血钾不高，要特别注意纠正低血钾，每日加用10％氯化钾20 mL，静脉滴注，酸中毒者适当补给碱性药物，低钠可每日补给等渗氯化钠溶液100～250 mL。

2. 解毒退黄

（1）茵栀黄注射液（《中华人民共和国卫生部药品标准（中药成方制剂）》：茵陈、栀子、黄芩），每次40～100 mL，加入10％葡萄糖注射液500 mL中静脉滴注，每日1次。有诱生内源性干扰素的作用。

（2）清开灵注射液（《急症中成药》：牛黄、水牛角、黄芩、金银花、栀子），每次40～60 mL加入10％葡萄糖注射液200 mL中静脉滴注，每日2次。清热解毒保肝。

（3）苦黄注射液（《中华人民共和国卫生部批准新药》：苦参、大黄等），每次30 mL，加入10％葡萄糖注射液500 mL中静脉滴注，每日1次。清热利湿，疏肝退黄。

（4）50％大黄注射液每次40～80 mL，加入10％葡萄糖注射液200～300 mL中静脉滴注，每日1次。有降低胆红素，改善肝功能，调节免疫的作用。

3. 对症治疗　见高热、昏迷、抽搐、肾衰竭、出血、厥脱者，参照有关篇章处理。

（二）辨证施治

1. 治疗原则　针对湿热疫毒炽盛，内陷心肝营血的特点，治以清肝解毒、凉营开窍为主法，根据不同兼证及变证配合使用他法。

2. 治法方药

（1）清热通腑、泻火解毒法：适用于湿热壅盛证。热极则化火，"火盛者必有毒"，热清则火降，火平则毒解；腑通则邪热下泄，毒解则邪去正安。

［例方］①茵陈蒿汤（《伤寒论》：茵陈、栀子、大黄）清热除湿、利胆退黄。适用于湿热黄疸，黄色鲜明如橘子色，腹微满，口渴，小便不利，舌苔黄，脉沉实或滑数。②黄连解毒汤（《外台秘要》：黄连、黄芩、黄柏、栀子）苦寒泻火、清热解毒。适用于热病狂躁，神昏谵语，疮疡肿毒。③五味消毒饮

《医宗金鉴》：金银花、蒲公英、紫花地丁、野菊花、紫背天葵）清热解毒。适用于各种急性化脓性感染。

［常用药］茵陈、大黄清热除湿、泻火退黄；枳实、郁金疏肝利胆、理气除满；黄芩、黄柏、栀子清热泻火；野菊花、紫花地丁、蒲公英清热解毒。

［加减］寒热起伏，加柴胡、黄芩和解少阳；肝胆湿热，加龙胆、金钱草；气分热盛，高热、烦躁，加石膏、知母；呕恶，加半夏、白蔻仁、藿香祛湿和胃；腑实便秘者，加玄明粉清泻积热；热甚津伤，加麦冬、石斛、天花粉；尿赤量少，加车前草、白茅根清热利水。

（2）清热解毒、凉营开窍法：适用于热毒内陷证。热由毒生，毒解则热清；热入心营，清心凉营则热透神清。

［例方］①《千金》犀角散（《备急千金要方》：犀角、黄连、升麻、栀子、茵陈）清热泻火，凉血解毒。适用于热入营血，内陷心肝所致黄疸、出血、神昏诸证。②犀角地黄汤（《备急千金要方》：犀角、生地黄、赤芍、牡丹皮）清热凉血，化瘀止血。适用于热入血分，迫血妄行所致出血。

［常用药］水牛角片、牡丹皮、赤芍、生地黄、紫草清热凉血；黄连、栀子、黄柏、升麻、板蓝根清热祛湿、泻火解毒；茵陈清热祛湿退黄；石菖蒲、郁金开窍。

［加减］热盛阴伤，加玄参、石斛养阴；腑实热结，加大黄、芒硝泻下积热；出血量多，加紫珠草、白茅根、参三七凉血止血；动风抽搐，加钩藤、石决明平肝熄风，另服羚羊角粉、紫雪丹；神志昏迷，加安宫牛黄丸清心开窍；此外，若由闭转脱、气阴耗竭，当加用大剂生脉龙牡汤（《备急千金要方》生脉散加龙骨、牡蛎）益气养阴固脱。药用西洋参、麦冬、五味子、龙骨、牡蛎等，同时应用三宝以开窍。

（3）清热利水法：适用于水湿内停证。郁热清则气化得宜，水湿祛则脾运可复。

［例方］①茵陈四苓汤（即《伤寒论》茵陈五苓汤去桂枝）清热利水。适用于黄疸小便不利，凡湿热壅遏，中满热胀，二便不利者用之。②中满分消丸（《兰室秘藏》：厚朴、枳实、黄连、黄芩、知母、半夏、陈皮、茯苓、泽泻、砂仁、干姜、姜黄、人参、白术、甘草）清热利湿。适用于湿热互结，浊水停聚所致腹大坚满，脘腹撑急。

［常用药］茵陈、黄柏清热祛湿退黄；苍术、厚朴、砂仁燥湿平胃；川椒目、猪苓、茯苓、泽泻、车前子、滑石清热利湿。

［加减］湿热壅结，加大黄、汉防己、半边莲；瘀阻水停，尿少不利加马鞭草、水红花子；腹大水多，加商陆根、黑丑逐水，另服琥珀粉、沉香、蟋蟀粉以加强利水之力；脘腹胀满加大腹皮、枳壳、郁金理气宽中。

【护理】

1. 严密隔离，绝对卧床休息，恢复期可适当轻微活动。

2. 饮食宜清淡，低脂、低蛋白饮食。还要保证每日的热量供给，并给予足够的维生素（以 B 族维生素、维生素 C 为主）。

3. 高热患者配合物理降温。

4. 保持大便通畅。

5. 设立特护记录，密切观察病情变化。

【临证要点】

（一）重视泻下通腑法的作用

泻下法不仅适用于热结便秘，而且可用于急黄全病程的各个阶段。特别是大黄的应用最为广泛。

1. 能荡涤热毒，有助于黄疸尽快消退 古人治疸诸方百余种，其中三分之一的方中有大黄，特别是与茵陈合用能泻热祛湿。临证可根据病情斟酌用量，并注意由小量逐日增大。

2. 有助于防止肝性脑病的发生　泻下通腑荡涤热毒，可减少肠道有毒物质的吸收，有利于保护肝脏，防止肝性脑病。

（二）宜利小便，但不宜大剂逐水

利小便是祛湿退黄的又一重要法则，且能减轻及消退腹水，缓解患者腹胀，增加胃纳，安定患者情绪，但一般不宜使用大剂逐水药，以免伤阴，反而促使病情恶化。可适量补充人血白蛋白以助腹水的消退。

（三）重用凉血化瘀法

由于本病以热毒内陷心肝、深入营血为其病机特点，血分火毒炽盛，热与血搏，可致热毒瘀结，形成"瘀黄"重证，故当重视凉血化瘀，清血分热毒，凉血以止血，散瘀以退黄，凉血以护阴。

（四）治疗出血时要注意清除肠道积血

可常规使用大黄或采取高位灌肠的方法排除积血。既能凉血止血，又能祛瘀止血。

（五）注意各证之间的转化与兼夹

急黄病情进展迅速，往往一证未了，另一证已见。如湿热壅盛证虽然病在气分，但迅即热毒内陷，气血两燔；进而气阴耗竭，内闭外脱。且常与高热、昏迷、血证、抽搐、臌胀、厥脱并见，因此在治疗主证的同时，要注意主证的转化以及与其他证候的兼夹，以免顾此失彼，延误病情。

（六）注意及时高效用药

在应用苦寒清热、泻火解毒方药，病势获得顿挫后，则当酌情减轻用量，不能大量持续滥用，以免伤脾败胃。并应注意加强恢复期的调理，疏肝养肝，运脾健胃，兼清湿热余邪，佐以和血通络，以防复燃和发生后遗症。

第十三节　咯　血

【导言】

（一）概念

咯血是指喉部以下呼吸道或肺组织出血。

（二）临床表现

血从口咳嗽而出或一咯即出，血色鲜红，常间夹泡沫；或痰血相兼，或痰中带血丝，量多时从口涌出，以咳喘、胸闷、喉痒为特点。

（三）讨论范围

引起咯血的病证较多，有支气管及肺部本身疾病，如支气管扩张、慢性支气管炎、肺炎、肺脓肿、肺梗死、肺吸虫病、肺结核、支气管肺癌等。亦可见于风湿性心脏病二尖瓣狭窄、先天性心脏病动脉导管未闭等心血管系统疾病。其他如血液病范畴的白血病、血小板减少性紫癜、流行性出血热等也可见咯血。

【病因病机】

咯血病因病机示意图如图 2-19 所示：

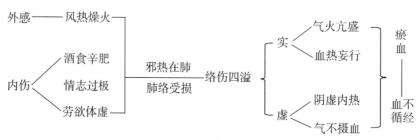

图 2-19　咯血病因病机

（一）病因

1. **感受外邪**　由外邪侵袭，损伤血络所致。如风热燥邪，侵犯于肺，邪热熏蒸，灼伤肺络，而致咳血、咯血，其中尤以热邪为主。《临证指南医案·吐血》说："若夫外因起之，阳邪为多，盖犯是症者，阴分先虚，易受天之风热燥火也。至阴邪为患，不过其中之一二耳。"

2. **内伤饮食**　嗜酒无度，恣食辛辣厚味，蓄积脾胃，积湿蒸热，酿生痰热，上灼肺金，血络受损。

3. **情志过极**　凡七情刺激，忧思恼怒，志火内燔，迫血妄行，皆可动血。如肝火循经犯肺而为咳血、咯血；或忧思劳心，心火偏旺，邪火乘肺，则为咯血。

4. **劳欲体虚**　此为劳累太过，摄生不当，伤及正气；或素体虚弱，或久病之后，脏腑受损，阴阳气血亏虚。阳气虚则失于统摄，阴血亏则虚火妄动，以致络损血溢，如肺肾阴虚，虚火上炎，可致咳血、咯血。若久病入络，或气虚血瘀，或气滞血瘀，或出血留瘀等，亦使血脉瘀阻、血行不畅，血不循经而致出血。

此外，亦可因跌仆金刃，用力负重，损伤络脉而咯血者，则属外、伤科范围。

（二）病机

1. **发病机制主要为邪热在肺，肺络受损，络伤血溢**　咯血总由邪热在肺所致，如感受热邪，热伤肺络，是导致咳血、咯血最常见原因，其次为情志郁结，郁久化火，肝火犯肺，以及肺肾阴虚，肺失濡养，虚火内炽，损伤肺络，络伤血溢。

2. **病理性质有虚实之分，并可从实转虚**　由外邪袭肺及肝火犯肺所致者，属于实证；由肺肾阴虚及气虚不摄所致者，属于虚证。但实证咳血，病久不愈，也可转化为虚证。如开始为火盛气逆，迫血妄行，但在反复出血之后，则会导致阴血亏损，虚火内生；或因出血过多，血去气伤，以致气虚阳衰，不能摄血。

3. **病变脏器主要在肺，与肝肾心有关**　因肺为娇脏，又为脏腑之华盖，喜润恶燥，不耐寒热，故外内之邪，干及肺气，使肺失清肃，则为咳嗽，损伤肺络，血溢脉外则为咯血，故病变部位主要在肺。同时涉及肝、肾、心等脏。肝脉布两胁而上注于肺，若肝郁化火，循经犯肺，灼伤肺络；心肺同居上焦，心火偏旺，可致邪火伤肺；或肾阴亏虚，虚火灼金，均可导致咳血、咯血。故病变脏器主要在肺，与肝、肾、心有关。

4. **离经之血，留滞体内，形成瘀血，可致出血不止**　离经之血，留积体内而未排出，则蓄结成为瘀血，阻滞络脉；或因血脉先瘀，流行不畅，以致血不循经，使出血加重或反复不止。

【诊查要点】

（一）辨咯血、咳血与吐血

1. **咯血与咳血**　咯血一咯即出，一般量不多，多为小血块或血点，亦可混夹少量痰唾，多为喉部、气管出血。咳血为血随咳嗽而出，常混有泡沫痰液，多为肺部、细支气管出血。但在出血量多时，亦有咯而即出者（如肺部大出血），故现今一般多将咯血与咳血并称。

《景岳全书》："咯血者出于喉中，微咯即出，非若咳血、嗽血之费力而甚也，大都咳嗽而出者出于脏，出于脏者其来远，咯而即出者出于喉，出于喉者其来近。"

2. **咯血与吐血**　咯血，血随咳嗽或咯痰而出，血中可混有痰液，血色鲜红，呈泡沫状。多见于呼吸系统病（如支气管扩张、肺及支气管内膜结核、肺脓肿、肺癌、肺栓塞），心脏病（如二尖瓣狭窄、左心衰），血液病等。吐血，血随呕吐而出，血中可混有食物残渣，血色紫黯或暗红，可成块，多伴黑粪。多见于消化系统疾病，如溃疡病、肝硬化、食管癌等（表2-5）。

（二）区别病情轻重程度

轻度咯血，一天出血少于100 mL，或一次咯血在50 mL以内；中度咯血，一天出血在100～500 mL，或一次咯血在50～100 mL；重度咯血，一天出血超过500 mL，或一次咯血在100 mL以上，血红蛋白100 g/L以下，血压下降，甚至休克，或见喘促、发绀、窒息。

表 2 - 5   咳（咯）血与吐血的鉴别

项　目	咳（咯）血	吐　血
主要病因	肺结核，支气管扩张，支气管肺癌，肺炎，肺脓肿，心脏病等	消化性溃疡、肝硬化、急性胃黏膜病变、胆道出血、胃癌
出血前症状	喉部痒感，胸闷，咳嗽等	上腹部不适，恶心，呕吐等
出血方式	咯出	呕出，可为喷射状
出血的颜色	鲜红色	暗红色，棕色，有时为鲜红色
血中混有物	痰、泡沫	食物残渣，胃液
黑便	无，若咽下血液量较多时可有	有，可为柏油样便，呕血停止后还可持续多日
出血后痰的性状	常有血痰数日	无痰

注：咯血应注意检查是否为后鼻道出血。后鼻道出血常为纯血或随唾液而出，血量少，并有口腔，鼻咽部病变的相应症状。鉴别时须首先检查口腔及鼻咽部有无出血灶。鼻出血多自前鼻孔流出，常在鼻中隔前下方发现出血灶；鼻腔后部出血，尤其是出血量较多时，血液经后鼻孔沿软腭与咽后壁下流，使患者咽部有异物感，引起咳嗽，将血液咳出，易与咯血混淆。其次，可参考病史、体征及其他检查方法（如鼻咽镜等），对咯血及呕血等进行鉴别。

（三）注意警惕大出血的危象

如咯血量多，见头晕、心慌、气短、汗出肢冷、面色苍白、烦躁不安、血压下降、脉细数不清者，提示虚脱之候（失血性休克）。

同时大咯血时慎防窒息，如咯（咳）血量多势涌，血块壅阻气道，有突然发生窒息的可能。

（四）根据出血部位，采取有关理化检查，以资辨病

1. 血常规　白细胞总数显著增加，多为急性炎症。

2. 痰液检查　结核患者在咯血期间多可查到结核分枝杆菌，肿瘤患者可查到癌细胞，肺脓肿可查到弹力纤维，大叶性肺炎可查到肺炎链球菌，肺吸虫病可查到虫卵。

3. 疑为血液病时，应根据情况做出血时间、凝血酶原时间、血小板计数、血块收缩时间、止血带试验、血常规或骨髓涂片等检查。

4. X线检查　对于每个咯血患者均应常规做肺部 X 线检查，包括胸部透视、胸片（前后位及侧位）。

5. 必要时可做胸部 CT、支气管纤维镜、支气管碘油造影检查，以便准确了解病变性质和出血部位。

（五）类证鉴别

参见本章第十四节"急性上消化道出血"相关内容。

【辨证】

（一）辨证原则

1. 辨外感内伤　外感咯血病程短，起病较急，初期可有恶寒发热等表证；内伤咯血则病程长，起病较缓，有脏腑、阴阳、气血偏盛偏衰的表现。如肺肾阴虚，正气亏虚或肝火上炎等。

2. 辨实火虚火　咯血由火热熏灼肺络引起者居多，但火有虚实之别，外感和肝郁之火属于实火，阴虚火旺之火则为虚火。

3. 辨病变脏腑　如咯血鲜红，或咯吐黄痰，痰中夹血，则病位在肺；咳嗽痰中带血，或从口涌出，烦躁易怒，则病位在肝；咯血反复发作，口干咽燥，面色潮红，舌红少苔，则病位在肾；咯吐粉红色泡沫样痰，心悸胸闷，则病位在心。

（二）证候分类

1. 肺热壅盛证　症见咯血色鲜红，或痰血相兼，痰黄质稠，口渴心烦，发热，胸满气急。舌质红，

苔黄，脉滑数。

证机概要：热壅于肺，肺失清肃，肺络受损，血溢脉外。多见于慢性支气管炎、肺炎、支气管扩张等肺部感染后。

2. 肝火犯肺证　症见咯血血色鲜红，甚或从口涌出，或咳嗽，痰中带血，胸胁疼痛，烦躁易怒，口干苦。舌红，苔黄，脉弦数。

证机概要：肝气郁结，气郁化火，上逆于肺，迫血妄行。多见于支气管扩张症。

3. 阴虚内热证　症见咯血反复发作，咳嗽痰少，潮热盗汗，五心烦热，两颧发红，口燥咽干。舌质红少津，少苔或无苔，脉细数。

证机概要：病久阴液耗伤，阴虚火旺，灼伤血络。多见于肺结核，或支气管扩张病久肺热伤阴者。

4. 气不摄血证　症见咯血淡红黏稠，面色少华，神疲乏力，头晕目眩，耳鸣、心悸。舌质淡，苔薄白，脉细弱。

证机概要：出血量多，血去气伤，气虚阳衰，不能摄血。可见于肺结核和肺癌后期气阴两伤者。

5. 瘀热血溢证　症见咯血反复发作，血色暗红或青紫，或夹有血块。口渴但漱水而不欲咽，面赤烘热，或身热夜盛。舌质红，舌体青紫或有瘀点瘀斑，脉细数或弦数。

证机概要：肺热内郁，气机郁滞，血行不畅，郁而化热，络损血溢。可见于支气管扩张和支气管肺癌瘀热内阻证。

【治疗】

（一）应急处理

1. 中成药

（1）口服剂：

1）三七粉：2～3 g，每日 3 次。适用于各种疾病的咯血。

2）云南白药：0.5～1 g，每日 3 次。适用于各种疾病的咯血。

3）白及粉：2～3 g，每日 3 次。适用于肺结核等咯血。

4）十灰散（《十药神书》：大蓟、小蓟、侧柏叶、荷叶、茜草根、栀子、茅根、大黄、牡丹皮、棕榈皮）：6～10 g，每日 3 次，口服。如用十灰丸，应煎服为宜，用于各种疾病的咯血。

5）仙鹤草素片：20～40 mg，每日 3 次，口服。适用于各种疾病的咯血。

6）血余炭：6～10 g，研面吞服，每日 3 次，口服。适用于各种疾病的咯血。

7）大黄粉：3 g，每日 3 次。适用于肺热咯血等。

8）紫珠草片：每次 3～4 片，每日 3 次，口服。用于肺结核、支气管扩张咯血。

（2）注射液：

1）地丹凉血针（编者科研方：水牛角片、生地黄、牡丹皮、赤芍、大黄、黑栀子、煅人中白）：每剂药制成 40 mL，每毫升含生药 1.5 g，每次用 40 mL 加入葡萄糖注射液中静脉滴注，每日 1～2 次。用于血热妄行出血。

2）生脉注射液（即生脉散制剂）：10～30 mL 加入 50% 葡萄糖注射液 60 mL 中静脉注射，或加入 10% 葡萄糖注射液 250 mL 中静脉滴注。亦可用参麦注射液 10～20 mL 加入 50% 葡萄糖注射液 50 mL 中静脉注射或加入 10% 葡萄糖注射液 250 mL 中静脉滴注。功能益气养阴固脱，用于血脱征象。

2. 针灸疗法　取尺泽、列缺等穴，配少商、膈俞、鱼际等穴，针刺，每次选 1～3 穴，强刺激，不留针。适用于肺热咯血。

（二）辨证施治

1. 治疗原则　咯血以火热熏灼肺络引起者为多，但火有实火、虚火之别，实火治当清热泻火，凉血止血；虚火治当滋阴清热，宁络止血。如因气虚不摄所致者，又当以益气摄血法治之。由于离经之血，可停聚体内形成瘀血，引起再度出血，治当祛瘀止血。

2. 治法方药

(1) 清肺泄热，凉血止血法：适用于肺热壅盛证，清肺可泄肺经之热，泻火可致血不妄行。

［例方］清金化痰汤（《医学统旨》：黄芩、栀子、桔梗、麦冬、桑白皮、贝母、知母、瓜蒌仁、橘红、茯苓、甘草）清热化痰。适用于咳嗽气急胸满，痰稠色黄。

［常用药］桑白皮、黄芩、栀子、知母清泄肺热；贝母、瓜蒌、桔梗清肺化痰；仙鹤草、侧柏叶、紫珠草凉血止血；南沙参、麦冬养阴润肺。

［加减］风热犯肺者加金银花、连翘；痰黄如脓，加鱼腥草、金荞麦根、薏苡仁、冬瓜子；热甚伤津加玄参、天冬、天花粉。

(2) 清肝泻肺，降气止血法：适用于肝火犯肺证。气有余便是火，降气即是降火，气降则血自下行。

［例方］泻白散（《小儿药证直诀》：桑白皮、地骨皮、甘草、粳米）合黛蛤散（验方：青黛、海蛤壳），前方清肺泻热，止咳平喘；后方清肝化痰。二者合用于咳嗽阵作，痰中带血，胁痛，烦怒者。

［常用药］桑白皮、地骨皮泻肺热；牡丹皮、黄芩清肝火；青黛清肝凉血；蛤壳清肺化痰；藕节、茜根炭止血。

［加减］营热偏炽，迫血妄行，血出似涌，色鲜红，酌加犀角、生地黄、赤芍凉血止血，另加三七粉以止血；肝火偏盛，加龙胆、栀子。

(3) 滋阴清热，宁络止血法：适用于阴虚火旺证。阴虚不能制阳，则火炎动血。滋阴可以制火，火降则血不妄行。

［例方］百合固金汤（《医方集解》：生地黄、熟地黄、麦冬、贝母、百合、当归、炒芍药、甘草、玄参、桔梗）滋阴清热，润肺止咳。适用于肺肾阴虚，虚火上炎之咳嗽痰少，痰中带血，口燥咽干，潮热，颧红等。

［常用药］百合、麦冬、玄参、川贝母润肺生津，化痰止咳；生地黄、白芍、藕节、茜草、白茅根凉血止血。

［加减］反复咳血量多，加阿胶、三七养血止血；虚热明显，潮热、颧红较著，加鳖甲、牡丹皮、地骨皮、白薇以清虚热；虚火不甚，而主要表现为气阴亏虚之咳血，则治宜益气养阴，润肺止血，可加人参、生地黄、花蕊石益气养阴止血。

(4) 补气摄血，健脾养血法：适用于气不摄血证。气为血帅，血随气行，气虚则血失统摄而外溢，气旺则自能帅血循经。

［例方］拯阳理劳汤（《医宗金鉴》：人参、黄芪、肉桂、当归、白术、甘草、陈皮、五味子、生姜、大枣）温补脾肺。适用于脾肺气虚，精神倦怠，少气懒言，不思饮食，自汗，面色㿠白等症。

［常用药］人参、黄芪益气摄血；白术、甘草健脾益气；当归养血和血；陈皮理气和中；肉桂温中助阳，熟地黄滋阴养血。

［加减］若血出量多，去肉桂，加仙鹤草、白及、阿胶、三七粉等以收敛止血，养血止血。

(5) 清热泻火，凉血化瘀法：适用于瘀热血溢证。血得热则行，血凉自能归经。瘀积体内，血脉涩滞，出血不止，瘀祛则血能循经运行，出血自止。

［例方］犀角地黄汤（《备急千金要方》：犀角、生地黄、牡丹皮、芍药）清热解毒，凉血散瘀。适用于瘀热损伤血络所致的吐血、咯血、衄血、便血、尿血等，舌红绛，脉数者。

［常用药］水牛角、大黄清热泻火，凉血逐瘀；生地黄、牡丹皮、赤芍滋阴清热，凉血止血；栀子、人中白清热解毒，凉血止血；紫珠草清热活血，血余炭凉血收敛止血。

［加减］瘀热损伤血络之咯血，因于外感者，加桑叶、金银花、芦根、白茅根等辛凉解表；因于肺热者，加黄芩、桑白皮、茜草根清金肃肺；因于肝火者加栀子、牡丹皮、黛蛤散、降香等清金制木，潜降肝火。

【护理】

1. 静卧少动 患者取患侧卧位，尽量减少转侧及频繁起卧，可减少出血和避免血液流向健侧。

2. 安定患者情绪 保持环境安静，解除思想紧张恐惧和焦虑。血止后禁持重物、劳欲、情志刺激。必要时用镇静剂。

3. 密切观察病情 记录出血量及其色、质，了解血压、脉搏、呼吸、体温、神志、尿量、大便等变化。

4. 如大咯血，血块阻塞气道而致窒息时，即将患者置于头低脚高位，拍击背部，以使血块排出，或用压舌板刺激咽喉诱发咳吐排出。必要时用吸痰器（或气管插管）吸出。

5. 血脱者应及时按医嘱要求补充血容量，吸氧，做好保暖。

6. 加强饮食调理 饮食宜清淡软烂，可食白木耳、藕粉、百合、新鲜蔬菜、水果。忌食辛辣刺激及煎炸、油腻肥厚、海膻发物，禁烟酒。

【临证要点】

1. 注意虚实转化与联系 肺热壅盛和肝火犯肺之咯血，由于阴血耗损、火盛伤阴，可以转为阴虚（火炎）络损证；阴虚内热证出血迁延日久，血去气伤，可以转为气不摄血证；如实热出血暴急量多，气随血脱，可以表现气脱阳亡的危象。有时火热、阴伤、气虚三者还可错综并见，临证当权衡其主次处理。

2. 凡治咯血，不可见血止血，急则治标，无可非议，但必须求其所因而治之。针对病理表现辨证治疗，配合清热、凉血、滋阴、补气、养血、祛瘀等法，尤其不宜过早使用收敛止血之品，否则邪恋不去而留瘀阻。此即前人"见血休治血"之本意，而瘀血所引起的出血尤须慎用。

3. 咯血以火热熏灼肺络为多，治当清热泻火，配合凉血止血为法，注意不可徒恃寒凉，防止苦燥伤阴，寒凉伤阳和血滞成瘀。由于火盛与阴虚有因果、转化、兼夹等相互关系，治须标本兼顾，清热泻火与甘寒滋阴并用。

滋阴降火法主要是以补阴和阳为目的，但在滋阴的基础上亦应佐以清热泻火。区别脏腑病变，选用壮水、柔肝、滋肺药。

4. 离经之血蓄积为瘀者，应祛瘀止血，不宜苦寒、敛涩。因瘀血不去，血不能止。若单纯苦寒清火，则血遇寒而凝；收敛止涩则血脉滞而不行，反致更加瘀积，故当祛瘀止血。如出血量不多，紫黯成块，或鲜血与紫黯血块混夹而出，或出血止后而有瘀象者，可用祛瘀活血法。用药如三七、郁金、蒲黄、五灵脂、桃仁、红花、丹参、降香等。

5. 因火热郁结可致血滞为瘀，瘀血凝滞，亦可郁而化热，以致血热与血瘀并存，表现瘀热相搏的病理特点，这类出血与单纯的血热妄行和血瘀络损均不相同，表现有血热、血瘀、出血等证候，治疗当凉血化瘀，止其妄行之血。治以犀角地黄汤为代表方外，大黄是治疗的重要药物，其入血，能泻血分实热，有凉血止血之功，同时又有活血作用，故有止血而不留瘀的特点。治疗咯血，常与黄连、黄芩、栀子同用以泻火止血，也可配生地黄、牡丹皮、赤芍以增强凉血化瘀止血之力。如炒炭使用，则化瘀止血之力更强。

第十四节 急性上消化道出血

【导言】

（一）概念

上消化道出血是指食管、胃、十二指肠、空肠上段以及来自胰腺、胆道等部位的出血，临床以呕血及黑便为其主要表现。急性上消化道出血则以发病急和/或出血量大为其特点。

（二）临床表现

主要表现为呕血与黑便。出血量多者，常呕血、便血同见；出血量少或速度慢者，仅见黑便。少数患者早期仅表现为循环衰竭征象，如面色苍白、肢体不温、冷汗、脉细弱等厥脱症状。

（三）讨论范围

属于中医学呕血、便血病证范畴。常见于消化性溃疡，应激性溃疡，糜烂性出血性胃炎，胃癌，肝硬化合并食管、胃底静脉曲张破裂，或胆道出血等引起的呕血和便血。

【病因病机】

急性上消化道出血病因病机示意图如图 2-20 所示：

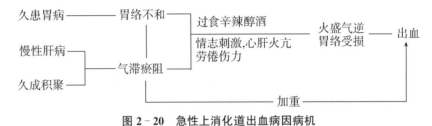

图 2-20　急性上消化道出血病因病机

（一）病因

1. 基础病因

（1）久患胃病：如食管疾病、慢性胃炎、胃溃疡、十二指肠溃疡、肿瘤等所致的胃痛、胃痞、呕吐、噎膈，因胃气郁滞，胃中积热，或脾胃虚弱而致胃络不和。

（2）慢性肝病：如胁痛、黄疸等所致的肝硬化，久成积聚、臌胀，肝气郁滞，肝血瘀阻，可致胃络瘀阻。

2. 诱发病因

（1）饮食不慎：过食辛辣醇酒，酿生湿热，引动胃火；或食物粗硬，直接损伤已病之胃络，均可致络伤血溢。

（2）情志失调：忧思烦劳，心阴暗耗，心火偏亢，引动胃火；或郁怒伤肝，肝郁化火，横逆犯胃，均可灼伤胃络而致出血。

（3）劳倦过度：长期积劳，或用力负重，而致络损血溢。此外亦有因寒温失调而诱发者。

（二）病机

1. 病理性质主要属实　急性上消化道出血病理表现虽有虚有实，但究其基本原因，总以火盛气逆为主。火热熏灼，迫血妄行，气逆于中，损伤胃络为其主要病机。

2. 病理因素与火、气、瘀有关　火盛有胃火、肝火之分；气逆则有胃气、肝气之殊；瘀血则为肝郁血瘀及胃络瘀阻。火盛则气逆，气郁则化火，终致气火亢盛，迫血妄行；而血瘀络损，或离经之血瘀滞不去，又可加重出血。

3. 出血量多可致气随血脱　血为气母，无论何种原因所致急性上消化道出血，若出血量多均可致气随血脱而发展成为厥脱证。

【诊查要点】

（一）估计出血量，判断病情轻重

1. 根据呕血、黑便的次数和量估计　把每次呕血和便血的量相加，粗略地估算出血的总量。

2. 根据大便的颜色、性状及有否呕血估计　无黑便但大便隐血试验阳性，提示每日出血量大于 5 mL；出现黑便提示每日出血量为 50 mL 以上；柏油样便一般出血量大于 300 mL；若胃内储血量达

250～300 mL，即可出现呕血。

3. 根据血红蛋白的变化估计　成人血红蛋白每降低 10 g/L，约等于出血 300 mL。但血红蛋白在出血早期多无变化，需失血 24 小时后才能反映出真实水平。

4. 根据血压、脉搏的动态变化估计　收缩压在 80 mmHg 左右约失血 1000 mL；小于 60 mmHg 约失血 2000 mL。脉快而弱是失血的表现，尤以脉弱为可靠表现。但须注意高血压患者例外。

临床应根据以上几种方法综合判断，并对出血的程度进行分级（表 2-6）。

表 2-6　　　　　　　　　　　　　　　　出血程度分级

分　级	失血量	血　压	脉　搏	血红蛋白	症　状
轻度	＜500 mL	基本正常	正常	无明显变化	黑便为主，可有头昏
中度	500～1000 mL	下降	100 次/min 左右	70～100 g/L	柏油样便或有呕血，口渴，少尿，心悸，晕厥
重度	＞1000 mL	＜80 mmHg	＞120 次/min	＜70 g/L	呕血或便血次数多，心悸，四肢厥冷，冷汗，少尿或无尿，神志恍惚

（二）辨别有无持续性出血

出血是否停止，不能单纯以有无呕血、黑便及黑便持续时间来判断。患者如每日排便，2～3 日后大便转黄。如间隔数日排便 1 次，黑便持续时间就长。

以下情况被认为有持续性出血或再出血：

（1）反复呕血及黑便，便次增多，甚或大便转暗红色。

（2）进行性贫血，有头晕、心悸、气急，血常规示血红蛋白、红细胞呈进行性减少。

（3）经补充足够的血容量，厥脱未见好转，甚或恶化。

（4）如无呕吐或严重脱水，也无明显肾衰竭，血尿素氮持续升高，提示出血量大或出血未止，形成肠道性氮质血症。

（三）要熟悉厥脱的症状和体征

神志淡漠或烦躁不安。尿量减少，24 小时≤400 mL（每小时＜20 mL）。四肢湿冷，皮肤口唇苍白，或口唇及肢端发绀。血压：收缩压＜80 mmHg，脉压＜20 mmHg。心率每分钟＞110 次，脉细弱且数。

（四）类证鉴别

1. 与假性呕血、黑便鉴别　进食大量动物血，口服某些中药、生物碳、铁剂等，均可造成假性呕血、黑便，使呕吐物及大便外观与上消化道出血相似。要注意询问进食史，予以相应的理化检查鉴别。此外，鼻衄、咯血、口腔或咽喉的出血经口吞入，也会造成假性呕血与黑便。须详细询问病史及进行相应的体格检查以资区别。

2. 呕血与咯血鉴别　见表2-7。

表 2-7　　　　　　　　　　　　　　　　呕血与咯血的鉴别

项　目	呕　血	咯　血
出血前情况	上腹疼痛不适，恶心，呕吐，心悸，有时晕厥	喉痒，咳嗽，胸闷
出血方式	呕出	咯出
出血物	黑褐色，咖啡渣样，有时鲜红，混有食物残渣，无气泡，呈酸性	鲜红色，混有气泡和痰，呈碱性
出血后情况	均有黑便	痰中带血，无黑便（除非血被吞下）
基础病因	消化性溃疡，肝硬化，消化道癌，出血性胃炎等	肺结核，支气管扩张，风心病二尖瓣狭窄，支气管肺癌，肺栓塞等

（五）结合相应检查，明确基础病因

1. 病史与症状

（1）年龄与性别：消化性溃疡以青壮年男性多见。约 80% 的患者在 40 岁以下。男女发病比例为（2：1）～（4：1）。而消化道肿瘤发病大多在 40 岁以上。

（2）服药与饮酒史：出血前有服用阿司匹林、保泰松、吲哚美辛、皮质激素或大量饮酒史，常为糜烂性出血性胃炎、应激性溃疡，也可能为消化性溃疡急性发作。

（3）上腹部疼痛：上腹部有慢性、周期性、规律性疼痛病史者常为消化性溃疡，且出血前常有疼痛加剧史，出血后疼痛可缓解。上腹部疼痛持续不愈，或呈进行性发作无规律者，多为胃癌。急性上腹绞痛伴黄疸及胆囊大者，要考虑胆道出血。

（4）吞咽困难与疼痛：多见于食管疾病，最多见于晚期食管癌。

（5）广泛出血倾向：应考虑血液系统疾病，如血小板减少性紫癜、再生障碍性贫血、白血病、血友病等。

2. 体格检查

（1）凡有肝病面容、蜘蛛痣、肝掌、腹壁静脉曲张、肝质地变硬，则肝硬化合并食管、胃底静脉曲张破裂可能性最大。

（2）上腹部肿块或伴左锁骨上淋巴结肿大常为胃癌。

（3）伴进行性黄疸者，应考虑坏死后肝硬化、胰腺癌或胆道出血。

3. 实验室检查

（1）大便及呕吐物隐血试验：可确定是否为消化道出血（注意排除误吞血）。

（2）血查红细胞、血红蛋白、血小板计数、出凝血时间、凝血酶原时间：可帮助估计出血量、判断病情严重程度及排除血液系统疾病。

（3）X 线钡餐检查：有助于诊断消化道疾病。但要注意一般应在止血和病情稳定 1～2 日后进行。过早检查一则易诱发出血，加重病情；另外出血灶有血块，难以诊断。

（4）肝功能及超声波检查：有助于肝硬化的确诊。

（5）内镜检查：当诊断难以明确且治疗效果不佳时，可于出血后 5～48 小时做内镜检查以助诊断，并可通过内镜进行特殊治疗，在局部用药止血。

【辨证】

（一）辨证原则

1. 火盛应辨别心火、肝火、胃火　心火症见心烦躁扰，夜寐难眠；肝火症见胁痛目赤，口苦易怒；胃火症见脘中灼热，嘈杂口臭。

2. 气逆辨别胃气、肝气　胃气逆则嗳气频作，恶心呕吐；肝气逆则脘胁胀满，攻窜疼痛。

3. 辨瘀血　脘胁刺痛、痛有定处，出血紫暗、夹血块，反复不止。

（二）证候分类

1. 胃热伤络证　症见吐血呈咖啡色，甚或鲜红，常混食物残渣，便秘或大便色黑如漆，口干口臭，喜冷饮，脘腹闷胀，甚则作痛，或心烦躁扰，夜寐难眠。舌红，苔黄腻，脉滑数。

证机概要：湿郁热蒸，灼伤胃络，火盛气逆，血溢脉外。多见于慢性胃脘疾病。

2. 肝火犯胃证　症见呕血鲜红或紫黯，质稠，大便黯黑，胸闷，胁肋胀痛，烦躁易怒，面红目赤，口苦。舌苔黄，质红绛，脉弦数。

证机概要：肝郁化火，横逆犯胃，气火伤络，迫血离经。多见于肝（胆）病变，胃络损伤所致的消化道出血。

3. 血瘀络损证　症见吐血紫暗，夹有血块，反复不止，胃脘刺痛或胁下积聚刺痛，面部赤丝蛛缕，腹部青筋暴露。舌紫暗有瘀斑，苔黄或少苔，脉涩不利，或细数，或弦数。

证机概要：肝病日久，气机郁滞，血行不畅，胃络粗曲瘀阻，络损血溢。多见于肝硬化合并食管、胃底静脉曲张破裂。

上列证候可以并见，如出血量多，见气随血脱者，参考血证、厥脱病篇。

【治疗】

（一）应急处理

1. 中成药

（1）泻火止血：生大黄粉 2～3 g，每日 3 次，口服；大叶紫珠草粉 1.5 g，每日 3 次，口服；大叶紫珠草片 3 g，每日 3 次，口服；紫地合剂（广州中医药大学附属医院科研方：紫珠草、地稔）50 mL，每日 4 次，口服。

（2）收敛止血：乌及散 5 g，每日 3 次，口服；仙鹤草素 10 mg 加入 50％葡萄糖注射液中，静脉注射，每日 2 次。

（3）祛瘀止血：三七粉 2～3 g，每日 3 次，温水冲服；云南白药 0.5～1 g，每日 3 次，口服。

2. 中药液冰冻洗胃法　以紫地合剂或其他汤药 500～800 mL 放入冰箱冷藏（3 ℃～4 ℃）后洗胃，每次用 500～800 mL，经胃管注入胃中，协助患者左右转动体位，使药液充分与胃各部接触，即抽出，反复 2～3 次，注入 200 mL 保留。每日 1～3 次。适用于胃脘疾病所致上消化道出血。注意凡有心脏病患者应慎用，避免由寒冷刺激引起心律失常或其他突变。

3. 配合补液、输血，补充血容量　血容量不足是出血的直接结果，严重者可因厥脱而危及生命。配合补液、输血可有效地补充血容量，防止厥脱的发生或恶化，给止血提供治疗时间。常用种类有全血、血浆、血浆代用品、平衡盐液等。可根据出血的量和程度来选择不同的品种及决定补充的量。

4. 食管、胃底静脉曲张破裂出血，配合三腔双囊管压迫止血。

（二）辨证施治

1. 治疗原则

（1）止血为先，泻火为主：由于出血可迅速危及生命，率先止血是防止病情恶化的最有效措施。而本病多因火盛诱发，血得凉则止，故止血应以清胃泻火为主，兼肝火者泻肝，兼心火者清心。

（2）消瘀为次，重在祛瘀止血：瘀血阻络，可致出血不止，且寒凉泻火也易留瘀。所以在泻火止血的同时，对有瘀血者，要配合祛瘀。祛瘀重在祛瘀止血，以达到祛瘀不动血的目的。

（3）出现厥脱证时，当从厥脱论治，益气固脱，补血输液。

2. 治法方药

（1）清胃泻火、凉血止血法：适用于胃热伤络证。清胃可泄胃络之热，泻火可使血不妄行。

［例方］①泻心汤（《金匮要略》：大黄、黄芩、黄连）苦寒清泻，降火止血。适用于胃火有余，迫血妄行所致吐血、衄血。②十灰散（《十药神书》：大蓟、小蓟、侧柏叶、荷叶、茜草根、栀子、白茅根、大黄、牡丹皮、棕榈皮）清热凉血，收涩止血。适用于血热妄行所致吐血、咯血。

［常用药］大黄、黄连、黄芩、栀子清热泻火；牡丹皮凉血；紫珠草、地榆、墨旱莲、侧柏叶、白茅根凉血止血。

［加减］心火亢盛，心烦难眠、躁扰不安者，加莲子心、酸枣仁，另服琥珀粉 3 g，每日 2 次；泛酸，加乌贼骨制酸止血；兼阴虚者，加生地黄炭、石斛、阿胶。

（2）泻肝清胃、降逆止血法：适用于肝火犯胃证。泻肝可以安胃，肝火平则胃热清；气有余便是火，降气即是降火，火降则气不上逆，血出自止。

［例方］①龙胆泻肝汤（《医宗金鉴》：龙胆、生地黄、当归、柴胡、木通、泽泻、车前子、栀子、黄芩、甘草）清肝泻火。适用于肝经实热所致出血，烦躁易怒，口苦目赤。②化肝煎（《景岳全书》：青皮、陈皮、芍药、牡丹皮、栀子、泽泻、贝母）清泄肝火，理气和胃。适用于肝郁化火犯胃，气逆动血，脘胁疼痛，嘈杂泛恶，心烦易怒，口干口苦。

［常用药］龙胆、黄芩、栀子、牡丹皮清肝泻火凉血；生地黄、赤芍、墨旱莲、白茅根凉血滋阴止血；侧柏叶、茜草、藕节凉血祛瘀止血。

［加减］胁痛，加郁金行气散瘀止血；恶心或呃逆，加赭石、降香、竹茹降气镇逆；面红目赤、急躁易怒者，加水牛角片、紫珠草、怀牛膝清热凉血，引血下行。

（3）泻火凉血、祛瘀止血法：适用于血瘀络损证。血热多因火盛，血凉自能归经；瘀阻气滞，可致血不循经，瘀祛血行，则血出自止。

［例方］①犀角地黄丸（《严氏济生方》：犀角、生地黄、赤芍、牡丹皮、黄芩、大黄）清营凉血。适用于热盛吐衄。②失笑散（《太平惠民和剂局方》：五灵脂、蒲黄）活血祛瘀。适用于瘀血阻滞，络损出血。

［常用药］水牛角、大黄、黄芩清营泻热；赤芍、生地黄、牡丹皮凉血；蒲黄、五灵脂、三七、花蕊石祛瘀止血。

［加减］有黄疸者，加茵陈、栀子泻热除湿；胁肋胀痛，加延胡索、川楝子以疏肝理气止痛；腹满便秘，重用大黄清泻积热；腹水、尿少者，可加车前草、泽泻利水。

【护理】

1. 禁食　　出血期间，应予禁食。出血停止后改流质、半流质饮食，渐至软食。宜少食多餐，忌辛辣、刺激、油煎食物。

2. 卧床休息　　大出血应取平卧位或头低脚高位。适当保暖。必要时吸氧。

3. 消除患者紧张、恐惧心理，必要时使用镇静剂。

4. 主要监护项目　　记录呕血、便血的次数和色、质、量，警惕休克前期及休克症状的出现；观察脉搏、血压、口渴、肢温、尿量、神志、大便隐血试验、血红蛋白。

【临证要点】

1. 辨治心得　　急性上消化道出血，吐血、便血并见者病势急而病情重，若仅为便血、黑便（远血），则病势缓而病情轻。从上溢者多由火盛气逆所致，从下溢者多为脾虚不摄。辨证一般多分为胃中积热、肝火犯胃、脾虚不摄、气衰血脱等证。概而言之，总以火热动血为因，阴虚、气虚、血脱为果。火盛则气逆，气盛则化火，故火盛气逆实为急性出血的主证型。分别言之，尚有胃中积热与肝经气火之分，而胃热伤络、肝火犯胃，又均可成为血瘀络损的病理基础。故可认为急性上消化道出血主要表现为火热、气逆、血瘀三大病理环节。

治疗当以泻火降逆、凉血消瘀为基本大法。要注意率先止血，止血重在泻火，不要过用止涩，以免留瘀。次则消瘀，消瘀应先予凉血，以免火热灼血成瘀；尚需祛瘀止血，以免破血动血。再予宁血，血气得和则自能归经，不致复出。后图补虚，补血益气以培其元。

血止后表现为血耗气伤，脾胃健运不复，食少脘痞者，当用理中汤加归、芍和血，斡旋中气，益气生血。胃阴亏耗，脘中嘈灼、口干、舌红者，则当甘寒濡润、柔肝养胃，药用生地黄、麦冬、石斛、白芍，少佐栀子、黄连苦泄清中。

对火热的治疗应区别是胃中湿火，还是肝经气火，湿火当用苦寒泻火之泻心汤为主，因苦能燥湿、寒能清热；气火则应以泄为主，清泄肝经郁热，平降肝经逆气，药如栀子、牡丹皮、龙胆、川楝子、降香、赭石之类。不宜重用苦寒逆折，以免伤阴。

兹介绍治疗肝硬化食管、胃底静脉曲张破裂出血效方一则，以体现降气消瘀法的实际应用：紫苏子、茜草根各 15 g，降香 5～10 g，共煎，血余炭 10 g 另研，药汁调服。

2. 肝病门静脉高压食管、胃底静脉曲张破裂出血，须配合三腔管气囊压迫止血。注意预防肝性脑病等并发症的发生。

（1）预防肝性脑病：①迅速止血。②适当补充血容量。③消除肠道积血。可用生大黄粉 3 g，每日 3 次或 50％硫酸镁 30～50 mL 导泻。若估计上消化道积血不多，可用生理盐水高位灌肠。

（2）防止腹水增长：①抢救过程中，适当限制钠盐摄入。②补充适量白蛋白。③腹水明显者，止血后适当给予利尿药。

3. 熟悉外科手术指征和适应证，及时转外科治疗。凡有下列情况之一者，应考虑手术：

（1）出血不久即发生厥脱，短期内输血量达 1500 mL 仍不能缓解者。

（2）出血后经内科治疗 48 小时仍不能止血且加重者。

（3）有典型溃疡病史，年过 50 岁，有动脉硬化倾向，估计出血不易止者。

（4）近期内发生大出血经内科治疗已止，但又大出血者。

（5）长久溃疡病史合并幽门狭窄、梗阻，或疑有恶变者。

第十五节 心力衰竭

【导言】

（一）概念

心力衰竭（简称心衰）是多种原因导致心脏结构和/或功能的异常改变，使心室收缩和/或舒张功能发生障碍，从而引起的一组复杂临床综合征，主要表现为呼吸困难、疲乏和液体潴留（肺淤血、体循环淤血及外周水肿）等。

（二）临床特征

心悸心慌，胸闷气喘，咳嗽咯痰或咯血，颈脉搏动，右胁下触有癥块，水肿，唇舌青紫，脉细或细数无力，或参伍不调。

（三）分类

1. 按其发病和病情可分为急性心力衰竭和慢性心力衰竭，急性心力衰竭是由于各种原因使心脏排血功能在短时间内急剧下降，引起动脉灌注不足，肺动脉高压或肺动脉扩张，以及任何原因引起的肺血流量异常增加所表现的循环、呼吸障碍，常见于急性弥漫性心肌炎、广泛性心肌梗死、严重心瓣膜狭窄、心室流出道梗阻、高血压、输液过多或过快、严重心律失常等，多表现为昏厥、休克、急性肺水肿、心搏骤停等；而慢性心力衰竭则常见于慢性心肌病变和长期心室负荷过重一类疾病所致的心肌舒缩功能减损，泵血功能低下，不能满足全身供血需要所出现的综合征，如冠心病、心肌炎、风湿性心脏瓣膜病、肺源性心脏病等，由于常伴有各器官瘀阻性充血的表现，故又称充血性心力衰竭。

2. 按其临床表现又可分为左侧心力衰竭（简称左心衰）、右侧心力衰竭（简称右心衰）和全心力衰竭（简称全心衰）。左侧心力衰竭主要表现为肺循环衰竭；右侧心力衰竭主要表现为体循环衰竭；全心力衰竭则兼而有之。

（四）讨论范围

根据其临床表现，与中医学中的心悸、怔忡、胸痹、心痹、喘证、水肿、痰饮、虚劳和癥积等病证均有联系，可以互参。

【病因病机】

心力衰竭病因病机示意图如图 2-21 所示。

（一）病因

1. 外邪犯心 风寒湿热之邪，由外而入，侵袭血脉，内舍于心，先伤心体，后损心用，导致心动无力，脉络瘀阻，水气内停而发病。

2. 心脏自病 心悸、胸痹、心痹等。

3. 他脏之病及心

（1）肺病及心：咳、喘、哮、痨致肺气壅塞，不能助心行血而朝百脉，则心气亏损，鼓动力弱。

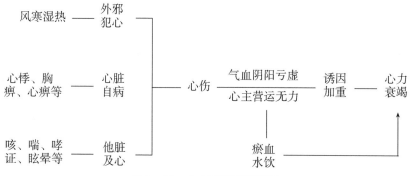

图 2 - 21　心力衰竭病因病机

（2）脾病及心：饮食失调，劳倦过度，脾胃受损，气血化生不足，心气日衰，且脾虚不能化湿，湿邪内生，脉道不利，则心动力弱。

（3）肝病及心：肝病疏泄失常，影响气血运行，心脉因之瘀滞，心气鼓动无力。

（4）肾病及心：禀赋不足，久病伤肾，元阴元阳虚衰，则心失濡养和温煦，鼓动无力而致心血瘀阻；肾虚气不化水，则水饮凌心射肺；甚则心肾衰竭，阳气欲脱。

4. 诱发因素

（1）感受外邪：肺失宣肃、治节不行。

（2）劳倦太过：劳则气耗。

（3）情志刺激：脏气紊乱。

（4）妊娠分娩：妊娠期分血养胎、胎毒伤正。分娩时耗血伤气、百脉空虚。

5. 其他　食盐过多、输液或输血过多/过快、服药不当或药量不当（如洋地黄）等。

（二）病机

1. 病理性质以虚为主，常虚中夹实　虚为气血阴阳亏虚，以心气不足为主，重者阳气亏耗，乃至阳虚欲脱。实为血瘀、水饮为患，害及五脏。常为因虚致实、心主营运无力而致血瘀；心肺脾肾亏虚，则水饮内停。由于宿疾、诱因、体质等因素，亦见兼夹寒、热、痰浊诸邪者。正虚邪实互为因果，促使疾病演变发展，病情危重阶段常见大实大虚证候，如喘、肿、厥脱等。

2. 主病脏器在心，与他脏因果相关，尤以心肺、心肾为主　表现为心失所养，心悸不宁；肺虚失肃，咳逆喘息；脾虚不运，身肿、食少、便溏；肾阳亏虚，气喘、尿少、水肿；肝血瘀阻，胁下癥块等证。常见多脏同病。严重者见脾肾阳衰、心阳欲脱之危候。

【诊查要点】

（一）询查发病原因

辨清原发病，如冠心病、高血压心脏病（简称高心病）、风湿性心脏病（简称风心病）、肺源性心脏病（简称肺心病）、心肌病（扩张型、肥厚型）。其他如甲状腺功能亢进症（简称甲亢）、贫血、结缔组织病等。

（二）辨病理因素

瘀血、水饮、痰等。

（三）辨脏腑病位

1. 病位在心　口、唇、爪甲、皮肤青紫，惊悸，怔忡，虚里跳动异常，颈静脉搏动，脉乍大乍小。

2. 病位在肺　咳嗽、气喘。

3. 病位在脾　身肿、腹满。

4. 病位在肾　下肢浮肿、喘息不宁。

（四）辨心脏功能（表2-8）

表2-8 心功能分级

心功能分级	活 动	心力衰竭分度
Ⅰ级	不受限	
Ⅱ级	稍受限，不能胜任一般活动	Ⅰ
Ⅲ级	明显受限，不能胜任较轻活动	Ⅱ
Ⅳ级	活动丧失，休息时也有症状	Ⅲ

（五）辨左、右或全心力衰竭

1. 左侧心力衰竭

（1）症状：呼吸困难（劳力性呼吸困难、端坐呼吸、阵发性夜间呼吸困难、急性肺水肿）；咳嗽、咯痰、咯血；倦怠无力、潮式呼吸（陈-施呼吸）等。

（2）体征：原心脏病体征，表现为左心室增大（心尖搏动移向左下、心率增快、心尖舒张期奔马律、肺动脉瓣第二音亢进、心尖收缩期杂音）；肺部啰音、胸腔积液、交替脉。

2. 右侧心力衰竭

（1）症状：食欲不振、恶心、呕吐；上腹饱满、脘胁痛；尿少、夜尿多。

（2）体征：为原心脏病体征，表现为心脏增大（右心为主，抬举性搏动、心率增快、舒张期奔马律、三尖瓣区收缩期杂音），静脉充盈（颈静脉充盈甚则搏动），肝大及压痛，下垂性水肿，胸腔积液和腹水。

3. 全心力衰竭 兼有以上表现，多由左侧心力衰竭影响右心所致。

【辨证】

（一）辨证原则

1. 辨正虚邪实，掌握标本主次

（1）正虚：辨别气血阴阳亏虚的重点，常见气血虚、气阴虚、阳气虚和阴阳两虚等证。严重者可见虚阳欲脱。

（2）邪实：

1）辨有无外邪：从病史、表证等区别。

2）辨病理因素（图2-22）。

瘀血→面青晦、唇舌爪甲紫、右胁下痞块

水饮
├ 凌心 → 心悸
├ 犯肺 → 喘咳
├ 泛溢肌肤 → 浮肿
└ 潴留体内 → 悬饮、腹水

图2-22 心力衰竭病理因素

2. 辨脏腑病位，分主病及兼病脏器 一般而论，主病在心，涉及他脏，但在病的某个阶段可能侧重于某一个脏器。故当分辨主脏及兼病脏器，并从正虚、邪实两个方面加以辨别（表2-9）。

（二）证候分类

1. 痰瘀饮停证 症见咳喘胸闷，咯吐白泡沫痰，心下悸动，下肢浮肿，尿少，颈静脉怒张，右胁下痞块，面唇发紫，或有恶寒发热。舌质紫，苔白滑腻，脉弦滑，或有结象。

证机概要：肺病日久，治节不行，心主受累，心脉瘀阻，水饮内停，上凌心肺，肺气郁滞。若夹外邪可见表证。多见于肺心病心力衰竭。

表 2 - 9   心力衰竭辨脏腑病位

脏 腑	正 虚	邪 实
心	气血阴阳	瘀血、水饮
肝	阴血	瘀血
脾	阳气	痰饮
肺	气阴	外邪、痰、饮、瘀
肾	阳气 阴精	水泛 火旺

2. 气虚血瘀证　症见心悸，胸闷，气短，神疲，活动后易发胸痛、气喘，或夜间阵发喘促而需坐起，面黄少华，口唇黯红，或见下肢浮肿。舌紫苔薄，或见瘀点瘀斑，脉虚或有歇止，或弦。

证机概要：久病心气虚弱，宗气不足，气虚无力行血，而致瘀血阻络。甚则气不化水，瘀阻水停。多见于冠心病、风心病或心肌病之心力衰竭。

3. 气阴两虚证　症见心悸，少寐，胸闷气促，动则喘息不宁，自汗、盗汗，神疲倦怠，头晕，面颧暗红，或咳嗽咯痰带血。舌质红，苔薄，脉细数或至数不匀。

证机概要：久病心气虚弱，肺失治节，心营不畅，心阴亏虚或阴虚火旺，心神失养，则心脉瘀滞。多见于冠心病、高心病、风心病、心肌炎心力衰竭，而以左心衰为主。

4. 阳虚水泛证　症见肢体浮肿，或伴腹水，脘痞腹胀，尿少，心悸，气喘，难以平卧，身体振振瞤动，畏寒肢冷，唇甲青紫。舌质淡胖或淡紫，脉沉细无力或结代。

证机概要：病久心脾肾阳气俱虚。心阳不振，不能主血；肾阳衰微，不能主水；脾阳不运，不能主运，以至阳气虚弱，气不化水，水邪泛滥。多见于各种心脏病心力衰竭的重症，而以右心衰为主。

5. 阳气衰竭证　症见怔忡不已，虚里搏动应衣，或有肢肿、胸满腹胀。舌质淡胖紫黯，脉沉细数。甚则剧喘不止，胸闷如窒，喉中痰鸣，咯吐泡沫样痰呈粉红色，汗出不止，四肢逆冷，爪甲青紫，面色青灰，脉微细欲绝或细数不清。

证机概要：心肾阳衰，肺气欲绝，元气虚败，多脏同病，阳虚水泛。或阴竭阳微，而见心阳欲脱之征。多见于心力衰竭严重阶段，而以左心衰为主。

【治疗】

（一）应急处理

1. 一般处理

（1）静卧，采取适当体位：急性期应卧床休息，保持环境安静。改变患者体位为坐位、半卧位或胸膝位休息，在急性左心衰肺水肿抢救时，应保持双腿下垂姿势，以减少回心血量。

（2）绑扎四肢：急性肺水肿时，用止血带绑扎四肢，每肢扎 45 分钟，放 15 分钟，减少回心血量。

（3）吸氧：无低氧血症的患者不应常规吸氧。当血氧饱和度（SpO_2）＜90％ 或动脉血氧分压（PaO_2）＜8.0 kPa（60 mmHg）时应给予氧疗。①鼻导管吸氧，低氧流量（1～2 L/min）开始，若无 CO_2 潴留，可采用高流量给氧（6～8 L/min）。②面罩吸氧，适用于伴呼吸性碱中毒的患者。如气管内大量涌出泡沫样分泌物，应予插管，气管吸引。

（4）必要时，可加强心、利尿、扩血管、镇静等西药，综合治疗。

2. 中药及注射剂强心

（1）人参粉（人参）3～5 g，温开水送服，每日 3 次。血压高者慎用。

（2）生脉饮（人参、麦冬、五味子）10 mL，2～3 支，口服，每日 3 次。以含人参者较佳。

（3）人参注射液（人参）：2～4 mL，肌内注射或静脉注射或加入 5％葡萄糖氯化钠注射液 500 mL

中静脉滴注，每日 1～2 次。静脉给药者，速度不宜过快（下同）。

（4）参附注射液（人参、附片）：用法同上，用量不宜过大，以免附子中毒。

（5）生脉注射液（人参、麦冬、五味子）：20～40 mL 加入 50％葡萄糖注射液 40～60 mL 中静脉注射或加入 5％葡萄糖氯化钠注射液 500 mL 中静脉滴注，每日 1～2 次。也可 2～4 mL 肌内注射，2～4 小时 1 次。

3. 平喘　葶苈子末 2～5 g，每日 3 次，饭后服。从小剂量开始。对心力衰竭气喘、咳吐痰涎者尤佳。

4. 利尿

（1）万年青强心苷（1.3 mg/mL）：皮下或肌内注射，每次 1～2 mL，每日 2～6 次。或 1～4 mL 加入 50％葡萄糖注射液 10～20 mL 中，静脉缓慢注射。

（2）万年青根（叶）：10～15 g，水煎服，每日 1 剂。

5. 针灸　主穴取内关、间使、通里、心俞、神门、足三里；气促配肺俞、膻中；尿少配肾俞、三阴交。虚补实泻，一般不留针。

（二）辨证施治

1. 治疗原则　分标本主次、脏腑病位施治。

（1）求本：①先病为本，治疗原发病。如高心病心力衰竭应注意平肝熄风潜阳；肺心病心力衰竭应注意宣肃肺气、化痰平喘；风心病心力衰竭应注意祛风散寒、除湿通络；冠心病心力衰竭应注意活血理气、化痰开痹。②正虚为本，益气、养血、滋阴、温阳，尤重阳气。

（2）治标：活血、利水、化饮（痰）。势急病重阶段总为本虚标实证候，当匡正以祛邪，邪祛则正安。

（3）分脏腑病位：病在五脏，常见多脏同病，尤重心肾。

（4）适当配用有强心作用的中药：据药理研究，有不少药物具有大小不等的强心作用，如附子（川乌）、北五加、补骨脂、鹿茸、玉竹、三七、川芎、陈皮、枳壳、穿山龙、鹿衔草、麝香等。可在辨证施治的基础上选药，有毒药物应注意用量，并适当配伍以减少毒副作用。

2. 治法方药

（1）化痰祛瘀蠲饮法：适用于痰瘀饮停证。痰化则肺气顺降，瘀祛则心营畅通，痰瘀分消，水饮自能输化。

［例方］①桂枝去芍药加麻黄细辛附子汤（《金匮要略》：桂枝、生姜、甘草、大枣、麻黄、细辛、附子）温阳化饮，宣肺散寒。适用于寒饮内伏，风寒袭肺，水饮结于气分，心下坚，大如盘，按之中虚者。②己椒苈黄丸（《金匮要略》：防己、椒目、葶苈子、大黄）泻肺通腑，利水祛饮。适用于水饮停聚，肠中沥沥有声，腹满便秘者。

［常用药］桂枝、细辛、附片温阳化饮；葶苈子、法半夏祛饮化痰；苏木、泽兰、红花化瘀通脉；川椒目、防己、泽泻、带皮茯苓、北五加皮祛饮利水。

［加减］恶寒发热，加麻黄宣肺解表；咳喘痰多，加紫苏子、白芥子、紫菀降气化痰；神疲易汗，加黄芪益气。痰蕴化热，咳吐黄痰、口干口苦，当清肺化痰、祛瘀利水，上药去桂枝、细辛、附片、北五加皮，配北沙参、贝母、桑白皮、瓜蒌、穿山龙、虎杖、万年青根之类。

（2）益气活血法：适用于气虚血瘀证。气虚不能运血，血滞为瘀者，气旺则血行，血活则瘀化。

［例方］①养心汤（《证治准绳》：黄芪、茯苓、茯神、当归、川芎、炙甘草、半夏曲、柏子仁、酸枣仁、远志、五味子、人参、肉桂）益气活血，宁心安神。适用于气虚为主，心悸胸闷，气短神疲者。②血府逐瘀汤（《医林改错》：当归、生地黄、桃仁、红花、枳壳、赤芍、柴胡、甘草、桔梗、川芎、牛膝）理气活血化瘀。适用于瘀血明显，胸痹胸痛，唇舌青紫，胁下痞块者。

［常用药］黄芪、党参、太子参（或人参）补气；桂枝、白术、茯苓温阳化饮利水；当归、川芎、赤芍、郁金、三七、红花活血化瘀。

［加减］胸痛明显，加失笑散化瘀；下肢肿明显，加鸡血藤、天仙藤、防己行气活血，利水消肿；肾虚，足冷、怯寒，加淫羊藿、补骨脂温肾。

（3）益气养阴法：适用于气阴两虚证。益气可复心脉，养阴可滋心营，营通脉畅，则心有所养。

［例方］①生脉散（《备急千金要方》：人参、麦冬、五味子）益气养阴，生津敛汗。适用于气阴亏虚之心力衰竭，心悸，气短，神疲，自汗，盗汗，口干，舌红，脉细数者。②炙甘草汤（《伤寒论》：炙甘草、人参、桂枝、生姜、阿胶、生地黄、麦冬、火麻仁、大枣）益气滋阴，养血复脉。适用于气血不足、心阴亏虚、心阳阻遏者，为调补气血阴阳之剂，主治心动悸、脉结代、气短、口干等症。

［常用药］党参（人参、太子参）益气；麦冬、玉竹养阴生津；丹参活血安神；五味子生津敛汗；龙骨、牡蛎安神镇心敛汗；炙甘草益气复脉。

［加减］气虚明显，加黄芪益气；血虚，加当归、熟地黄养血；阴虚火旺、咯血，加生地黄、阿胶、牡丹皮、仙鹤草滋阴凉血；止血，另吞三七粉 3 g；心慌，加酸枣仁、柏子仁、远志、茯神安神宁心；血瘀水停，尿少、下肢浮肿、舌有紫气，加益母草、鸡血藤、泽兰活血通络，泽泻、玉米须、车前子利尿消肿；肝旺，加白蒺藜、罗布麻叶、怀牛膝、珍珠母、赭石平肝熄风。

（4）温阳行水法：适用于阳虚水泛证。温阳可助气化，气化则水自行。

［例方］①苓桂术甘汤（《金匮要略》：茯苓、桂枝、白术、甘草）温脾阳，降逆饮。适用于脾阳虚为主，心悸胸闷，尿少，下肢浮肿者。②真武汤（《伤寒论》：炮附子、白术、茯苓、芍药、生姜）温肾利水。适用于肾阳虚为主，心悸气喘，肢体浮肿，畏寒肢冷，舌淡紫者。

［常用药］附片、干姜、桂枝温阳化饮；黄芪、白术益气化饮；茯苓、泽泻、车前子利水；北五加、万年青根利水强心。

［加减］气虚，加人参或党参、太子参益气；脘痞腹胀，恶心食少，加砂仁、川椒、姜半夏、大腹皮、木香温脾和胃理气；肿甚，加防己、蟾皮利尿强心，另用牵牛子、蟋蟀、沉香、琥珀粉吞服逐饮利水；悸动喘咳，加葶苈子、白芥子、紫苏子泻肺平喘；爪甲青紫，肝脏肿大，酌加桃仁、红花、泽兰、丹参、水蛭活血化瘀。

（5）温阳益气固脱法：适用于阳气衰竭证。温阳能救逆，益气可固脱。

［例方］①参附龙牡汤（验方：人参、附子、龙骨、牡蛎）温阳益气固脱。适用于阳虚欲脱证。②参蛤散（《济生方》：人参、蛤蚧）益气纳肾。适用于肺肾气虚，不能纳气者。

［常用药］人参、炙甘草大补元气；附片、淫羊藿温肾回阳；山茱萸、五味子益阴固脱；龙骨、牡蛎固脱。

［加减］动则喘甚，加胡桃肉、坎脐或紫河车、紫石英、沉香补肾纳气；阴伤口干、烦热汗黏、舌红加麦冬、玉竹养阴，酌减温阳药；咯吐泡沫痰，加葶苈子、桑白皮、牵牛子泻肺平喘；水邪泛滥，肢肿，加黄芪、白术、桂枝、茯苓、万年青根益气通阳利水；喘剧汗多，心阳欲脱，用参附汤送服蛤蚧粉，或吞服黑锡丹回阳救逆。

【护理】

1. 适当休息　心力衰竭较轻者，适当休息；心力衰竭较重者应卧床休息，根据病情取高枕卧位或半坐位。

2. 忌盐　限制钠盐的摄入，以尽可能减低水钠潴留，减轻心脏负担。

3. 避免一切诱发因素　保持安静，避免一切刺激。注意保暖，预防感冒。

4. 记录尿量、体重，测腹围。

5. 密切观察患者，警惕喘脱证的发生。注意心率、心律、呼吸、血压的变化；注意有汗、无汗及肢体温度和体温。及时发现喘脱的早期症状。

【临证要点】

（一）治本重在温阳益气，佐以滋阴养血

心力衰竭的病理性质总属本虚标实，虚实夹杂，其一系列病理变化始于气血阴阳的亏虚，而其根源在于心之气阳虚衰。心气是维持正常心脏功能的动力，气为阳化，"阳气者若天与日，失其所则折寿而不彰"（《素问·生气通天论篇》）。由于心阳（气）失用，气血运行障碍，心脉瘀阻不畅，成为发病的关键，故治病求本的重点在于益气补阳。但在补益阳气的同时，亦不能忽视益阴。因心的阴血亏虚，会导致心气心阳的虚弱，而阳虚阴损，体用皆伤，由气阴两虚，进而阴阳并损，是其病理演变的必然过程。为此治疗当在温阳益气的基础上，予以益阴养血，"阳得阴助而生化无穷"。在临床上，若仅用人参、附子，虽能"瞬息化气于乌有之乡，顷刻生阳于命门之内"，但病情较易反复，若配以救阴之品，则疗效较为稳定。

（二）治标重在活血化瘀，配合利水化饮

瘀血和水饮是心力衰竭的重要病理环节，是心力衰竭病理过程中的重要病理产物和继发性致病因素，在病理上有互为因果的关系，在治疗上要相互兼顾。但主要矛盾在瘀血方面。心力衰竭之瘀主要从心之气阳虚衰而来，而心脉瘀滞又加重心之气阳亏虚，如此循环，使心力衰竭日益迁延加重。瘀血形成后，进而发展为瘀阻气滞，水饮内停，或上凌心肺，或留于胃肠，或泛溢肌肤，或侵犯其他脏腑，同时又与瘀血因果循环，加重病情。因此，临床上治疗心力衰竭时，当以活血通脉，改善心脏血瘀状态为主，恢复其营运功能，气血流通，自无瘀阻水（饮）停之患。此即"治血即以治水"之理。于此可知，治疗应以活血化瘀为主，同时佐以利水祛饮。

（三）注意治疗原发病

心力衰竭是由于心系疾病日久不愈，反复发作，迁延而成，可由多种疾病引起。在治疗心力衰竭的同时，应积极治疗其原发病，一方面可以防止原发疾病的恶化而加重心力衰竭，又可以通过原发疾病的好转而有利于心脏功能的恢复。故治疗原发疾病是不可忽略的重要原则。如治疗冠心病心力衰竭，注意化痰祛瘀、通络等法的配合应用；治疗肺心病心力衰竭应予化痰祛饮利肺；治疗风心病心力衰竭配合祛风除湿等。

（四）注意去除和治疗诱发因素

心力衰竭患者病情的发作或加重，都有明显的诱发因素，因而去除诱发因素往往是治疗的关键。其中感受外邪是心力衰竭最常见的诱发因素。如肺心病心力衰竭，感受外邪最易诱发心力衰竭和加重病情。治疗应予宣肺解表，外邪不去，心力衰竭很难纠正。当外邪入里化热时，还要注意清热化痰，随病证的变化而灵活处理。其他的诱发因素也应重视。如妊娠诱发的心力衰竭，治疗应随时注意妊娠对心力衰竭的影响，在心力衰竭难以纠正的情况下，还应劝告患者终止妊娠。

第十六节　急性肾衰竭

【导言】

（一）概念

凡由各种原因引起的急性严重肾实质损害，肾小球滤过率短期内急剧下降，表现少尿、尿闭、代谢紊乱，尿毒症等一组危重综合征者，称为急性肾衰竭。急性肾衰竭是导致死亡的重要原因之一，如及时治疗，大部分患者可以康复。病因可分为肾前性、肾性、肾后性，如严重创伤、大手术、休克、败血症、严重感染、中毒、变态反应性肾病、尿路梗阻等。

少尿为每 24 小时尿量少于 400 mL。尿闭为每 24 小时尿量＜100 mL。代谢紊乱主要指水盐和蛋白代谢紊乱。

（二）临床特征

急性起病，每日小便量少于 400 mL，甚至只有 50～100 mL 或更少，并见水肿、恶心、呕吐、纳差、顽固性呃逆、头晕、头痛、心悸、喘促、呼吸深大、视物模糊、极度倦怠、意识淡漠、嗜睡、烦躁等症，甚至抽搐、出血、昏迷。

（三）讨论范围

中医学虽无急性肾衰竭的名称，但从临床表现来看，多属"癃闭""小便不通""关格"等病证范畴。如《景岳全书·癃闭》谓："小水不通，是为癃闭，此最危最急证也。水道不通，则上侵脾胃而为胀，外侵肌肉而为肿，泛及中焦则为呕，再及上焦则为喘，数日不通则奔迫难堪，必致危殆。"较确切地描述了本病小便不通在前，胀肿呕喘在后的病变发展经过。《杂病源流犀烛·噎塞反胃关格源流》曰："故上而吐逆曰格，下而不得大小便曰关。"《证治汇补·癃闭·附关格》曰："既关且格，必小便不通，旦夕之间，陡增呕恶……一日即死，最为危候。"《重订广温热论》认为："溺毒入血，血毒攻心，甚则血毒上脑之候，头痛而晕，视物蒙眬，耳鸣耳聋，恶心呕吐，呼气带有溺臭，间或猝然癫痫状，甚则神昏痉厥，不省人事，循衣摸床，撮空，舌苔起腐，间有黑……其症极危。"均较具体地表述了肾衰竭的特点，为临床辨证论治提供了依据。

【病因病机】

急性肾衰竭病因病机示意图如图 2-23 所示：

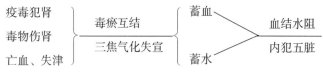

图 2-23　急性肾衰竭病因病机

（一）病因

1. 疫毒犯肾　外感温疫热毒或湿热之邪，传入下焦，损及肾脏，关门不利，而致小便不通。

2. 毒物伤肾　误食毒物，如毒蕈、鱼胆等；或应用过量对肾有损害的药物及有毒药物（如斑蝥、朱砂、磺胺类药、庆大霉素等中西药物），皆可伤肾，以致气化失常，尿少而闭；他如毒蛇咬伤，毒液侵入营血，损害肾脏也可导致关门不利，小便不通。

3. 亡血、失津　如失血过多，或严重吐泻，或创伤、烧伤，大量失液，或温热之邪耗伤阴津，以及上述多种原因所致的厥脱，若阴津未能及时得到补充，均可致肾津枯竭，无水以行，尿少而闭。

（二）病机

1. 毒瘀互结，三焦气化失宣，由蓄血而致蓄水　一方面，外感温疫热毒，或湿热之邪，或毒物所伤，肺热气壅，不能通调水道下输膀胱，或脾失转输，不能升清降浊，瘀热里结阳明，热毒与血互相搏结，而致血蓄下焦，壅阻肾和膀胱的气化功能，肾关开合失常，血不利则为水，瘀热与水毒互结，以致"血结水阻"，导致少尿、尿闭。

另一方面，也可因热在下焦，水热互结，或湿热壅滞，肾和膀胱气化不利，而致蓄水。水蓄下焦，阻滞气机，又可由蓄水而导致或加重蓄血。由于津血同源，水血相关，蓄血和蓄水可以互为因果，但一般多以蓄血为因，蓄水为果。

2. 水毒不仅蓄结下焦，还可内犯五脏，外渗体表　在病理演变过程中，水毒不仅蓄结下焦，还可内犯五脏，外渗体表，凌心则神昏心悸；犯肺则喘咳，气迫痰鸣；侮脾逆胃则脘痞腹满，呕恶；伤肝则惊厥、抽搐，甚则水毒潴留，肾气衰竭，趋向不可逆转的危候。若水毒泛溢肌表，可见形如"尸胖"之征。

3. 阴津（气）耗伤与蓄水可以并见　由于瘀热劫灼肾阴，耗伤津气，必致肾的化源涸竭，但瘀热在里，弥漫三焦，同时也会影响三焦的气化功能，津液不能正常敷布，反而停积成为有害的"邪水"，以致阴津不足，或津伤气耗与水毒蓄结并存，表现津伤水停之候。

4. 邪退正虚，元气未复，可见肾关开合失常　若邪退正虚，元气未复，阴虚热郁，关门开多合少，或肾气不固，不能蒸水化气，则可转入多尿过程。进而趋向恢复阶段，但因正虚，阴阳气血亏损，可见气阴两伤，脾虚湿蕴，肾阴亏虚诸候。

总之本病的主要病理表现为三实一虚，三实指热毒、血毒、水毒互结，一虚指阴津或津气的耗伤，标实与本虚相互错杂为患，且以标实为主要方面。病位在肾，而涉及肺、脾胃、三焦。

【诊查要点】

（一）诊断依据

1. 有引起急性肾衰竭的原因，如感染、外伤、中毒、溶血等。

2. 尿相对密度测定　少尿期尿相对密度低，常为 1.010～1.015。

3. 尿常规　尿蛋白阳性，尿沉渣可有红细胞、白细胞、上皮细胞碎片，颗粒管型，或见肾衰竭管型。

4. 尿渗透压测定　约为 300 mmol/L，尿渗透压与血渗透压比，小于 1.1∶1。

5. 肾功能测定　血尿素氮进行性升高，血肌酐升高，尿/血肌酐浓度比值<15。

6. 尿钠　大于 40 mmol/L。

7. 血生化检查　少尿期血钾可升高，多尿期血钾、血钠可降低。血二氧化碳结合力常降低。

8. 血液学检查　血常规提示白细胞轻度升高，合并感染者明显升高，血红蛋白、红细胞、血小板均降低，凝血和纤溶的实验室检查常异常。

9. 心电图　高血钾，较早出现 T 波高尖，逐渐明显，QT 间期缩短，QRS 波增宽，幅度下降，P 波逐渐消失；低血钾，ST 段下降，T 波幅度减低，并见 U 波，QT 时间延长，进而 P 波幅度增高，QRS 增宽。

10. B 超、肾区平片、CT、造影等应结合患者具体情况，选择应用。

上述 2、4、5、6 四项指标中有两项异常，即可初步诊断为急性肾衰竭。

（二）询查原发病史

若外感时邪发病，可见温疫、温热、湿热、伏暑等病的症状和传变过程；若中毒所致，则有误食毒物，应用过量毒药，或被有毒动物咬伤史，并见食物中毒、药物中毒、蛇毒中毒等症状；若外伤所致者，有创伤、烧伤的病史及临床表现。

（三）注意观察

各项指标如小便量、颜色、相对密度、渗透压、尿常规、血二氧化碳结合力、尿素氮、肌酐、钠、钾、氯等，了解其动态变化。

（四）警惕发生水毒射肺、凌心、犯脑等危重证候

如喘促，气迫痰鸣，心悸，嗜睡，烦躁，甚至昏迷、抽搐等。

肾前性与肾实质性急性肾衰竭的区别见表 2－10。

表 2－10　　　　　　　　　肾前性与肾实质性急性肾衰竭的区别

项　目	肾前性急性肾衰竭	肾实质性急性肾衰竭
尿量	少	少
尿相对密度	＞1.020	＜1.020
尿钠	＜20 mmol/L	＞40 mmol/L
尿/血肌酐比	＞40	≤10
肾衰竭指数	＜1	＞2

续表

项　目	肾前性急性肾衰竭	肾实质性急性肾衰竭
内生肌酐清除率	＞5 mL/min	＜5 mL/min
补液后	尿量增加	尿量不增加
应用甘露醇	尿量增加	尿量不增加
应用呋塞米后	尿量＞40 mL/h	尿量＜40 mL/h

（五）类证鉴别

1. 癃与闭　癃指小便不利，点滴而出，排尿不畅，乃由膀胱、尿道、前列腺等疾病所致的尿液潴留；闭指小便不通，尿少或无尿，既可因癃致闭，亦可因膀胱无水所致。

2. 膀胱有水与无水　凡小腹胀痛，小便不利，甚至欲解不出，触诊小腹部膀胱区明显胀满，叩诊呈浊音为膀胱有水之尿潴留；如小便量少或不通，无排尿感觉和小腹胀痛，触诊下腹部膀胱区无明显充盈征象，叩诊呈鼓音，为膀胱无水之尿闭，多属肾衰竭所致。

如《景岳全书·癃闭》云：“膀胱无水等证，有因泄泻水归大肠而小水不通者……有因大汗多汗，气从汗泄而小水不利者……有虚劳亡血伤精，水随液去，五内枯燥而小水不利者……凡此数者皆膀胱无水枯涸之证……当于各门详察治之，皆非有水不通而为癃闭之类也。”似即指肾前性、肾实质性尿闭的急性肾衰竭而言。

【辨证】

（一）辨证原则

总属标实本虚之证，但以实为主，临证则应辨别标本虚实的主次变化。从病程而言，暴病（新病）多实，但迁延不复则实中夹虚，或虚多实少。从病理性质而言，水湿瘀热蕴结为实，阴伤气耗属虚。

（二）证候分类

1. 瘀热水结证　症见小腹胀满，腹痛或拒按，大便秘结，小便赤涩量少，甚则尿闭不通，或有血尿，尿中夹有血性膜状物，腰痛拒触，或有身热，甚则谵妄如狂。舌质红绛或绛紫，舌苔黄燥或焦黄，脉滑数或细数。

证机概要：热毒入里，热与血搏，热郁血瘀，瘀热里结阳明，血蓄下焦，导致血结水阻。多由外感温疫热毒，或毒物所伤，邪入下焦引起。

2. 水热互结证　症见心下至小腹硬满、疼痛、拒按，烦躁，懊憹，恶心，或咳逆喘急，胸满不能平卧，面目浮肿，身热，渴欲饮水，小便不利，大便干结。舌苔黄燥而干，或焦黄，脉沉滑。

证机概要：热在下焦，气不化水，水热互结，而致水蓄膀胱，但肺为水之上源，如肺热气壅，热与水搏，水停心下，通调失职，亦可导致肾和膀胱气化不利，甚则出现水毒上逆犯胃、凌心、射肺等危候。

3. 湿热壅滞证　症见少腹硬满，大便不行，小便涩少，神志昏蒙不清，头胀，身痛，呕逆，渴不多饮。舌苔黄浊腻，脉濡数。

证机概要：湿热壅滞，三焦气化失常，湿遏热蒸，浊邪害清，则上蒙神窍；内蕴脾胃，阻滞中焦，而致腑气不利；阻滞下焦，则肾和膀胱气化失司。

4. 津伤水停证　症见身热不尽，口渴，心烦，小便短赤，量少灼热，腰痛不利。舌质红少津，苔黄燥，脉细数。

证机概要：瘀热在里，弥漫三焦，热毒不但伤津耗液，同时也会影响三焦的气化宣通，津液不能正常敷布，反而停积成为有害的“邪水”，以致阴液不足与水毒蓄积并呈。

[附] 多尿期辨证

1. 阴虚热郁证 症见小溲频多，色黄而灼热，口干多饮，头晕，腰酸，手足心热，夜寐不佳。舌质红，少津，脉细数或细。

证机概要：热入下焦，耗伤肾阴，阴虚阳盛，则肾关开多合少，真阴不足，虚热内灼，故见阴虚热郁之候，水不济火，可致心肾失交。

2. 肾气不固证 症见小便频数，尿多清长，腰酸，头昏，神疲乏力，嗜睡，易汗。舌质淡，苔黄或白，脉细无力。

证机概要：邪入下焦，耗伤肾气，气不化水，固摄无权，而致病入多尿期；肾元亏虚不复，气虚不为神用，故见一派肾气虚衰之候。

【治疗】

（一）应急处理

1. 基础治疗

（1）饮食：低蛋白饮食，每日蛋白质控制在 20 g 以下。

（2）补液：少尿、无尿者，严格控制补液量，每日补液量为前一日出量加 400～500 mL。常选用 10%～50% 葡萄糖注射液，不能进食者，每日至少补充葡萄糖 200 g，保证必需的热量。为了使葡萄糖能充分利用，促进细胞外钾离子转入细胞内，可在葡萄糖注射液中加适量的胰岛素，即葡萄糖 4～5 g 加普通胰岛素 1 U。必要时可用复方氨基酸溶液。

多尿型者，维持内环境平衡，出入量平衡，以口服为主，不足部分静脉补给。

（3）维持电解质平衡：少尿期一般为高血钾，应用 25%～50% 葡萄糖注射液 200～400 mL，胰岛素 10～20 U，静脉滴注；10% 葡萄糖酸钙注射液 10～20 mL 加入 50% 葡萄糖注射液 20 mL 中，缓慢静脉注射，每日 1～2 次；5% 碳酸氢钠注射液 125～250 mL，静脉滴注；少数低血钾者，酌情补给氯化钾。必要时透析治疗，透析疗法有 3 种：结肠透析、腹膜透析、血液透析。疗效以血液透析最佳，但价格昂贵，设备要求高，基层单位少有。多尿期均为低血钾、低血钠。24 小时尿量 1500 mL，每日补钾 3 g；3000 mL 以上，每日补钾 6 g；尿量 2000 mL 以上，酌情补钠。

（4）纠正酸中毒：常用 5% 碳酸氢钠注射液，首次补充 250 mL［5% 碳酸氢钠每千克补充 0.5 mL，约可提高二氧化碳结合力（CO_2CP）10% 容积，等于 4.49 mmol/L］，以后按公式计算给药。

（5）中成药：①50% 大黄注射液 100 mL 加入 10% 葡萄糖注射液 250～500 mL 中，静脉滴注，每日 1 次，用于少尿期。②结肠灌注 1 号（大黄、黄芪、丹参、红花、槐花、板蓝根）制成 100 mL，保留灌肠，每日 6～8 次，用于少尿期。

2. 外治法

（1）大蒜 120 g，芒硝 60 g。同捣成糊，外敷肋脊角肾区。

（2）芫花 30 g，水煎汤，热敷肾区。

3. 灌肠

（1）大黄 6 g，槐花 10 g，白头翁 30 g，黄柏 10 g，细辛 3 g。水浓煎，保留灌肠，治疗急性肾炎所致的急性肾衰竭。

（2）生大黄 30 g，制附子 30 g，牡蛎 60 g。水浓煎至 120 mL，保留灌肠，每日 1 次。能降低血尿素氮。

（3）结肠灌注液 1 号（大黄 30 g，黄芪 30 g，丹参、红花各 20 g，槐花、板蓝根各 12 g）制成 100 mL（用明胶离子去钾），保留灌肠，每日 6 次，能降低血尿素氮，减轻肾肿胀，减少肾小管坏死，并增强其再生修复。

4. 针灸

（1）体针：取阴陵泉、三阴交、足三里、中极、水道、归来、肾俞、膀胱俞等穴位，反复捻转提插，强刺激。

（2）艾灸：气海、天枢等穴位。

5. 穴位注射　每次用黄芪注射液或当归注射液 0.5～1 mL，注射肾俞、足三里穴位，每日 1～2 次。

（二）专用方药

泻下通瘀合剂（编者科研方：大黄、芒硝、枳实、麦冬、生地黄、桃仁、牛膝、猪苓、白茅根，每剂药制成 100 mL）每次 25 mL，每日 3～4 次，口服。重危患者 100～150 mL，保留灌肠，每日 1～2 次。

（三）病因治疗

积极治疗原发病，如温热疫毒时邪致病，应及时采用清热解毒、养阴生津法，若亡津、严重失血者，应输液，或输血，对防止本病的发展有重要意义，同时注意禁用对肾脏有损害的食物及药物，如蛇毒、磺胺类药、某些抗生素等。

肾后性急性肾衰竭，若及时解除梗阻则肾功能有可能很快恢复。

（四）辨证施治

1. 治疗原则　根据本病"三实"——热毒、血毒、水毒互结，"一虚"——阴津或津气耗伤的病理表现，实多虚少的特点，治疗当以清解热毒，凉血化瘀，通腑导泻，滋阴利水为原则。

2. 治法方药

（1）泻下通瘀、清热利水法：适用于瘀热水结证。瘀热水结证是以热毒为始因，表现出腑实、血瘀、蓄水并见的特点，泻下通瘀可以泻下邪热、荡涤腑实、凉血散瘀，同时由于热毒瘀结，势必伤阴，在邪实的基础上兼有阴伤，故当兼以增水行舟，通利小便。

［例方］①桃仁承气汤（《温疫论》：大黄、芒硝、桃仁、当归、芍药、牡丹皮）泻下瘀热。适用于血蓄下焦，血瘀腑实，便秘，小腹硬满，身热，甚则谵语如狂。②增液承气汤（《温病条辨》：玄参、麦冬、生地黄、生大黄、芒硝）滋阴增液，通腑泄热。适用于热盛伤阴，津枯肠燥便秘。

［常用药］生大黄、枳实、芒硝通腑泄热；桃仁、牡丹皮、赤芍凉血化瘀；生地黄、麦冬滋阴生津；白茅根清热凉血，生津利水；猪苓、车前子淡渗利水。

［加减］若见尿中有膜状物，加萹蓄、瞿麦清利湿热；血尿，加栀子、石韦清热止血；热瘀血溢，加水牛角片、参三七、紫珠草、血余炭；神昏、痉厥另予安宫牛黄丸、紫雪丹之类清心开窍。

（2）泻下逐水法：适用于水热互结证。热在下焦，水热互结，水停心下，而成水结胸证，故治当攻下以逐水，通腑以泄热，水毒能从下祛，则上逆犯胃干肺凌心之急迫状态，自能缓解。

［例方］①大陷胸汤（《伤寒论》：大黄、芒硝、甘遂）清热逐水。适用于邪热痰水结胸，心下硬满疼痛拒按，便秘。②十枣汤（《伤寒论》：芫花、甘遂、大戟，等分研末，大枣 10 枚，煎汤送下）攻逐水饮。适用于水饮迫肺，咳喘、胸胁引痛不能卧，便秘。

［常用药］大黄泻下通腑；甘遂攻下逐水；芒硝软坚化痰，加强大黄泻下作用。

［加减］若咳逆喘促，不能平卧，咯泡沫痰或混有血色，加葶苈子、桑白皮、杏仁泻肺平喘；重者用甘遂、大戟、芫花逐水，三药等分研末。每次 2 g，每日 1～2 次，口服。

（3）宣清导浊、淡渗利水法：适用于湿热壅滞证。湿热壅滞三焦，腑气不通，肾和膀胱气化不利，故当宣清以导浊，淡渗以利水，腑气通利，小便得行，气化宣通，则清升浊降自复。

［例方］①宣清导浊汤（《温病条辨》：猪苓、茯苓、晚蚕沙、寒水石、皂荚子）宣清导浊，清热利湿。适用于温病湿浊蕴结下焦，二便不利。②茯苓皮汤（《温病条辨》：茯苓皮、生薏苡仁、猪苓、大腹皮、通草、淡竹叶）淡渗利湿。适用于小便不利。

［常用药］猪苓、茯苓、通草淡渗利湿；大腹皮理气行水；皂荚子、蚕沙通腑泄浊；车前子、白茅根清热利湿。

［加减］神志昏蒙，加郁金、菖蒲开窍；呕逆加半夏、橘皮、竹茹和胃降逆；小便涩少明显者，加黄柏、知母、肉桂化气行水。

（4）滋阴利水法：适用于津伤水停证。滋阴增液能滋肾之化源，淡渗可以分利水湿，"邪水"祛则三焦气化宣通，津液自可输布。

　　［例方］猪苓汤（《伤寒论》：猪苓、茯苓、泽泻、阿胶、滑石）滋阴利水。适用于阴虚津伤，小便不利。

　　［常用药］阿胶、生地黄、麦冬、知母滋阴生津；白茅根清热生津利水；猪苓、滑石、泽泻、茯苓淡渗利水。

　　［加减］津伤口渴，舌绛，加玄参滋阴生津；瘀热在下加牡丹皮、赤芍；津气两伤加党参、黄芪。

　　［附］　多尿期治疗

　　（1）滋阴清热法：适用于阴虚热郁证。热入下焦，势必耗伤肾阴，阴虚则生内热，滋阴则阴复热清，热去则不致伤阴耗液。

　　［例方］知柏地黄汤（《医宗金鉴》：知母、黄柏、熟地黄、山茱萸、山药、茯苓、牡丹皮、泽泻）滋阴清热利湿。适用于肾阴亏虚，下焦湿热。

　　［常用药］知母、黄柏、栀子清利湿热；生地黄、麦冬滋阴生津；牡丹皮凉血清热；山茱萸、黄精、五味子补肾固摄；甘草泻火解毒；龟甲滋肾育阴。

　　［加减］心经郁热加黄连、莲子心、龙骨清心安神。

　　（2）补肾固摄法：适用于肾气不固证。肾主固藏，肾虚则下元不固，补益肾气，可复其固摄之权。

　　［例方］固肾缩泉汤（编者验方：熟地黄、山药、山茱萸、枸杞子、五味子、菟丝子、覆盆子）补肾固摄。适用于肾虚小便频多。

　　［常用药］熟地黄、山药、山茱萸、枸杞子补益肾气；五味子、菟丝子、覆盆子、益智仁、桑螵蛸固肾缩尿；黄芪、党参补气化水；茯苓、牡丹皮清热利湿。

　　［加减］阳虚明显，加鹿角胶、补骨脂。

　　以上治法，当根据辨证需要，有主次地联合使用。

　　此外，恢复期一般多表现为阴阳气血亏损，正虚不复，但因患者个体素质的差异、病邪性质的不同，可见气阴两伤、脾虚湿蕴、肾阴亏虚等证，当分别辨治。

　　凡合并昏迷、痉厥、喘脱、出血等证者参阅有关篇章处理。

【护理】

　　（一）少尿期

　　1. 记录 24 小时出入量，按照量出为入的原则，严格控制进液量，给予足够的热量，以口服为主，不足部分静脉补给。

　　2. 每 4～6 小时测量体温、脉搏、呼吸、血压 1 次，并及时记录。

　　3. 津液耗伤明显者，服用梨汁、荸荠汁、藕汁，凉服或温服。或鲜芦根、鲜茅根各 60～120 g，煎水频服。

　　4. 灌肠或口服导泻的患者，密切观察和记录大小便开始排出的时间、量、颜色，并保持床单位清洁、干燥。

　　5. 肾区热敷或超短波照射。

　　6. 昏迷患者参照昏迷篇章护理。

　　7. 如膀胱已有小便，而不能自己排出，可在膀胱区热冷交替湿敷，并加按摩。

　　8. 腹膜透析、血液透析患者应按无菌操作执行，并有专人护理。

　　（二）多尿期

　　1. 给予营养丰富，易消化，高维生素，高热量，高钾饮食。

　　2. 认真记录出入量，维持水电解质平衡。

　　3. 若尿量增多，肾功能各项检查无改善或加重，提示病情危重，需加强基础护理，防止继发感染，发生第二次肾衰竭。

【预防】

积极治疗原发病，防止其发展为急性肾衰竭。对早期少尿倾向的患者要及早发现，并采取有效措施进行治疗。同时积极防治继发感染。

【临证要点】

（一）泻下通瘀是急性肾衰竭的主要治法

由于本病的主要病理表现为三实一虚，三实指热毒、血毒、水毒互结，一虚指阴津或津气的耗伤，标实与本虚相互错杂为患，但以标实为主要方面。而泻下疗法具有下热毒、下瘀毒、下水毒等多种综合作用。通瘀主要是针对"瘀热"里结阳明，下焦血结水阻所采取的措施，泻下与通瘀联合应用，治疗急性肾衰竭蓄血、蓄水证，其疗效尤为满意。因邪热从腑下泄，下焦壅结的瘀热得到疏通，则肾的气化功能也可相应地改善。我们据此应用泻下通瘀合剂治疗急性肾衰竭 202 例，病死率 3.29%，明显优于对照组的 21.48%（$P < 0.01$）。

（二）祛除水毒可使津液归于正化

瘀热壅结，血瘀水停，或湿热弥漫三焦，气化失宣，水津失于输布，而到水毒上逆，泛溢肌肤，或水热互结，成为水结胸证者。通过化瘀利水，或宣畅三焦，清利湿热，升清泄浊或泻下逐水，促使"邪水"的排泄，可有助于三焦气化的宣通，使津液归于正化，纠正因水津不能敷布而导致的伤阴。

（三）滋阴生津可通二便

温为阳邪，最易伤阴，肾阴耗伤，化源涸竭，则尿少或尿闭，肠腑津伤，无水行舟，则大便秘结不行。滋阴生津，不但能增水行舟，通利腑气，且可助肾化水，通利小便。阴伤血涩者，应用滋阴养液之品，阴津得充，血流自畅，还可达到滋阴祛瘀的目的。如我们治疗津伤水停证，应用滋阴利水方药，在治疗瘀热水结证的泻下通瘀合剂中，佐用滋阴利水之生地黄、麦冬、白茅根等，合补泻为一体，取得良好疗效，诚如吴鞠通所言："以补药之体，作泻药之用，既可攻实，又可防虚是也。"

第三章　常见急性中毒中医内科救治

第一节　概　述

　　毒物经消化道、呼吸道、皮肤黏膜或血液进入人体后，损害器官和组织，引起全身性疾病，称为中毒。临床上可分为急性、亚急性和慢性中毒三大类。如毒物的毒性较剧，或突然大量进入体内，迅速引起严重症状，甚至危及生命者，称为急性中毒。若小量毒物逐渐进入体内，在体内蓄积到一定程度引起中毒症状者，称为慢性中毒。亚急性中毒则介于急性和慢性中毒之间。本篇从临床实用需要，仅介绍急性中毒。

　　中医学对中毒早有记载，如〔隋〕巢元方《诸病源候论》"虫毒病诸候"一章，把中毒的内容和范围概括为食物中毒、药物中毒、饮酒过量中毒以及虫兽之毒等。〔唐〕孙思邈《备急千金要方》把中毒治疗分为四类，即解食毒、解百药毒、解五石毒及解虫毒等。宋代《圣济总录·杂门》进一步详列中毒分类、病因、解毒急救等内容。

【病机】

　　中毒诸因繁多，常见原因有食物中毒，误食不洁或有毒之品，如毒蕈、腐败食物；药物中毒，误用剧毒药物，或药物过量，或炮制不当所致，如斑蝥、马钱子等；虫兽之伤，如毒蛇咬伤、毒蜂刺伤、蜈蚣咬伤等；在毒物污染的环境中工作，特别是现代工业生产过程中产生的废气、毒气、毒液等，若防护不力而中毒；服毒自杀、他杀等，均可造成中毒。

　　毒物经口食入，或经气道吸入，或从皮肤、黏膜、血液进入体内，通过干扰或抑制酶的活性，如可抑制乳酸脱氢酶的活性，亦可形成酶-底物抑制剂（毒物）复合体，从而使酶失去活性；某些毒物可使血红蛋白变化，使其丧失正常的携氧功能，导致组织缺氧；某些化学物质的基团具有半抗原性质，如重氮根、巯基、磺酸根等，这些基团可与某些氨基酸的反应基团结合而形成半抗原-蛋白质复合物，在体内激发各种异常免疫反应，其中主要为Ⅰ～Ⅲ型；强酸、强碱直接损伤，可吸收组织中水分，并与蛋白质或脂肪结合，使细胞变性坏死；有机溶剂和吸入性麻醉剂有强嗜脂性，可蓄积于脑细胞并干扰氧和葡萄糖进入细胞内，从而抑制脑功能；有些毒物干扰细胞膜或细胞器的生理功能，如四氯化碳在体内产生自由基可使细胞膜中脂肪酸发生过氧化物而导致线粒体和内质网变性、细胞死亡等，均可导致毒性反应。

【诊断】

（一）临床表现

　　急性中毒的症状体征取决于各种毒物的毒理作用和机体的反应性，可表现为各系统的器质性或功能性异常，也可以某一系统的异常为突出表现。起病急骤，神经系统表现为不同程度意识障碍，如嗜睡、昏睡、昏迷，亦可有频繁呕吐，瞳孔扩大或缩小，呼吸、脉搏变慢，血压上升，如有脑疝形成，可出现双侧瞳孔不等大，呼吸衰竭。呼吸系统可有严重的刺激症状，如咳嗽、声嘶、胸痛、呼吸困难，甚则发生肺水肿；神经毒物可产生外周性呼吸衰竭。循环系统可引起休克，并损害心肌，常有胸闷、无力、心悸、心音低钝、奔马律和各种心律失常。消化系统可有流涎，口腔黏膜糜烂，齿龈肿胀、出血、呕吐、腹泻、腹痛，重者可致胃肠穿孔，导致麻痹性腹胀、腹肌强直；中毒性肝病，肝功能异常，重者可发生肝性脑病。血液系统出现溶血性贫血，白细胞减少，出血等。泌尿系统主要表现为急性肾衰竭。皮肤黏膜发绀，而一氧化碳中毒则为樱桃红色。被腐蚀性毒物灼伤时，可见腐蚀性损害和痂皮。眼症状为瞳孔扩大或缩小，如阿托品中毒瞳孔扩大，有机磷农药、吗啡类中毒瞳孔缩小。

（二）理化检查

毒物检验，应直接采集剩余毒物，如药物、食物，或其他含毒标本，如呕吐物、胃内容物、血液、尿、大便及其他可疑物品。毒物鉴别有时非常复杂，某些鉴定方法有假阳性和假阴性结果，并可受其他物质的影响，因此不能把毒物检验作为诊断的唯一依据。

（三）鉴别诊断

应与低血糖症、糖尿病酮症、脑血管意外、脑外伤、癫痫发作后、肝性脑病、尿毒症性昏迷、脑膜炎及电解质紊乱等鉴别。

【治疗】

（一）中医治疗

1. 除去尚未吸收的毒物

（1）涌吐法：适用于口服有毒药物或食物后 2～3 小时内，毒物虽已进入肠道，但吸收较少。本法必须在神志清，或呕吐反应存在的情况下进行。

常用方法：①先嘱患者适量饮水，再以手指或压舌板或干净鸡毛等刺激咽后壁舌根处以催吐，吐后再饮水，反复多次。②白矾 0.15～0.3 g。研末，温开水调服。③生鸡蛋 10～20 个。取其蛋清，加明矾 3～6 g，搅匀，口服或灌胃，吐后再灌。④催吐解毒汤。甘草 60 g，瓜蒌 7 个，玄参 60 g，地榆 15 g（或苦参 30 g）。水煎服。

（2）洗胃法：若服毒在 4～6 小时内洗胃效果较好。清醒患者可自行吞咽胃管，昏迷者可用开口器将胃管缓缓送入，先注少量温开水，将胃内容物尽量抽空，再灌入，可反复数次，直至抽出洗胃液变清为止。可适当服用牛奶、米汤、蛋清、面糊等保护剂，也可用盐水或绿豆汤反复多次洗胃。若抽搐、食管静脉曲张、主动脉瘤、溃疡病出血及因腐蚀性毒物引起食管、胃肠道损伤等患者，均禁用本法。孕妇则慎用。

（3）通下法：有的毒物虽已进入肠道，但未完全吸收，可用口服药物导泻。①番泻叶 10 g。开水泡服。②玄明粉 10 g。开水冲服。③厚朴 10 g，大黄 6 g。加水 100 mL，煎至 60 mL，顿服。④大黄、防风、甘草各 30 g。水煎服。⑤天名精 60 g，大黄 18 g，玄明粉 10 g。水煎服。

（4）灌肠法：①肥皂水 200～300 mL。高位灌肠。②大黄 15～30 g。水煎 200～300 mL，灌肠。③番泻叶 10～15 g。水煎 200～300 mL，灌肠。

2. 已吸收毒物的排泄与解毒

（1）常用解毒中药：①绿豆 250～500 g，水煎服。适用于各种药物和食物中毒。②防风 60 g，水煎服，频饮。适用于各种中毒。

（2）常用中草药解毒验方：①生黄豆 120 g，生绿豆 60 g。煎汁服。适用于各种药物和食物中毒。②甘草 15 g，大黄 10 g。水煎服，用于细菌毒素、药物、蛇毒等中毒。③防风、金银花、甘草各 60 g，岗梅根 125 g。任取 2 味，水煎服。适用于各种中毒。④兴国解毒药。鸡血藤、三七、青木香、茜草各 15 g，香附子 10 g，冰片 3 g，小叶鸡尾草 150～250 g，水煎服。适用于乌头、苍耳子、马钱子、野毒蕈、大茶药、氰化物、亚硝酸盐及农药中毒。

（3）利尿解毒法：①五苓散 18 g，白糖适量。水煎服。②车前草、白茅根各 30 g。水煎服。③绿豆甘草解毒汤（绿豆 120 g，生甘草、丹参、连翘、石斛各 30 g，大黄 15～30 g），水煎服，每日 2 剂。以上三方均适用于各种中毒。

（4）特效药物解毒法：①生姜 5 g，水煎服。或白矾 6～10 g，开水冲服。适用于半夏、天南星中毒。②防风 10～15 g，水煎服。适用于砒霜中毒。③绿豆 250 g，水煎服。适用于巴豆中毒。

3. 针灸疗法

（1）呕吐：穴位取内关、足三里、中脘、天突等，强刺激。

（2）剧烈腹痛：体针取中脘、天枢、足三里、梁门等穴位，强刺激。耳针取胃、皮质下、交感、神门等穴位，强刺激。

（3）惊厥：①体针穴位取人中、涌泉、十宣（放血）等，强刺激，或取定神、涌泉、虎边、三阴交等穴位，强刺激。②耳针穴位取皮质下、神门、枕、心、脑点、脑干、肝等，强刺激，每次选3～4个穴位。

（4）高热：穴位取大椎、曲池、合谷、足三里等，中度刺激，捻1分钟左右，不留针。若高热不退者，加陶道、身柱、十宣（刺血）等穴位。

（二）西医治疗

1. 排除毒物

（1）吸入性中毒：应立即撤离中毒现场，加强通风；及时吸出呼吸道分泌物，保持呼吸道通畅；有效吸氧，排除呼吸道内残留毒气。

（2）接触性中毒：应立即脱去污染衣服，一般用清水清洗体表、毛发及指甲缝内毒物。皮肤接触腐蚀性毒物者，冲洗时间为15～30分钟。对不溶于水的毒物，可用适当溶剂，如10％乙醇或植物油冲洗酚类毒物，也可用适当的解毒剂加入水中冲洗。毒物污染眼内，必须立即用清水冲洗，至少5分钟，并滴入相应中和剂，如碱性毒物用3％硼酸液等。

（3）食入性中毒：采用催吐、洗胃、导泻等方法排除毒物。

1）催吐：大多数毒物本身可引起呕吐，如自发性呕吐不发生，则应采用各种催吐措施，最简单的方法是用压舌板等刺激舌根以催吐。可嘱患者先喝适量微温开水或盐水，再促使呕吐。如此反复，直至吐出液体变清为止。药物催吐，可选用吐根糖浆，15～20 mL加水200 mL，口服，15～30分钟即发生呕吐。如未呕吐，可重复1次；或用0.2％～0.5％硫酸铜100～250 mL，或用1％硫酸锌200 mL，每5～10分钟1次，口服，至呕吐为止。昏迷、休克、服腐蚀性毒物、惊厥、心脏疾病等为禁忌证。

2）洗胃：水溶性毒物中毒，洗胃最为适宜，一般服毒物后4～6小时内洗胃最有效。患者取坐位，危重者取平卧位，头偏向一侧，通常用胃管洗胃。胃管插入胃中将洗胃液灌入胃内，每次300～400 mL，然后漏斗向下，使胃内容物流出，如此反复进行，直至洗出液和灌洗液颜色相同为止。第一次抽出胃内容物应留作检验，洗胃后自服或经胃管灌入适量解毒剂及泻剂。常用洗胃液有下列几种：①微温水或1％～2％氯化钠溶液，适用于毒物不明者，氯化钠亦可用于砷化物及硝酸银中毒。②鞣酸30～50 g，溶于100 mL水内，适用于生物碱、铜、银等重金属和某些糖苷中毒。③高锰酸钾，浓度为1：5000～1：10000，适用于生物碱、有机毒物的氧化剂、士的宁、毒扁豆碱、奎宁及烟碱等中毒。④牛奶与水等量混合，适用于硫酸铜、巴豆油、氯酸盐等中毒。⑤2％～5％碳酸氢钠溶液，适用于生物碱、一些金属及有机磷农药中毒（敌百虫除外）。⑥10％葡萄糖酸钙或5％氯化钙，稀释5～10倍，适用于氟化物和草酸盐中毒。⑦2％～3％氧化镁适用于酸性物质，如阿司匹林、硫酸、其他矿物酸、草酸等中毒。⑧淀粉溶液（米汤、面糊、1％～10％淀粉）适用于碘中毒。⑨0.2％～0.5％药用炭混悬液适用于有机物、无机物中毒，对氰化物无效。⑩0.2％稀氨溶液、15％醋酸1次用100 mL洗胃，适用于甲醛中毒。

在催吐或洗胃后，尽快给患者硫酸钠15 g，口服或灌胃，以加速毒物从肠道排出。

深度昏迷，强腐蚀剂、挥发性烃类化学物质如汽油等中毒，休克等为禁忌证。

3）导泻及灌肠，排除肠道毒物：导泻常用25％硫酸钠30～60 mL或50％硫酸镁40～50 mL，洗胃后由胃管注入或口服。有中枢神经系统抑制时不用硫酸镁；肾功能减退时不用硫酸镁，必要时剂量减半；心力衰竭时不用硫酸钠。灌肠适用于毒物已食服数小时，而导泻尚未发生作用者。用1％微温肥皂水（约500 mL）做高位连续灌肠。亦可用药用炭加入灌肠液中灌肠，能促使毒物吸附后排出。腐蚀性毒物中毒或患者极度虚弱为禁忌证。

4）利尿排毒：多数毒物由肾脏排出，可用下列方法排除毒物：①积极补液。大量饮水，10％葡萄糖注射液、5％葡萄糖氯化钠注射液 500 mL，交替静脉滴注，在补液内加适量氯化钾。②20％甘露醇 200～250 mL，静脉滴注，必要时重复应用（24 小时总量不超过 4～5 g/kg）。③呋塞米（速尿）20～40 mg，或依他尼酸 25～50 mg，静脉注射。④碱性利尿（尿 pH 值为 7.5～9.0）用 10％葡萄糖注射液 1000 mL、5％碳酸氢钠注射液 500 mL、20％甘露醇注射液 250 mL，静脉滴注，24 小时 1～2 次。同时严密观察神志、脉搏、血压、呼吸、每小时尿量及电解质、胸部 X 线变化。适用于长效巴比妥、水杨酸中毒。对心功能、肾功能不全、肺水肿患者禁用。

5）透析疗法：对某些中毒如水杨酸盐、苯巴比妥类药物等中毒时，可做腹膜或血液透析。

6）血液灌流法：能吸附脂溶性蛋白质，或与蛋白质结合的化学物质。适用于巴比妥类、乙醇、有机磷农药、四氯化碳等中毒。注意在血液灌流中，血液的正常成分如血小板、白细胞、凝血因子亦被吸附排出，因此需要监测和补充。

2. 阻止毒物吸收

（1）止血带：毒物由四肢局部进入体内时（注射中毒或虫兽咬伤），可在肢体近心端加止血带结扎。每 10～30 分钟放松 10 秒。

（2）吸附剂：药用炭（活性炭）20～30 g，加入温水 200 mL，于洗胃后注入或饮服。适用于各种毒物中毒，但氰化物中毒除外。

（3）润滑剂：如生蛋清、面粉糊、米汤等。适用于腐蚀性毒物中毒。

3. 解除毒物

（1）一般解毒药物：

1）中和剂：10％氢氧化铝胶 60 mL 口服，用于强酸中毒。5％食醋 100 mL 口服，适用于强碱中毒。

2）拮抗剂：①甲基硫酸新斯的明 15～30 mg，皮下注射，每日 3 次。适用于阿托品、箭毒等中毒。②甲基磺酸酚妥拉明 5 mg，肌内注射或静脉注射，每日 1～2 次。适用于去甲肾上腺素及拟肾上腺素药物中毒。③10％葡萄糖酸钙 10～20 mL 加入 5％～10％葡萄糖注射液 20 mL 中，缓慢静脉注射，每日 2 次。适用于硫酸镁中毒。④鱼精蛋白用量与末次肝素用量相当，1 次用量不超过 50 mg，缓慢静脉注射。适用于肝素过量。⑤维生素 K_1 10 mg，肌内注射或缓慢静脉注射，每日 1～2 次。适用于双香豆素过量中毒。

3）沉淀剂：可用来洗胃或于洗胃后留置胃内 200 mL 左右。常用的沉淀剂：①4％鞣酸或浓茶 100～200 mL，口服。适用于生物碱、重金属（砷、汞、锑除外）中毒。②碘酊 15 滴加水 120 mL，口服。用于铅、汞、奎宁、士的宁等中毒。③淀粉 80 g 溶于 1000 mL 水中，口服。适用于碘中毒。④1％氯化钠 100～200 mL，口服。适用于硝酸银中毒。⑤硫酸亚铁溶液、氧化镁，前者 100 mL 加水 300 mL，后者 20 g 加水至 100 mL，两者分别保存，用时取等量混匀后，10 mL，口服，每 5～10 分钟一次。适用于砷中毒。⑥牛奶 250 mL，口服，适用于硫酸铜、巴豆油、氯酸盐、汞中毒。⑦2～3 个蛋清或豆浆 200～250 mL，口服。适用于汞、重金属中毒。

4）氧化剂：①高锰酸钾浓度为 1：5000～1：10000，300～500 mL，口服或胃管注入。适用于烟碱、毒扁豆碱、奎宁、士的宁、吗啡或磷等中毒。②3％过氧化氢溶液 10 mL 加入 100 mL 水中，口服。适用于有机物（阿片、士的宁等）、高锰酸钾、氰化物、磷等中毒。

5）通用解毒剂：两份药用炭、1 份鞣酸、1 份氧化镁混合，20～30 g（3 匙）加温水 200 mL，口服。适用于毒物未明、洗胃不能立即施行或欲给予催吐剂者。

（2）特效解毒剂：

1）抗胆碱剂（阿托品、山莨菪碱等）：主要适用于拟胆碱药中毒，如毛果芸香碱、毒扁豆碱、新斯的明中毒等；含毒蕈碱的毒蕈中毒；锑剂中毒引起的心律失常；有机磷农药和神经性毒气中毒等。剂量用法参见本章第九节"急性有机磷农药中毒"相关内容。

2）胆碱酯酶复活药：常用氯解磷定、碘解磷定。适用于有机磷农药、神经性毒气中毒。剂量用法参见本章第九节"急性有机磷农药中毒"相关内容。

3）金属中毒解毒药：与金属盐形成稳定的化合物排出体外。常用的有：①5％二巯基丙磺酸钠溶液，5 mL（或 5 mg/kg），肌内注射、静脉注射或或皮下注射，第 1 日 3～4 次，第 2 日 2～3 次，第 3～7 日 1～2 次。适用于砷、汞、锑、锰、铅等中毒。②二巯基丁二钠（DMS）0.5 g，肌内注射，每日 2 次。为减轻疼痛，可加 2％普鲁卡因 2 mL（需先做皮试）；如锑剂中毒引起严重心律失常，首次 2 g 加入注射用水 10～20 mL 中，静脉注射（10～15 分钟内注射完），以后每次 1 g，每小时 1 次，共 4～5 次。适用于锑、砷、汞、铅、镉、钴、铜、镍、锌等中毒。③依地酸钠钙（CaNa₂EDTA）0.5～1 g 加入 5％葡萄糖注射液 250～500 mL 中，缓慢静脉滴注，每日 1 次，连用 3 日，休息 4 日为 1 疗程，一般总量为 4.5～6 g。适用于铅、镉、锌、锰、铜、钴等金属中毒及镭、钇、锆、钚等放射性金属中毒。④依地酸二钠（EDTA-2Na）1～3 g 加入 50％葡萄糖注射液 20～40 mL 中，静脉注射，必要时重复；或 4～6 g 加入 5％葡萄糖注射液 500 mL 中，于 1～3 小时内静脉滴注完。适用于洋地黄中毒。

4）水杨酸巯基乙胺：0.2～0.3 g，每日 3 次，口服，1 疗程 5～7 日。如治疗 2～3 日无效，可停药。适用于金属中毒，如铅、铊中毒。

5）L-半胱氨酸盐酸盐：0.1～0.2 g，肌内注射，每日 2 次。适用于放射性物质中毒，重金属中毒，毒蕈引起的肝坏死，其他原因引起的中毒性肝炎、血清病及六〇六（砷凡纳明）中毒。

6）硫代硫酸钠（次亚硫酸钠）：0.5～1 g，用注射用水溶解成 5％～10％溶液，肌内注射或静脉注射，每日 1 次，共 3～5 次。适用于砷、汞、铅、碘盐及溴盐中毒。12.5～25 g 加入注射用水 25～50 mL 中，缓慢静脉注射（5～10 分钟内注完），必要时半小时后重复注射一半剂量。适用于氰化物中毒。

7）亚甲蓝：每次 1～2 mg/kg 或 10 mg/kg，前者适用于亚硝酸盐中毒（肠源性青紫症）、苯胺中毒、硝基类中毒，后者适用于氰化物中毒，均加入 25％葡萄糖注射液 20～40 mL，缓慢静脉注射（10～15 分钟内注完），必要时隔 2～4 小时重复 1 次，或稀释后静脉滴注。亦可 3～5 mg/kg，口服，4 小时后可重复给药。适用于亚硝酸盐中毒。

8）解氟灵（乙酰胺）：2.5～5 g，肌内注射，每日 2～4 次，或 0.1～0.3 g/（kg·d），分 3～4 次，肌内注射。适用于含有机氟内吸性杀虫剂中毒。

9）毛果芸香碱（匹罗卡品）：5～10 mg，皮下注射，15～30 分钟 1 次，连用数次，至口干消失。适用于洋金花、天仙子、阿托品、东莨菪碱等中毒。

4. 对症治疗

（1）纠正水、电解质、酸碱平衡失调。

（2）呕吐：早期呕吐可排出毒物，不作处理。若呕吐持续不止，可用甲氧氯普胺（灭吐灵）10 mg，肌内注射；阿托品 0.5 mg，皮下注射。

（3）剧烈腹痛：阿托品 0.5 mg，皮下注射。

（4）呼吸困难：参见第二章第五节"暴喘"相关内容。

（5）低血压休克：参见第二章第八节"厥脱"相关内容。

（6）烦躁不安或谵妄：①查明原因，如毒物直接作用或缺氧、缺血、尿潴留等，给予相应处理。②异丙嗪（非那根）12.5～25 mg，或苯巴妥钠 0.1 g，或地西泮（安定）5～10 mg，肌内注射；或地西泮 2.5～5 mg、氯氮䓬 10 mg，口服。

（7）惊厥：

1）吸氧。

2）止痉：①硫喷妥钠 0.2～0.5 g，缓慢静脉注射。②异戊巴比妥钠 0.2～0.4 g，缓慢静脉注射。③10％水合氯醛 15～20 mL，保留灌肠。④苯巴比妥钠 0.1 g，肌内注射。⑤地西泮 10～20 mg，肌内注射或静脉注射。根据病情选用。

（8）高热：物理降温，或用氯丙嗪 25～50 mg，肌内注射，根据病情选用。

5. 并发症处理　中毒性肝病、肾病、神经炎、造血系统损害及继发感染等，均应及时给予相应处理。

第二节　毒蕈中毒

毒蕈俗称蘑菇、毒菰、毒莪子等，某些有毒蕈类形态与无毒蕈类相似，误食可引起中毒。

【病机】

由于不同形态的毒蕈所含毒素不一，故中毒临床表现各异。毒粉毒蕈及部分白蘑科、牛肝蕈科、乳茹科等野蕈，含有胃肠毒素，可引起急性胃肠症状；捕蝇蕈、斑毒蕈等野菌，含有毒蕈碱，其作用类似乙酰胆碱，可引起副交感神经兴奋的表现；马鞍蕈等毒蕈含马鞍蕈酸，有溶血作用，可引起溶血性贫血等；飘蕈、白毒伞蕈、栗茸蕈等含有 α、β、γ 飘蕈毒，能直接作用于细胞核，抑制 RNA 聚合酶，并能显著减少肝糖原合成而导致肝细胞坏死；牛肝蕈中毒可致精神分裂症；红色捕蝇蕈含有毒蕈阿托品，可出现抗胆碱样症状。

【诊断】

（一）临床表现

1. 食蕈史如能现场追觅到毒蕈，通过喂饲动物可证实毒性。

2. 胃肠炎型　潜伏期短，一般 0.5～6 小时，恶心呕吐，腹痛腹泻，重者可引起严重脱水，电解质紊乱，血压下降，甚至休克，昏迷或急性肾衰竭。

3. 毒蕈碱样症状　除呕恶、腹痛腹泻外，还有流涎，流泪，瞳孔缩小，对光反射消失，脉缓，血压下降，呼吸困难，急性肺水肿等。

4. 抗胆碱综合征　面色潮红，皮肤灼热，无汗，口干，心动过速，瞳孔散大，烦躁，甚至狂躁，谵妄，抽搐，昏迷等。

5. 肝坏死型　此型毒蕈中毒病情凶险，变化极多，可呈以下经过：①食后 15～30 小时突然出现吐泻等胃肠炎表现，1～2 日后症状消失，患者无任何症状，即假愈期，然后在 1～2 日内出现肝损害。病变累及肝、心、肾、脑等，以肝损害最重。肝大，可有黄疸，出血，烦躁不安或淡漠、嗜睡，呈急性重型肝炎经过，甚至惊厥、昏迷，常因神经中枢抑制或肝性脑病而死亡。②少数患者为暴发型经过，发生毒蕈中毒性心肌炎或中毒性脑病，而在发病后 1～2 日内死亡。③少数患者在出现胃肠症状后即进入恢复期而愈。

6. 溶血型　初期有胃肠症状，继而出现溶血性贫血，黄疸，血红蛋白尿等。

7. 神经精神型　各种幻觉，重则迫害妄想，狂笑，类似精神分裂症，或抽搐，昏迷，亦见步态不稳，共济失调，或末梢神经损害症状如四肢远端对称性感觉异常等。

8. 类植物日光性皮炎型　误食胶陀螺（猪嘴蘑）后，身体暴露部分如颜面出现肿胀，疼痛，特别是嘴唇肿胀外翻，形成"猪嘴唇"。此外，还有指尖剧痛，指甲根部出血等。

（二）理化检查

1. 胃肠炎型　可有低血钠、低血钾、二氧化碳结合力降低等。

2. 溶血型　可有血清胆红素升高，血红蛋白尿等。

3. 肝坏死型　血清转氨酶、黄疸指数及血清胆红素升高；或有蛋白尿，血尿素氮、肌酐升高；或有心电图和脑电图异常等。

（三）鉴别诊断

胃肠炎型应与细菌性痢疾、霍乱等相鉴别；神经精神型应与精神分裂症等相鉴别；肝坏死型应与急性重型肝炎、亚急性重型肝炎相鉴别；毒蕈样症状明显者应与急性呼吸窘迫综合征等相鉴别。

【治疗】

（一）中医治疗

1. 验方

（1）甘草 120 g，水煎服。

（2）绿豆 120 g，水煎服。

（3）鲜藜树叶 150～200 g，冷水洗净，榨汁分次灌服。

（4）铁扫帚 500～1000 g，洗净，加第二次淘米水适量，捣汁过滤顿服。

（5）六一散 6 g，开水调服。

（6）汉防己全草 150 g，大米 250 g，冷开水 1000 mL 混合，搓转 1000 次，去渣，滤液分 2 次口服，重者日服 4 次。

（7）绿豆 30～120 g，蒲公英 30～60 g，金银花 30 g，紫草根 30～60 g，大青叶 30～60 g，生甘草 10 g，水煎服，每日 1 剂。

2. 辨证施治

（1）湿浊中阻证（胃肠型）：症见恶心呕吐，腹泻，水样便等。治宜祛湿化浊，健脾和胃。方选胃苓散（《丹溪心法》）、藿香正气散（《太平惠民和剂局方》）加减。药用苍术 10 g，厚朴 6 g，藿香 10 g，紫苏 10 g，茯苓 12 g，猪苓 12 g，半夏 10 g，陈皮 6 g。

（2）湿热蒙窍证（神经精神异常型）：症见恶心呕吐，腹泻，水样便，流涎，流泪，多汗，瞳孔缩小，脉迟等。治宜化痰开窍，方选导痰汤（《校注妇人良方》）加减。药用黄连 5 g，半夏 10 g，胆南星 10 g，橘红 10 g，茯苓 15 g，石菖蒲 10 g，竹茹 10 g。另服安宫牛黄丸（《温病条辨》）或苏合香丸（《太平惠民和剂局方》），0.5～1 丸/次，每日 1 次，口服。

（3）湿热动血证（溶血型）：症见恶心呕吐，腹泻，黄疸，尿色深等。治宜凉血解毒，清热祛湿。方选茵陈蒿汤（《伤寒论》）、犀角地黄汤（《备急千金要方》）加减。药用茵陈 10 g，栀子 10 g，制大黄 10 g，牡丹皮 10 g，生地黄 10 g，赤芍 15 g，水牛角（先煎）30 g，半夏 10 g，陈皮 6 g，白豆蔻（后下）3 g，竹茹 10 g，车前草 10 g。

（4）邪毒内陷证（肝坏死型）：症见恶心呕吐，水样便，1～2 日后出现黄疸，烦躁不安或淡漠嗜睡，甚至惊厥、昏迷。治宜清营凉血解毒，扶正祛邪。方选清营汤（《温病条辨》）、犀角地黄汤（《备急千金要方》）加减。药用水牛角（先煎）30 g，生地黄 10 g，玄参 10 g，黄连 3 g，制大黄 6 g，丹参 15 g，连翘心 10 g，竹叶心 10 g。

（二）西医治疗

1. 立即以 1∶2000 高锰酸钾溶液或 0.5% 鞣酸液或浓茶反复洗胃，然后灌入通用解毒剂，最后灌入 50% 硫酸镁 40 mL，以泻尽残余毒物。适用于各种毒蕈中毒。

2. 抗毒血清　特异抗毒素血清 40 mL，肌内注射（先做皮试，阳性者脱敏）。适用于马鞍蕈等引起溶血的毒蕈中毒。

3. 阿托品　轻者 0.5～1 mg，皮下注射，重者 1～2 mg，静脉注射或肌内注射，每 15～30 分钟 1 次，至瞳孔扩大，面色潮红，心率增快即阿托品化后减量。适用于捕蝇蕈、斑毒蕈等含毒蕈碱的毒蕈中毒。

4. 巯基解毒药　二巯基丙磺酸钠 5 mg/（kg·次），肌内注射，中毒后前 2 日，每日 2～3 次，第 3～7 日每日 1～2 次，用药 7 日。二巯基丁二酸钠，首剂 1～2 g，加入生理盐水 20 mL 中，静脉注射，每 6 小时 1 次，至症状缓解后改为每日 2 次，共用 5～7 日。适用于马鞍蕈、飘蕈、白毒伞蕈、栗茸蕈等有溶血作用，或导致肝坏死的毒蕈中毒。

5. 抗胆碱综合征治疗　用毒扁豆碱 1～2 mg，皮下注射，15～30 分钟 1 次，症状减轻后逐渐减量至停药。毛果芸香碱 3～10 mg，皮下注射，4～6 小时 1 次，至瞳孔缩小，口腔湿润后渐减量至停药。严重者，每次 3～5 mg，每 15～30 分钟 1 次。适用于红色捕蝇蕈等含毒蕈阿托品的毒蕈中毒。

6. 肾上腺糖皮质激素　适用于严重毒蕈中毒，发生溶血反应，中毒性心肌炎，中毒性脑病，肝损害，出血倾向者，对溶血反应效果较好。

7. 对症治疗　纠正水、电解质、酸碱失衡；保肝治疗；镇静、抗惊厥药物应用等。

【护理】

1. 立即用压舌板或棉签刺激咽喉部以催吐。
2. 仔细观察病情变化，准确记录神志状态、瞳孔大小及呼吸、血压、心率、出入量等。
3. 注意营养及液体补充。

第三节　鱼胆中毒

青鱼胆（鲩鱼）生吃或熟吃都易引起中毒，草鱼、鲤鱼等的鱼胆也有毒性作用。鱼胆的毒性较大，有时服 1～3 只即产生中毒。其毒性成分尚不明确。这些毒性成分可造成多脏器的损害如引起急性胃肠炎、肝脂肪变性、坏死以及肾小管上皮损害等病理变化。

【病机】

鱼胆的致毒机制尚未完全明了，据研究认为，可能与胆汁中的胆酸等对细胞膜的损害及胆汁内组胺类物质的致敏作用有关。其毒性成分可使毛细血管通透性增加，导致毒血症状；使肝细胞损害导致急性中毒性肝炎；直接损害肾小管上皮细胞，导致肾小管坏死，发生急性肾衰竭；损害心肌和中枢神经系统，重者导致多脏器功能衰竭。

【诊断】

（一）临床表现

有进食鱼胆史。起病急骤，常在服用鱼胆后 0.5～6 小时出现腹胀痛、恶心、频繁呕吐、腹泻或黑便等。2～3 日后可出现肝大、肝区疼痛、黄疸、肝功能异常、腹水，持续时间可达 1～2 个月。或有唇、舌、四肢远端麻木、双下肢瘫痪、头晕眼花、烦躁不安、头痛，严重者出现谵语，神志异常等中毒性神经症状；中毒性肾病表现，轻者仅有蛋白尿，尿中有红细胞及颗粒管型，重者可发生少尿、无尿（少数为多尿）、水肿、腰痛等急性肾功能不全症状；或有心动过速、心音低钝、血压降低等中毒性心肌病症状；或黏膜出血等。患者可死于循环衰竭或肾衰竭。

（二）理化检查

1. 尿液检查　蛋白尿，有红细胞、管型，尿相对密度多在 1.010 以下。

2. 血液检查

（1）合并感染、发热者，可有血白细胞总数增高，出血严重者血红蛋白降低。

（2）肝功能异常：黄疸指数、血清总胆红素及谷丙转氨酶升高。

（3）肾功能异常：血尿素氮、肌酐升高。

（4）电解质紊乱：可有高钾血症，严重呕吐者可有低钾及低钠血症。

3. 心电图　可示心律失常，以窦性心动过缓为多见，亦可为窦性心动过速、房室阻滞以及心室内阻滞等。随着症状的好转，心律失常恢复。

（三）鉴别诊断

应与其他中毒性肝炎（如磷、砷等中毒）、中毒性肾病（如蛇毒、毒蕈等）、中毒性心肌损害（如乌头、蟾蜍等）等相鉴别。

【治疗】

（一）中医治疗

1. 验方

（1）韭菜汁 100 mL，顿服。

（2）紫苏叶 60 g，煎浓汁加生姜汁 10 滴，温服代茶。

（3）陈皮、芒硝各 10 g，大黄 6 g，加水 100 mL，煎取 60 mL，顿服。

（4）绿豆甘草解毒汤加味：绿豆 120 g，生甘草、丹参、连翘、石斛、白茅根、金银花各 30 g，大黄 15～30 g，紫苏叶 15 g。水煎服，每日 2 剂。

（5）胃肠症状严重者：法半夏、防风、厚朴各 10 g，黄连、竹茹各 6 g，陈皮、砂仁各 5 g，茯苓 20 g，炙甘草 3 g。水煎服，每日 1 剂。

（6）黄疸、尿少者：大黄、栀子、黄柏、猪苓各 15 g，白茅根、车前草、茵陈、茯苓各 30 g，泽泻 20 g。水煎服，每日 1～2 剂。

（7）少尿、无尿者：大黄、黄芪、积雪草（崩大碗）各 30 g，槐花 15 g。水煎至 250 mL，保留灌肠，每日 1～2 次。

2. 辨证施治

（1）邪毒犯胃证：症见恶心呕吐，上腹不适等。治宜泄热解毒，和胃降逆。方选二陈汤（《太平惠民和剂局方》）加减。药用陈皮、法半夏、白芍各 10 g，紫苏叶、金银花、绿豆、黑豆、赤小豆各 30 g，黄连 5 g，甘草 15 g，生姜 6 g。

（2）湿热中阻证：症见恶心呕吐，上腹不适，尿黄，黄疸，腹泻等。治宜清热解毒，利湿退黄。在上方基础上加茯苓、芦根各 20 g，泽泻、茵陈各 10 g。

（3）湿热内闭证：症见黄疸，肢麻，双下肢乏力，尿少，水肿，甚至昏迷，抽搐等症。治宜宣通三焦，清利湿热。方选茵陈五苓散（《金匮要略》）加减。药用茵陈 20 g，茯苓、泽泻各 15 g，黄连 3 g，法半夏 10 g，陈皮 6 g，甘草 5 g。邪盛正虚，加人参、黄芪、白术。

（二）西医治疗

1. 清除毒物　及时采用催吐、洗胃、导泻、灌肠等方法，迅速排除尚未吸收的毒物。

2. 对症处理　腹痛予阿托品或山莨菪碱；呕吐剧烈者用甲氧氯普胺肌内注射；吐泻失水者注意补液，维持水、电解质及酸碱平衡。

3. 急性肾衰竭的处理　参见第二章第十六节"急性肾衰竭"相关内容。

4. 应用高渗葡萄糖液、维生素 C、辅酶 A、三磷酸腺苷、细胞色素 C 等保肝治疗。

5. 对重型病例尚须抗休克、抗感染治疗；对狂躁、抽搐者，10％水合氯醛 10～20 mL，保留灌肠。

【护理】

1. 了解所服鱼胆的种类及数量。

2. 准确记录 24 小时出入液量，严格限制水分摄入，量出为入，宁少勿多。

3. 严格蛋白质摄入，以高糖摄入为主。

4. 严密观察生命体征，以早期发现感染和中毒性心肌损害并及时防护。

第四节　毒蛇咬伤

毒蛇有数百种，我国有近 50 种，其中危害较大者有眼镜蛇科（眼镜蛇、眼镜王蛇、金环蛇、银环蛇）；蝰蛇科的蝰蛇亚科（蝰蛇），蝮蛇亚科（尖吻蝮蛇、铬铁头、竹叶青和蝮蛇）以及海蛇科（海蛇）。蛇毒的主要成分有神经毒、心脏毒、凝血和抗凝血成分、磷脂酶 A、透明质酸酶和出血毒等。当毒蛇咬人时，可引起中毒症状。

【病机】

毒蛇口内有毒腺，由排毒管与牙相连，当毒蛇咬人时，毒腺收缩，蛇毒通过排毒管，经过有管道或沟的牙，注入人体组织。毒液主要通过淋巴循环吸收。如毒液在伤口直接进入血液循环，则最具毒性，可迅速致人死亡。蛇毒成分复杂，主要为酶和非酶多肽毒素以及非毒蛋白质。吸收后分布于全身组织，其中以肾最多，脑最少。主要在肝内分解，经肾排泄。神经毒可麻痹感觉神经末梢，引起肢体麻木；阻碍神经冲动发放，引起瘫痪。心脏毒可使心肌细胞发生不可逆性去极化，引起心肌变性坏死。磷脂酶 A2 可释放组胺、5-羟色胺和缓动素，引起伤口局部组织水肿，炎症反应和疼痛，直接破坏毛细管内皮细胞引起出血，使血浆中卵磷脂变为溶血卵磷脂引起溶血。透明质酸酶使局部炎症进一步扩散。蛋白质溶解酶破坏血管壁，引起出血，局部组织损伤、坏死。磷酸二酯酶，一方面可使体内产生大量的腺苷类物质，引起周围血管扩张，血压下降。凝血和抗凝血成分，可启动内外源性凝血系统，造成微血栓形成，引起弥散性血管内凝血（DIC）；另一方面又具有抗凝血酶作用，并破坏凝血酶原，纤维蛋白原及纤维蛋白而引起出血。

【诊断】

（一）临床表现

1. 毒蛇咬伤史及局部表现　咬伤史明确。伤口处有一个或几个刺印，不论有无局部或全身症状，即可诊断。如伤口有 2～4 行锯齿状浅表均匀细小的牙痕，且无局部症状者，则多为非毒蛇所伤。局部表现有：

（1）疼痛：与伤口大小不成比例，与毒蛇种类有关。

（2）肿胀：咬伤 1～2 小时，伤口周围组织肿胀，一直肿到整个肢体，是中毒的可靠指标。肿胀程度可反映中毒深度。

（3）发绀：受伤早期局部可有发绀，但有时在几小时后才出现。

（4）大疱：在咬伤几小时后伤口周围可出现一个或多个出血性大疱，表明皮下组织已有不同程度损害。

（5）淋巴管炎：咬伤肢体可出现出血性条纹，触痛和触及肿大淋巴结。如果腹股沟和腋窝早期出现疼痛，表明有迅速进行性中毒。淋巴管炎在 48～72 小时后缓解。

2. 神经毒表现　主要见于银环蛇、金环蛇和海蛇咬伤，局部反应轻，仅有轻度麻木感，齿痕少，无渗液。伤后 1～3 小时出现全身中毒症状，如四肢无力、头晕、眼花，继而呼吸困难，晕厥，接着出现眼睑下垂，语言障碍，吞咽困难，流涎，眼球固定和瞳孔散大。重症患者呼吸由浅而快、不规则，最终出现中枢性或周围性呼吸衰竭。神经毒病程短，病情进展迅速，如能度过 1～2 日危险期后可望痊愈。

3. 心脏毒和凝血障碍表现　主要见于蝰蛇、五步蛇、竹叶青。毒素引起出血、溶血、DIC、心肌损害和血管舒缩功能障碍。大量溶血引起血红蛋白尿、血压下降、心律失常、循环衰竭和急性肾衰竭。

4. 肌毒表现　主要见于海蛇。咬伤后半小时到数小时，患者感肌肉疼痛，僵硬和进行性无力，继而腱反射消失，眼睑下垂，牙关紧闭。横纹肌大量坏死，释放钾离子引起严重心律失常，肌球蛋白堵塞肾小管引起少尿、无尿，导致急性肾衰竭。

5. 混合毒表现　眼镜蛇类及蝰蛇常兼有神经毒、心脏毒和凝血障碍等临床表现。患者出现面部麻木、肌肉抽搐、血尿、咯血、消化道出血、颅内出血、呼吸困难、心肌炎、休克、急性肾衰竭、DIC 和呼吸衰竭等。

（二）理化检查

1. 乳胶抑制试验　应用蛇毒抗原和抗体反应，可检测为何种毒蛇咬伤。出现凝集反应者为阴性，均匀混浊反应为阳性，提示为该种毒蛇咬伤。

2. 乳凝试验　测定患者血清中的抗体，可以推测为何种毒蛇咬伤。不凝者为阴性，凝集者为阳性。本试验适用于晚期蛇咬伤患者。

（三）鉴别诊断

应与非毒蛇咬伤鉴别（表3-1）。

表3-1　　　　　　　　　　　　　　　毒蛇咬伤与非毒蛇咬伤鉴别

临床表现	毒　蛇	非毒蛇
牙痕	两个针尖大牙痕	两行或四行锯齿状浅小牙痕
局部伤口	水肿、渗血、坏死	无
全身症状	神经毒	无
	心脏毒和凝血障碍	无
	出血	无
肌毒	无	

【治疗】

（一）中医治疗

1. 验方及中成药

（1）半枝莲60 g。浓煎成300 mL，每次100 mL，每日3次，口服，并将半枝莲与雄黄一起捣烂外敷患处，每日更换1次。

（2）七叶一枝花9 g，半枝莲6 g，紫花地丁60 g。每日2剂，水煎服。

（3）南通蛇药片：每片0.3 g，首次20片，以后每6小时服10片，口服，对蝮蛇咬伤疗效好。

（4）上海蛇药片：首次10片，以后每4小时5片，口服，1个疗程3～5日。针剂：1号注射液，第1日4小时1支，第2日以后，每日3次，每次1支，肌内注射或加入葡萄糖注射液中静脉注射。2号注射液，每4～6小时1支，用法同上。根据病情需要，二者可结合应用。适用于各种毒蛇咬伤。

（5）青龙蛇药片：每片0.3 g，每次6～12片，每日4～6次，口服，首次加倍。适用于各种毒蛇咬伤。

（6）广州蛇药散：首次20 g，以后每次10 g，每日3～6次，一般连服3日。适用于各种毒蛇咬伤。

（7）广西蛇药片：首次12～16片，每日6～8次，以后每次8片，口服，一般1～3日。适用于各种毒蛇咬伤。

2. 辨证施治

（1）风毒证（神经毒）：症见局部伤口不红肿，仅有局部麻木感，3～5小时后可有头晕目眩，眼睑下垂，流涎，肌肉麻木或抽搐，或呼吸困难，神志不清等危症。治宜祛风解痉，疏风解毒。方选玉真散（《外科正宗》）加减。药用防风、南星、白芷、天麻、羌活各10 g，白附子6 g等。

（2）火毒证（心脏毒和血毒）：症见伤口红、肿、热、痛，水疱，血疱，瘀斑，局部组织坏死，甚则恶寒发热，烦躁不安，胸闷心悸，视物模糊，口鼻出血，尿血便血等。治宜泻火解毒，凉血化瘀。方选清瘟败毒饮（《疫疹一得》）加减。药用水牛角（先煎）、石膏（先煎）各30 g，赤芍15 g，生地黄、牡丹皮、知母、淡竹叶各10 g，甘草6 g等。

3. 风火毒证（混合毒）：参照风毒证及火毒证诊治。也可根据"治蛇不泄，蛇毒内结，二便不通，蛇毒内攻"的民间经验。治宜清热解毒，利尿通便。药用半枝莲25 g，虎杖、青木香各20 g，白芷（后下）、万年青、吴茱萸各10 g，细辛3 g，大黄、白茅根、车前子各15 g，白花蛇舌草50 g等。

4. 其他疗法

（1）针刺法：可于肢端指（趾）蹼间肿胀，在常规消毒下用三棱针或 9～12 号消毒针头，或用手术刀切至皮下，从伤口上至下挤压排毒 15～20 分钟，使毒液迅速排出以消肿。

（2）拔罐法：用火罐或抽吸器等吸去毒液以减轻局部肿胀和蛇毒的吸收。

（二）西医治疗

1. 防止毒素扩散或吸收

（1）结扎：毒蛇咬伤后应减少活动，立即用止血带或代用品在伤口近心端 5 cm 处进行绑扎，并每隔 15～20 分钟放松 2～3 分钟，直至注射抗蛇毒血清或采取有效措施后，方可停止绷扎。

（2）烧灼：在野外条件困难时，可用火柴烧灼伤口，以破坏蛇毒，并在伤口上方用带结扎，然后送医院处理。

（3）清创：伤口皮肤用冷开水、肥皂水或生理盐水或 1∶5000 高锰酸钾溶液冲洗，用手术刀按毒牙痕方向纵切开，如未发现毒牙痕，则经伤口做十字形切开 1～1.5 cm 长，深 3 cm 达真皮下，使淋巴液外流即可，再用火罐或吸乳器反复多次在伤口吸出毒液，如无以上条件，可直接用口吸吮，但吸吮者应无龋齿，口腔黏膜无溃破，吸后伤口要消毒，吸者要漱口，最后将患肢浸在 2％冷氯化钠溶液中，用手自上而下向伤口挤压排毒约 30 分钟。彻底排毒后，盖以消毒敷料，持续湿敷，以利毒液排出。排毒处理应在伤后 5 分钟内进行，即使这样，也只能排出不到 30％的毒液，超过 30 分钟效果不佳。

（4）冷冻：早期用冰块或氯乙烷局部喷洒冰冻伤口，以减少毒液吸收。

2. 抗蛇毒血清的应用　单价血清疗效好，但仅适用于已知种类的毒蛇咬伤，若不能确定毒蛇种类，应选用多价蛇毒血清。多价蛇毒血清系由蝮蛇、眼镜蛇、银环蛇等抗蛇毒血清制成。一般采用静脉注射，肌内注射疗效较差，用前应先做皮试。各地生产的抗血清效价不一，通常剂量每次 1～2 支，先用 5％葡萄糖注射液或生理盐水 20～40 mL 稀释，静脉注射，速度为每分钟 4 mL。抗蛇毒素的 1 次剂量，精制蝮蛇抗蛇毒素 8000 U，银环蛇、精制尖吻蝮蛇、眼镜蛇抗蛇毒素均为 10000 U，五步蛇抗蛇毒素为 10000 U。皮试阳性者又必须应用时，应按常规脱敏，并同时用异丙嗪和糖皮质激素。一旦发生严重过敏反应，立即皮下注射 0.1％肾上腺素 0.5 mL 和 0.5 mL 加入 50％葡萄糖注射液 20 mL 中，缓慢静脉注射，10 分钟注射完毕，同时用琥珀酸氢化可的松 200 mg 或地塞米松 10 mg，加入 5％葡萄糖注射液 250 mL 中静脉滴注；亦可用异丙嗪 25 mg，肌内注射。

3. 减轻中毒反应和组织损害

（1）封闭：0.25％普鲁卡因溶液 50～100 mL 做伤口周围和伤肢近心端套式封闭，或用 0.5～1 g，静脉封闭。

（2）肾上腺皮质激素　氢化可的松 200～400 mg 或相应剂量地塞米松，静脉滴注，每日 1 次。对出血、溶血和循环衰竭有一定疗效。

（3）胰蛋白酶局部注射：胰蛋白酶 2000 U 加 0.25％普鲁卡因 20～60 mL，局部浸润注射，并在伤口上方作环形封闭。重者 12 小时后重复应用。用胰蛋白酶前，先予马来酸氯苯那敏 10 mg 或异丙嗪 25 mg，肌内注射。

4. 防治感染　蛇毒伤口易被感染，应给予抗生素和破伤风抗毒素 1500 U。

5. 并发症治疗　呼吸衰竭出现较早，发生率高，常需数周甚至 10 周以上才能恢复。因此，应及时正确地使用人工呼吸机；休克、心力衰竭、急性肾衰竭、DIC，参见本书相关章节。

6. 抢救过程中忌用下列药物　①中枢抑制药，如吗啡、苯海拉明、巴比妥类、氯丙嗪等。②肾上腺素。③横纹肌松弛药，如筒箭毒碱、琥珀胆碱等。④抗凝药，如肝素、枸橼酸钠、双香豆素等。

【护理】

1. 保持环境安静，绝对卧床，限制患肢活动。

2. 严密观察患者的神志、血压、脉搏、呼吸和尿量及局部伤口情况。

3. 宜清淡富营养流质饮食,不能吞咽者鼻饲。

第五节 雷公藤中毒

雷公藤属卫矛科植物雷公藤根的木质部,又名黄藤、菜虫药、断肠草等。皮部毒性太大,常刮去,亦有带皮入药。主要含雷公藤碱、雷公藤次碱、雷公藤三萜内酯 A、雷公藤内酯 A、山海棠素等。口服嫩芽 7 个或根皮 30 g 以上可致死。

【病机】

雷公藤的毒性因药材质量、药用部位、制剂、剂型及观察方法等不一致。对人染色体有一定损伤作用,凡服药近 2 周有引起染色体畸变的可能,有潜在致癌性;有强烈的胃毒作用,口服对胃黏膜产生直接刺激作用,使胃黏膜充血、水肿,亦可抑制前列腺素产生,削弱黏膜保护作用;对心肌有一定毒性作用,心肌酶活性降低,导致循环衰竭,临床表现为心源性休克、心源性脑缺血综合征、心肌炎诱发急性肺水肿等,为雷公藤早期中毒及中毒后 1~2 日的主要死因;使肾小管近曲细胞变性、坏死,而诱发急性肾衰竭;诱发中毒性肝炎,选择性损害淋巴细胞,大剂量对骨髓有抑制作用;损伤睾丸生殖上皮,抑制精原细胞分裂,导致各级生殖细胞减少或消失,引起生育减少或不孕,但此作用为可逆性。动物实验表明,雷公藤的毒性成分主要为二萜类,其次为生物碱、三萜类及苷类。

【诊断】

(一)临床表现

1. 有服雷公藤史。

2. 消化系统 上消化道强烈烧灼感,腹部剧烈绞痛,阵发性加剧并伴呕吐,严重腹泻,便血,肝大,肝区疼痛,黄疸。

3. 心血管系统 胸闷,心悸,气短,呼吸困难,发绀,心率增快,心音低钝,可伴有心律失常,体温、血压下降。严重者发生心源性休克,产生急性心源性脑缺血综合征而猝死。

4. 泌尿系统 腰痛,水肿,少尿甚至尿闭,发生急性肾衰竭。

5. 呼吸系统 呼吸气促,发绀,个别发生肺水肿,甚至呼吸衰竭,呼吸骤停而死亡。

6. 神经系统 头昏,乏力,烦躁或嗜睡,感觉过敏,口唇、舌及全身麻木等。

7. 血液系统 血便,尿血,口鼻出血,皮下出血等。

8. 生殖系统 育龄女性月经减少乃至闭经;男性精子明显减少甚至消失。

此外还有皮疹、皮肤瘙痒、色素沉着及潜在致癌性等。

(二)理化检查

1. 尿液检查 可有蛋白尿及红细胞、白细胞管型。

2. 血液检查 可有白细胞、血小板减少,电解质紊乱,二氧化碳结合力降低;转氨酶及总胆红素升高;尿素氮、肌酐升高等。

3. 生殖系统检查 男性精子数减少;女性阴道细胞萎缩。

4. 染色体检查 可有染色体畸变。

5. 心电图检查 可示心律失常或心肌损伤改变。

6. 脑电图检查 可有异常变化。

(三)鉴别诊断

应与毒蕈中毒、乌头类药物中毒等相鉴别(表 3-2)。

表 3 - 2   雷公藤与毒蕈中毒、乌头类药物中毒鉴别

项　目	雷公藤中毒	毒蕈中毒	乌头类药物中毒
服药史	误服雷公藤史	误服食蕈史	误服附子等植物史
主要症状	上消化道烧灼感，腹痛腹泻，呕吐，肝大、黄疸；胸闷气短，心悸，呼吸困难，甚至心源性休克；呼吸气促，肺水肿，甚至呼吸衰竭；腰痛，水肿，少尿甚至尿闭，急性肾衰竭等	恶心呕吐，腹痛腹泻，重者可引起严重脱水，电解质紊乱，血压下降，甚至休克，昏迷或急性肾衰竭	口舌及全身发麻，恶心呕吐，呼吸紧迫，胸部重压感；出汗，烦躁不安，头晕眼花，呼吸困难，血压下降，危重者心脏停搏或呼吸骤停
辅助检查	尿常规可见尿蛋白、红细胞及白细胞管型；血液检查可见白细胞、血小板减少，电解质紊乱等	血液检查可见低钠、低钾，肝功能异常；心电图和脑电图异常	胃残渣溶于浓硫酸为黄色溶液；心电图可见多种心律失常，房室阻滞，心室纤颤等

【治疗】

（一）中医治疗

1. 验方及中成药

（1）鸡蛋 2 个，先服蛋清，再用乌蔹 60 g，水煎服。

（2）鲜萝卜汁或韭菜汁 200 mL，顿服。

（3）枫杨嫩枝 1 握，洗净捣碎，滤汁，每次 50 mL，口服。

（4）鲜杨梅果汁 100～200 mL，1～2 小时 1 次，口服。或杨梅树根 60～250 g，水煎服，每日 2～3 次。

（5）蛇莓（去果实）、绿豆各 60 g，冷开水浸泡后榨汁服。

（6）绿豆 120 g，甘草 30 g，水煎服。

（7）三黄甘草汤：黄芩、黄连、黄柏各 10 g，甘草 50 g，水煎服。

（8）三豆银花汤：黑豆、赤小豆、绿豆、金银花各 30 g，水煎服。

（9）鲜乌蔹 150～240 g，捣汁，配香附、三七、鸡血藤、茜草、广木香、青木香各 15 g，冰片 1.5 g，共研为细末，每次 3～9 g，水煎，口服。

（10）高热神昏者，可用安宫牛黄丸，每次 1～2 丸，口服或鼻饲，每日 2 次；或醒脑静注射液 10 mL 加入等渗葡萄糖注射液 60～100 mL 中，静脉滴注，每日 1～2 次。

2. 辨证施治

（1）气滞络瘀，内闭外脱证：症见四肢厥冷，脉弱等。治宜开闭宣郁，扶正固脱。方选生脉散（《内外伤辨惑论》）加减。药用人参 15 g，麦冬、木香各 10 g，五味子 6 g，黄芪 30 g，淡干姜 3 g 等。

（2）湿毒内阻，气机瘀滞证：症见浮肿，恶心呕吐，尿少，甚至尿闭抽搐等。治宜解毒祛湿，行气化瘀。方选胃苓汤（《丹溪心法》）。药用苍术、藿香、佩兰各 10 g，厚朴 5 g，猪苓、茯苓、泽泻各 15 g，干姜、黄连各 3 g，陈皮、制大黄各 6 g，槐花、积雪草各 30 g 等。

（3）热毒内蕴，肠络受损证（肠道症状为主者）：症见腹痛，呕吐，便血等。治宜清热止血。方选藿香正气丸（《太平惠民和剂局方》）或连朴饮（《随息居重订霍乱论》）加减。药用黄连、白豆蔻（后下）各 3 g，厚朴 6 g，藿香、半夏、陈皮、竹茹、佩兰各 10 g，地榆 15 g，槐花、芦根各 20 g 等。

（二）西医治疗

1. 中毒后应及时催吐，洗胃，导泻。

2. 输液，利尿，促进毒物排出。

3. 出现中毒性心肌炎、中毒性休克者，可使用糖皮质激素、大剂量维生素 C、能量合剂、极化液及强心药等。

4. 出现急性肾衰竭时，可用呋塞米，或尽早进行透析治疗。

5. 中毒性肝炎应保肝治疗。

6. 加强营养等支持治疗。

7. 对症处理　维持水、电解质、酸碱平衡；腹痛、出血、肺水肿、脑水肿等按常规处理。

8. 防治感染。

【护理】

1. 立即用 1∶5000 高锰酸钾溶液等洗胃，超过 4 小时者也不要放弃。
2. 密切观察患者生命体征及神志变化，以早期发现变证，及时治疗。
3. 准确记录 24 小时出入液量。
4. 保持环境安静。
5. 禁食，或进食含有丰富营养的流质饮食。

第六节　乌头类药物中毒

乌头类药物包括毛茛科植物乌头（主根）、附子（支根）、天雄（附子变形无稚根者）以及野生乌头即草乌（包括一枝蒿、落地金钱、搜山虎菜等）。本类药物主要含乌头碱，因服用过量，或煎煮时间不够可引起中毒。中毒剂量：附子 30～60 g，川乌 3～9 g，草乌 0.9～4.5 g，一枝蒿 0.5～3 g，落地金钱 1～2.5 g，搜山虎 3 g；乌头碱口服，0.2 mg 可中毒，2～4 mg 可致死。

【病机】

口服乌头类药物后，乌头碱经消化道吸收入体内，主要经肾脏和唾液排泄。服用过量的乌头碱，可使中枢神经和周围神经系统先兴奋后抑制，引起体温和血压降低，肢体运动障碍，语言不清等；刺激并强烈兴奋迷走神经，引起流涎、出汗、呕吐、心率变慢等；麻痹血管、运动中枢、呼吸中枢，导致心源性休克，呼吸衰竭等；直接作用于心肌，引起心律失常、心搏骤停。

【诊断】

（一）临床表现

有服用过量或未经炮制的乌头类药物史；口服吸收迅速，数分钟内即可发病，有半数患者在半小时内发病，亦有 2～32 小时发病者。

轻者表现为口舌及全身发麻，恶心呕吐，呼吸紧迫，胸部重压感；中度者出现腹痛，呕吐，流涎，出汗，烦躁不安，头晕眼花，视物模糊，四肢痉挛，语言障碍（舌活动不灵活），呼吸困难，血压下降，体温不升，面色苍白，皮肤发冷，脉迟弱，心律失常；危重者见神志不清或昏迷，口唇指端发绀，脉微欲绝，二便失禁，最后因心脏停搏或呼吸骤停而死亡。

（二）理化检查

1. 胃残渣检查　胃残渣溶于浓硫酸为黄色溶液，经 2～3 小时变为黄红色，最终变为紫蓝色。如加硫酸后微温，可有苯甲酸臭气产生。加热 5 分钟后加入少量间苯二酚晶体，继续加热则由黄红色变为深红色。提取胃残渣 1 mL，注入青蛙体内可引起呕吐，痉挛现象。

2. 心电图检查　可示多种心律失常如多源性、频发性、不规则早搏，房室阻滞，心室纤颤，心室骤停以及心肌损伤性改变。

（三）鉴别诊断

应与阿片、毒蕈、毒扁豆碱、毛果芸香碱以及斑蝥等中毒相鉴别（表 3-3）。

表 3-3   乌头类药物中毒与阿片、毒蕈、毒扁豆碱、毛果芸香碱及斑蝥等中毒的鉴别

项　目	乌头类药物中毒	阿片中毒	毒蕈中毒	毒扁豆碱中毒	毛果芸香碱中毒	斑蝥中毒
服药史	误服附子等植物史	误服阿片等药物史	误服食毒蕈史	误服毒扁豆碱史	误服毛果芸香碱史	误服斑蝥史
主要症状	口舌及全身发麻，恶心呕吐，呼吸紧迫胸部重压感；出汗，烦躁不安，头晕眼花，呼吸困难，血压下降，危重者心脏停搏或呼吸骤停	头痛头晕、恶心呕吐、兴奋或郁抑，幻想、便秘、尿潴留及血糖增高等。昏迷、针尖样瞳孔和呼吸抑制等	恶心呕吐，腹痛腹泻，重者脱水，电解质紊乱，血压下降，甚至休克，昏迷或急性衰竭	谵妄、精神错乱、幻觉、嗜睡等；恶心、呕吐腹泻	出汗、流涎、恶心呕吐、支气管痉挛和肺水肿等；视力下降，暂时性近视，甚者强直性瞳孔缩小、虹膜后粘连、虹膜囊肿、白内障等	上消化道灼痛感，口腔及舌部起水疱，口干口麻，吞咽困难，恶心呕吐，腹痛腹泻；肾区叩击痛，尿痛、尿血，甚至肾衰竭；头痛头晕，血压降低，虚脱等
辅助检查	胃残渣溶于浓硫酸为黄色溶液；心电图可见多种心律失常，房室阻滞，心室纤颤等	尿常规、胃内容物检测、电解质，渗透压血气分析有助诊断	血液检查可见低钠、低钾、肝功能异常；心电图和脑电图异常	心电图检查可见心动过缓等；眼压检查等有助于诊断	眼压检查可见眼压增大等	尿常规可见红细胞、尿蛋白；血液检查可见肝肾功能异常等

【治疗】

（一）中医治疗

一般用验方及中成药治疗。

1. 蜂蜜 50～100 g，开水冲服。

2. 苦参 30 g，水煎服。

3. 防风 20 g，水煎服。

4. 松树尖 10 多个，水煎服。

5. 黑大豆 30 g，黄连 10 g，水煎服。

6. 生姜 120 g，甘草 15 g 或绿豆 120 g，甘草 60 g，水煎服。

7. 生姜 30 g，嚼服，用于轻症患者效果较好。

8. 金银花、赤小豆、黑大豆各 30 g，绿豆 90 g，生甘草 15 g，水煎服。

9. 黑大豆 15 g，黄芪 30 g，甘草 10 g，生姜 3 g，大枣 5 枚；阳气不足者，重用黄芪、生姜，加高丽参 9 g；心神不宁者，重用炙甘草，并加远志 10 g；胃浊上逆加陈皮 5 g，水煎服。

10. 雪山金不换 10～20 g，玄参 15～30 g，生甘草 10～30 g，水煎服或鼻饲。雪山金不换为云南地方草药，性味苦寒，善解气分热毒，民间习用其解乌头碱中毒。

（二）西医治疗

1. 吸氧。

2. 若食入乌头类药物在 4 小时以内，立即用浓茶水，或 2% 鞣酸液，或 1：2000 高锰酸钾溶液反复洗胃，洗胃后从胃管中注入药用炭 10～20 g 以吸附毒物，并灌入硫酸钠 20 g，导泻。

3. 阿托品 0.5～1 mg，每 4～6 小时 1 次，肌内注射或静脉注射，严重者可用 3～5 mg，0.5～2 小时 1 次，至心率增快，瞳孔散大，中毒症状缓解后减量或停用。

4. 抗心律失常药　阿托品不能解除心律失常时可改用或加用下列药物：

（1）普鲁卡因酰胺：0.5～1.0 g 加入 5% 葡萄糖注射液 200 mL 中，静脉滴注，于 1 小时内滴完。如无效，1 小时后再给 1 次，24 小时内总量不超过 2 g。

（2）利多卡因：1次100 mg，缓慢静脉注射，如无效，10～20分钟可重复1次，同时用500 mg加入5％葡萄糖注射液500 mL中，静脉滴注，滴速每分钟1～2 mg。

5. 50％葡萄糖注射液60 mL、维生素C 1 g，静脉注射。

6. 综合治疗　包括纠正水电解质紊乱、酸碱失调，抗休克等。

7. 呼吸兴奋剂　可选用尼可刹米、山梗菜碱（洛贝林）等。

【护理】

1. 神识清醒者应立即催吐。

2. 严密观察生命体征及神志变化，早期发现变证。

3. 促进毒物排泄。

4. 保持环境安静，注意保暖。

第七节　马钱子中毒

马钱子又名番木鳖、苦实、牛根，为马钱科植物马钱的干燥成熟种子。其主要成分为生物碱：番木鳖碱（士的宁）和马钱子碱。过量服用本品可致中毒。中毒量：马钱子1.5～3 g，番木鳖碱5～10 mg；致死量：马钱子4～12 g以上，番木鳖碱30 mg以上。

【病机】

番木鳖碱对整个中枢神经系统都有兴奋作用，首先兴奋脊髓的反射功能，其次兴奋延髓呼吸中枢和血管运动中枢，并提高大脑皮质感觉中枢功能。中毒量的番木鳖碱能引起脊髓反射性兴奋显著亢进，导致特殊的强直性痉挛，常因呼吸肌的强直性收缩而窒息死亡。

【诊断】

（一）临床表现

有应用过量马钱子史。起初出现头痛，头晕，舌麻，口唇发紧，全身肌肉轻微抽搐，精神轻度失常，如好奇、醉酒感、恐惧等。中毒严重时可见全身肌肉强直性痉挛，由于颈部和腿肌强直而成角弓反张，双目凝视，渐至呼吸肌痉挛，发绀，瞳孔散大，脉搏加快。中毒者受外界声、光、风等刺激，立即引起再度强直性痉挛，每次可持续几分钟，如连续几次发作后，最终因呼吸肌痉挛窒息而死亡。病变过程中神志始终清楚。

（二）理化检查

胃液、尿液及死亡患者的胃、肠、肾等组织中，均可检出士的宁。

（三）鉴别诊断

应与破伤风、癫痫、癔症、低血糖症、低钙血症等相鉴别。

【治疗】

（一）中医治疗

1. 甘草125 g，水煎服，每4小时1次，连服2～4剂。

2. 肉桂6～9 g，水煎服。

3. 大量蛋清或牛乳，口服。

4. 蜂蜜60 g，绿豆120 g，甘草30 g，水煎服。

5. 惊厥时，用蜈蚣5 g，全蝎6 g，研末1次冲服或用僵蚕10 g，全蝎9 g，天麻、甘草各12 g，水煎两次合在一起，每6小时服1次，两次服完。

6. 白芍 60 g，黄芩 30 g，甘草 15 g，水煎服。

（二）西医治疗

1. 立即将患者置暗室中，避免声光等刺激。

2. 止痉剂　可选用阿米妥钠 0.3～0.5 g，或地西泮 10 mg，或硫喷妥钠 0.5 g，稀释后缓慢静脉注射，亦可用 10% 水合氯醛 20～30 mL，保留灌肠。禁用吗啡。

3. 洗胃　惊厥控制后，再用 2% 鞣酸或 1∶5000 高锰酸钾溶液洗胃，反复洗胃后灌入 1%～2% 药用炭悬液 40 mL，以吸附毒物。

4. 吸氧。

5. 输液。

【护理】

1. 患者应置于黑暗而安静环境中，所有操作要轻、快，避免声、光等刺激。

2. 洗胃必须在抽搐停止后进行。

3. 注意吸氧及保持呼吸道通畅等。

第八节　斑蝥中毒

斑蝥又名花斑蝥、花壳虫、晏青、放屁虫、章瓦，为芫青科昆虫南方大斑蝥或黄黑小斑蝥的干燥全虫。其毒性成分为斑蝥素。常因堕胎或作为预防狂犬病的偏方使用过量而致中毒。斑蝥的中毒量为 0.6～1 g，致死量为 1.5～3 g；斑蝥素致死量约 30 mg。

【病机】

斑蝥素对皮肤黏膜有发赤、发疱作用。斑蝥素口服易吸收，刺激胃黏膜可引起消化道炎症，黏膜坏死，出现一系列消化道反应。吸收后，大部分经肾脏排泄。肾脏及泌尿道对斑蝥素很敏感，小量可扩张肾小球，中毒量损害肾小管，导致肾小球变性，肾小管坏死；可致心肌出血，心肌细胞浊肿；亦可致肝细胞浊肿、脂肪变性、坏死；对毛细血管有毒害作用，引起肺淤血、肺水肿；毒害神经系统，其机制可能为直接导致神经脱髓鞘病变或因组织破坏后引发自身免疫反应。

【诊断】

（一）临床表现

1. 有服用过量斑蝥史。

2. 中毒表现

（1）消化系统：咽喉、食管及胃有灼痛感，口腔及舌部起水疱，口干口麻，吞咽困难，恶心，呕吐，流涎，剧烈腹痛，腹泻，大便呈水样或带血等。

（2）泌尿系统：腰痛，双侧肾区有叩击痛，尿频、尿道烧灼感和排尿困难，或出现肉眼血尿、尿少、尿闭甚至肾衰竭。

（3）神经系统：头痛，头晕，四肢麻木，视物不清，抽搐等。

（4）循环系统：血压降低，心律失常，甚至周围循环衰竭表现等。

（5）严重者出现高热、寒战、谵语、惊厥，脉速；常因昏迷，虚脱，心脏和呼吸抑制而死亡。

（二）理化检查

1. 尿液检查　常有蛋白尿，血尿，红细胞，管型。

2. 血液检查　可有转氨酶、尿素氮、肌酐升高等。

3. 心电图检查　可示心律失常及心肌损伤性改变。

（三）鉴别诊断

应与马兜铃、雷公藤等中毒相鉴别（表3-4）。

表3-4 　　　　　　　　　　　斑蝥、雷公藤和马兜铃中毒的鉴别

项目	斑蝥中毒	雷公藤中毒	马兜铃中毒
服药史	误服斑蝥史	误服雷公藤史	误服马兜铃史
主要症状	上消化道灼痛感，口腔及舌部起水疱，口干口麻，吞咽困难，恶心呕吐，腹痛腹泻，肾区叩击痛，尿痛、尿血、尿闭甚至肾衰竭；头痛头晕，血压降低，虚脱等	上消化道强烈烧灼感，腹痛腹泻，呕吐，肝大，黄疸；胸闷气短，心悸，呼吸困难，甚者心源性休克；呼吸气促，肺水肿，甚至呼吸衰竭；腰痛，水肿，少尿甚至尿闭，急性肾衰竭等	呼吸困难，甚至呼吸衰竭；嗜睡，知觉麻痹；血压下降；出血性下痢；血尿少尿或尿闭，蛋白尿等
辅助检查	尿常规可见红细胞、尿蛋白；血液检查可见肝、肾功能异常等	尿常规可见尿蛋白；血液检查可见白细胞、血小板减少，电解质紊乱等	血液检查可见肝、肾功能异常，尿常规可见红细胞、尿蛋白等

【治疗】

（一）中医治疗

1. 绿茶30 g，水煎，冷服。

2. 石蒜30 g，水煎至500 mL，口服。

3. 黑豆50 g，煮汁，冷饮。

4. 黄柏15 g，水煎，配鸡蛋清冲服。

5. 鲜天名精、白毛夏枯草各适量，绞汁，滴咽部。

6. 板蓝根30 g，黄连3 g，甘草9 g，水煎分2次服。

7. 绿豆60 g，甘草15 g，黄连6 g，水煎服。

8. 金银花、连翘、蒲公英、紫花地丁、淡竹叶、滑石各30 g，地榆、甘草、桔梗各20 g，水煎服。

9. 口腔黏膜及皮肤发疱部位用黄连粉、冰片粉或冰硼散外敷。

10. 腹痛　益元散，开水冲服。

11. 出血　犀角地黄汤，水煎服。

（二）西医治疗

1. 先口服牛奶、蛋清，继服10%氢氧化铝凝胶20 mL，或液状石蜡30 mL以保护胃黏膜。

2. 硫酸镁导泻。

3. 静脉补液促进毒物排泄，维持水、电解质、酸碱平衡。

4. 应用维生素C、维生素K等。

5. 治疗休克、肾衰竭参见相关章节。

6. 对症处理。

【护理】

1. 禁食，或进食富营养流汁。

2. 注意口腔护理，防止感染。

3. 准确记录24小时出入量。

4. 密切观察生命体征及神志变化，及早防止变证发生。

第九节　急性有机磷农药中毒

有机磷农药在农业生产及日常生活中应用广泛，常用于杀虫、除草、灭鼠。依毒性程度大小可分为

四类：剧毒类，如甲拌磷（3911）、内吸磷（1059）、对硫磷（1605）；高毒类，如敌敌畏、甲胺磷、甲基对硫磷等；中毒类，如双硫磷、乐果、敌百虫等；低毒类，如马拉硫磷（4049）等。以上毒物在生产和使用过程中若防护不周，能经皮肤、呼吸道和消化道侵入人体而出现中毒症状。

【病机】

多系生产或使用过程中防护不严，违章操作，通过皮肤和呼吸道吸收所致。日常生活中系误服、自服或摄入被杀虫药污染的水源和食物经消化道吸收引起。

有机磷农药是一种神经毒物，经胃肠道和呼吸道吸收迅速而完全，经皮肤吸收较慢。进入体内即分布到全身各器官，其中以肝脏浓度最高，肾、肺、脾等次之，脑内含量较小，在体内主要是广泛抑制胆碱酯酶活性，使乙酰胆碱不能被胆碱酯酶分解而大量积聚，造成神经传导功能障碍，出现一系列中毒症状。有机磷的排泄极快，主要途径是通过肾脏从尿排出，少量从粪便中排出。

【诊断】

（一）临床表现

有机磷农药中毒潜伏期长短与有机磷农药的品种、剂量和进入人体的途径密切相关，发病愈早，病情愈重。一般经口最短，为5～20分钟；呼吸道吸入较短，约30分钟；皮肤吸收最长，为2～6小时。往往以恶心、呕吐、腹痛为首发症状。主要表现有三类：

1. 毒蕈碱样症状　恶心、呕吐、腹痛、腹泻、多汗、流涎、视物模糊、瞳孔缩小、呼吸道分泌物增多、呼吸困难，严重者可出现肺水肿，有特殊的蒜臭味。

2. 烟碱样症状　胸部压迫感、全身紧束感、肌纤维颤动，常见于面部、胸部，以后发展为全身抽搐，最后可因呼吸肌麻痹而死亡。

3. 中枢神经症状　疲乏、烦躁不安、头晕、头痛、言语不清、失眠或嗜睡，严重者昏迷、抽搐，可因中枢性呼吸衰竭而死亡。

4. 急性中毒程度分级　分级标准应以临床表现为主，参考全血胆碱酯酶活性。

（1）轻度中毒：头痛、头昏、恶心、呕吐、视物模糊、瞳孔缩小、多汗等，血胆碱酯酶活性降至正常值的50%～70%。

（2）中度中毒：胸部压迫感、呼吸困难、瞳孔明显缩小、肌纤维颤动、共济失调、流涎、大汗淋漓等，胆碱酯酶活性降至正常值的30%～50%。

（3）重度中毒：瞳孔高度缩小呈针尖样大小、呼吸极度困难、发绀、惊厥、昏迷，胆碱酯酶活力降至正常值的30%以下。

（二）理化检查

1. 全血胆碱酯酶活性降低，可下降至正常值的70%以下。测定胆碱酯酶活性是判断急性中毒程度、疗效和预后的重要依据。

2. 尿中有机磷代谢产物测定可作为毒物接触的标志。美曲膦酯中毒时尿中三氯乙醇含量增高；对硫磷、甲基对硫磷等中毒时，尿中含有其氧化分解产物——对硝基酚。

3. 呼出气、呕吐物或胃内容物中有机磷浓度测定，也具有诊断意义。

4. 阿托品试验　怀疑有机磷中毒时，在缺乏测定胆碱酯酶活性的条件下，可进行此试验。方法是用阿托品1～2 mg，肌内注射，若为有机磷中毒，则症状很快有所好转，反之则会出现阿托品过量的表现，如口干、皮肤干燥、颜面潮红、心动过速、瞳孔散大等现象。

（三）鉴别诊断

应与急性有机氯中毒、急性有机氮中毒、急性氨基甲酸酯中毒、急性菊酯中毒等鉴别。

【治疗】

（一）中医治疗

1. 验方

（1）洗胃后即用番泻叶 30 g，开水冲泡或煮沸 3～5 分钟，分次取汁，鼻饲或口服。

（2）生绿豆粉适量，凉水调服；或绿豆适量煎汤顿服，或鼻饲。

（3）银花三豆饮：金银花、绿豆、黑豆、赤小豆各 30 g，每日 1 剂，口服或鼻饲。

（4）绿豆甘草汤：绿豆 12 g，白茅根、金银花、生甘草、石斛各 30 g，丹参 45 g，大黄、竹茹各 15 g，每日 2 剂，口服。昏迷者鼻饲给药。

（5）安宫牛黄丸化水灌入或鼻饲，适用于高热昏迷者。

（6）六一散：甘草 120 g，煎汁冲服滑石粉 15 g，10 分钟后再冲服滑石粉 6 g，再隔 15 分钟重复 1 次，连服 5～6 次，或鼻饲。

（7）江西兴国万能解毒汤：广木香、青木香、鸡血藤各 15 g，三七、冰片各 3 g，香附 10 g，乌蔹 25 g。将上药研成细末，另取金花草加清水榨汁至 400 mL，与药末混合，每日 1 剂，口服或鼻饲。

（8）乌蔹 150～240 g，积雪草 60 g，水煎服或鼻饲。

2. 辨证施治

（1）毒邪外侵，蕴积脾胃证：症见恶心呕吐，脘腹胀痛，肠鸣，便秘或腹泻，甚而午后潮热，呕血，便血。舌质深红，苔黄腻或花剥苔，脉弦数。治宜和中解毒，健脾和胃。方选甘草泻心汤（《伤寒论》）加减。药用炙甘草 12 g，黄芩、人参、干姜、法半夏各 9 g，黄连 3 g，大枣 4 枚。便秘者，加酒大黄、郁李仁、当归；腹泻者，加石莲子、扁豆、山药。

（2）毒犯血脉，聚积肝胆证：症见两胁胀痛，恶心，呕吐苦水，咽干口燥，头目眩晕，甚而黄疸、抽搐。舌质红，苔黄微黑，脉弦数。治宜清解邪毒。方选四逆散（《伤寒论》）加减。药用炙甘草、枳实、柴胡、芍药各 6 g。黄疸者，加茵陈、姜黄、栀子；抽搐者，加麦冬、生牡蛎、生龟甲、玄参、天竺黄。

（3）毒损气血，肺肾受损证：症见咳嗽气急，不能平卧，小便短赤，或有水肿，甚则尿闭，尿血，舌质红，苔薄白，脉沉缓。治宜清宣降浊。方选陈氏四虎饮（《重订广温热论》）加减。药用水牛角（先煎）、生石膏（先煎）、生地黄各 30 g，黄连 5 g，知母 12 g，青黛 2 g，大黄、玄参各 9 g，马勃 3 g 等。肾阳不足者，加附子、肉桂、干姜、淫羊藿；小便不通者，加威灵仙、地肤子。

（4）毒陷心脑，脏腑虚衰证：症见心悸气短，心频，夜不能寐，或时清时寐，表情淡漠，嗜睡，甚则昏迷，谵语或郑声，项背强直，角弓反张，瞳仁乍大乍小，或大小不等。舌质红绛，无苔，脉数疾，或雀啄，或屋漏。治宜清毒醒脑。方选菖蒲郁金汤（《温病全书》）加减。药用石菖蒲、炒栀子、鲜竹叶、牡丹皮各 9 g，郁金、连翘、灯心各 6 g，木通 5 g，淡竹沥（冲）15 g 等。神昏较重者，可加用至宝丹、安宫牛黄丸；如出现脱证，可选用参附注射液。

3. 针灸疗法

（1）头晕：穴位取风池、安眠等。

（2）头痛：穴位取太阳、风池、安眠等。

（3）恶心呕吐：穴位取足三里、内关、胃俞等。

（4）上腹痛：穴位取中脘、足三里等。

（5）腹泻：穴位取天枢、气海等。

（6）肌颤：穴位取大椎、曲池、足三里等。

（7）尿潴留：穴位取中极、曲骨、足三里等。

（8）神志不清：穴位取八风、八邪、风池、百会、人中、太冲等。

（二）西医治疗

1. 一般处理　立即将患者脱离中毒现场，更换污染衣服，除美曲膦酯中毒外，受污皮肤均应用清水、肥皂水或 2%～5% 碳酸氢钠溶液彻底冲洗。眼部污染可用 2% 碳酸氢钠或生理盐水冲洗，美曲膦酯中毒可用温开水冲洗。

2. 催吐　一般可用手指、羽毛刺激咽部催吐，在误食后即刻或 1～2 小时内催吐，较洗胃效果好。

3. 洗胃　常用 2%～4% 碳酸氢钠溶液（美曲膦酯中毒忌用）、清水、生理盐水或 1∶5000 高锰酸钾（硫代膦酸酯如对硫磷等忌用）。每次洗胃液一般不超过 500 mL，以防胃内容物进入肠道。洗胃必须反复彻底，直至洗出液无农药气味为止，然后留置胃管，以便继续吸出胃液中排出的农药，并注入 50% 硫酸镁 60 mL，导泻。

4. 特殊治疗

（1）抗胆碱剂（阿托品、山莨菪碱等）　阿托品可肌内注射、静脉注射或静脉滴注，根据病情轻重使用不同剂量。首次剂量，轻度中毒可用 1～3 mg，肌内注射，必要时 1～2 mg，可重复给药，一日可用 3～4 次；中度中毒 2～5 mg，肌内注射或静脉注射，每半小时重复 1 次，病情好转后，酌情减量；重度中毒 10～20 mg，15～30 分钟 1 次，静脉注射，病情好转后，酌情减量。中、重度中毒时，一般与胆碱酯酶复活剂合用。抢救时，阿托品应早期、足量、静脉反复给药，直至出现阿托品化（瞳孔扩大、颜面潮红、口干、皮肤干燥、心率增快、肺部湿啰音消失），逐渐减量，24～48 小时后停药观察。

（2）胆碱酯酶复活剂（氯解磷定、碘解磷定等）：

1）氯解磷定：为目前首选药，常与阿托品并用，首次剂量，轻度中毒 0.25～0.5 g，肌内注射，必要时每 2～4 小时重复 1 次，共 3 次；中度中毒 0.5～0.75 g，肌内注射，每半小时 1 次共 3 次；重度中毒 0.75～1 g 稀释后缓慢静脉注射，半小时后重复 1 次，以后每小时 0.25 g 静脉滴注，6 小时后如病情显著好转可停药。

2）碘解磷定：首次剂量，轻度中毒 0.4 g 稀释后缓慢静脉注射，以后每 2 小时 1 次，共 4～6 小时；中度中毒 0.8～1.2 g，稀释后缓慢静脉注射，以后每小时 0.4 g，静脉滴注，共 4～6 小时；重度中毒 1.2～1.6 g，稀释后缓慢静脉注射，半小时后可重复 1 次，以后每小时 0.4 g 静脉滴注，病情好转，6 小时后可停药。

5. 对症治疗　以维持正常呼吸功能为重点。

（1）吸氧。

（2）保持呼吸道通畅：及时清除吸呼吸道分泌物，必要时气管插管或气管切开，应用人工呼吸机。

（3）低血压休克：参见第二章第八节"厥脱"相关内容。

（4）脑水肿：参见第二章第六节"昏迷"相关内容。

（5）心力衰竭：参见第二章第十五节"心力衰竭"相关内容。

（6）预防及控制呼吸道感染：选择合适的抗生素。

（7）危重者可输血、补充胆碱酯酶。

【护理】

1. 卧床休息，严密观察病情变化，详细记录体温、呼吸、脉搏、血压、瞳孔、分泌物等情况。中毒所致昏迷者，应按昏迷护理常规处理。

2. 冬季注意室内保暖，夏季注意通风或安置在空调房间。

3. 饮食宜清淡流质，需营养丰富、易消化食物，少食多餐，不能吞咽者，给予鼻饲。

4. 注意口腔护理，勤翻身，防止压疮、肺炎，保持大小便通畅，尿潴留者应安置导尿管。

5. 呼吸道分泌物或痰液不能排出者，应随时吸痰。

6. 有呕吐、腹泻致脱水者，应立即补液。

7. 某些有意服毒者或有自杀企图者则应专人守护。

第十节　急性巴比妥类药物中毒

巴比妥类药物系巴比妥酸的衍生物，常用作催眠药、抗癫痫及麻醉诱导，误用过量或自杀吞服过多可引起急性中毒。其临床表现以中枢神经系统抑制为主。

各种巴比妥类药物作用基本相同，按其作用时间长短，可分为四类：①长效类，包括巴比妥和苯巴比妥（鲁米那），作用时间 6～8 小时；②中效类，包括异戊巴比妥（阿米妥），作用时间 3～6 小时；③短效类，包括速可巴比妥（速可眠），作用时间 2～3 小时；④超短效类，主要为硫喷妥钠，作用时间在 2 小时以内。

此类药物易自消化道吸收，其钠盐的水溶液易自肌肉吸收，在体内可分布于一切组织和体液中，一部分在肝内氧化破坏，所形成的氧化物或以游离状态或与葡萄糖醛酸结合后由肾排出；另一部分以原形从肾排出。

【病机】

本病由日常生活中误服或自服过量巴比妥类药物引起。

巴比妥类药物为中枢神经抑制剂，能抑制丙酮酸氧化酶系统，从而抑制神经细胞的兴奋性，阻断脑干网状结构上行激活系统的传导功能，使整个大脑皮质产生弥漫性的抑制，出现催眠和较弱的镇静作用。稍大剂量则影响条件反射、非条件反射和共济失调。大剂量巴比妥类可直接抑制延脑呼吸中枢，导致呼吸衰竭；抑制血管运动中枢，使周围血管扩张，发生休克。

【诊断】

（一）临床表现

1. 症见神志恍惚，言语不清，嗜睡，昏迷，瞳孔缩小，眼、舌、手震颤。严重者血压下降、呼吸浅慢、发绀、潮式呼吸等。

2. 中毒分度

（1）轻度中毒：嗜睡，易唤醒，言语不清，反应迟钝，有判断及定向力障碍，各种反射存在，体温、脉搏、呼吸、血压均正常，发生于口服 2～5 倍催眠剂量。

（2）中度中毒：沉睡或昏迷，不能言语，腱反射存在或消失，角膜反射，咽反射存在，可有唇、手指或眼球震颤，但无呼吸和循环障碍，发生于吞服 5～10 倍催眠剂量。

（3）重度中毒：深度昏迷，早期可能有四肢强直、腱反射亢进、踝阵挛、划跖试验阳性等，后期全身弛缓，瞳孔缩小，各种反射消失，呼吸浅慢、不规则或呈潮式呼吸，可发生肺水肿（短效类中毒易发生），亦可因坠积性肺炎而呼吸困难更甚。脉搏细数、血压降低，严重者发生休克、尿少或尿闭，氮质血症等，最终因呼吸中枢麻痹、休克或长期昏迷并发肺部感染而死亡。

（二）理化检查

胃内容物、尿和血液中巴比妥类药物定性，有助于诊断。可取尿 50 mL（胃内容物也可）以 10% 硫酸酸化，加乙醚 50 mL，提取 2 次，合并醚层，水洗，脱水，过滤，挥干。残渣溶于 1 mL 氯仿，再滴于滤纸上，加入 1 滴用无水甲醇新配成的 1% 氯化钴（或醋酸钴、硝酸钴），待干。遇氨蒸气或吡啶蒸气，显紫红色斑点为阳性。

（三）鉴别诊断

应与水合氯醛、地西泮、氯氮草中毒鉴别。

【治疗】

（一）中医治疗

1. 验方及中成药

（1）洗胃：盐水或绿豆汤洗胃。

（2）导泻：①番泻叶6 g，泡水服。②生大黄（后下）、厚朴各9 g，水煎60 mL，顿服。

（3）解毒：绿豆60 g，甘草、连翘各10 g，丹参15 g，大黄（后下）9 g，水煎服。

（4）醒脑开窍：苏合香丸，每次1粒，每日2次，口服。

2. 针灸疗法

（1）体针：穴位取人中、涌泉、合谷、素髎、百会等，强刺激捻转。

（2）艾灸：穴位取神阙、气海等。

3. 辨证施治

（1）邪毒扰神证：症见困倦嗜睡，四肢无力，声低气微，目合口开，面色淡白。舌淡苔白，脉微。治宜清毒醒脑。方选菖蒲郁金汤（《温病全书》）加减。药用石菖蒲、炒栀子、鲜竹叶、牡丹皮各9 g，郁金、连翘、灯心各6 g，木通5 g，淡竹沥（冲）15 g等。恶心呕吐者，加生姜、竹茹；便秘腹胀者，加大黄、枳实、芒硝、厚朴。中成药可选用安宫牛黄丸。

（2）亡阴证：症见神昏，汗出，面红身热，手足温，唇舌干红，脉虚数。治宜救阴敛阳。方选生脉散（《内外伤辨惑论》）加减。药用人参15 g，麦冬、木香各10 g，五味子6 g，黄芪30 g，淡干姜3 g等。口干少津者，加沙参、黄精、石斛。中药注射液可选用参麦注射液。

（3）亡阳证：症见神昏，目合口开，鼻鼾息微，手撒肢厥，大汗淋漓，面色苍白，二便自遗，唇舌淡润，甚则口唇青紫，脉微欲绝。治宜回阳救逆。方选参附汤（《正体类要》）加减。药用人参12 g，制附子9 g等。大汗不止者，加五味子、煅龙骨、煅牡蛎；四肢逆冷者，加桂枝、当归、干姜。中成药可选用参附注射液。

（二）西医治疗

1. 洗胃　口服中毒者早期用1：5000高锰酸钾溶液彻底洗胃，服药量大者即使超过4～6小时仍需洗胃。若已昏迷，可用普通胃管由鼻孔插入，每次灌注洗胃液200～300 mL后抽出，反复冲洗，洗胃后留置适量硫酸钠（20～30 g）和药用炭悬浮液于胃内。不宜用硫酸镁导泻。

2. 保持呼吸道通畅　及时清除分泌物，吸氧，必要时气管插管或行气管切开术。呼吸肌麻痹时，可用呼吸机辅助呼吸。使用抗生素防止肺部感染。

3. 促进巴比妥类药物的排泄

（1）5％～10％葡萄糖注射液及0.9％氯化钠注射液（各半）3000～4000 mL/d，静脉滴注。

（2）20％甘露醇：0.5 g/kg，静脉注射，每日1～2次。

（3）呋塞米：40～80 mg/次，静脉注射，每日4～6次。

（4）4％～5％碳酸氢钠：100～200 mL/d，静脉滴注，碱化尿液以利药物排出。

（5）人工肾或腹膜透析：出现下述情况采用人工肾或腹膜透析救治。①中枢抑制状态逐渐加深，表现为呼吸极慢、反射消失、昏迷；②摄入已达致死量的毒物（如异戊巴比妥3 g以上、苯巴比妥5 g以上），且估计大部分药物已吸收，时间过长，病情危重者。

4. 苏醒剂或中枢兴奋药　这类药物非解毒剂，不参与巴比妥类药物的代谢或排泄，仅用于深度昏迷或有呼吸抑制现象。其目的在于恢复和保持反射，使机体在消除过量的巴比妥药物以后逐渐苏醒。不可应用中枢兴奋药使患者完全清醒，因该类药物易引起惊厥，增加机体耗氧量，反而加重中枢抑制和衰竭。若中枢兴奋药使用过量引起惊厥，可注射短效或超短效的巴比妥类药物，以解除其作用。如需使用，可选用下列中枢兴奋药中的一种。

（1）贝美格：能直接兴奋呼吸中枢及血管运动中枢。50 mg，静脉注射，5～10分钟1次，也可由输液管内注入，用至反射恢复及患者稍清醒为止。亦可用 50～150 mg 加入 10％葡萄糖注射液 500 mL 中，静脉滴注。如持续滴注，必须密切观察，以免因过量引起惊厥。

（2）印防己毒素：对延髓、中脑有兴奋作用，每次 1～3 mg，静脉注射，每 15～60 分钟 1 次，用至产生轻度肌肉震颤和角膜反射恢复为止。此药催醒力不强，不能以意识恢复为奏效或停药标准，否则易发生惊厥。

（3）戊四氮：10％溶液 1～2 mL，缓慢静脉注射，15～30 分钟后可重复，至苏醒为止，如出现肌肉震颤应停用。

（4）尼可刹米（可拉明）：每小时 2～3 支（0.375g/支）静脉滴注，直至患者转清醒为止。亦可静脉注射或肌内注射。

（5）血压下降者：用 5％葡萄糖氯化钠注射液、右旋糖酐 40，静脉滴注；如血压仍不升高，可用去甲肾上腺素、间羟胺（阿拉明）或多巴胺静脉滴注，维持收缩压于 90～110 mmHg（12～14.7 kPa）。

【护理】

1. 卧床休息，严密观察病情变化，详细记录体温、呼吸、脉搏、血压、神志、瞳孔反射等变化；中毒所致昏迷者，应按昏迷护理常规处理。

2. 饮食宜清淡，营养丰富的流质，不能吞咽者给予鼻饲。

3. 及时吸痰，保持呼吸道通畅，吸氧。

4. 肺水肿患者给予含乙醇的水封瓶吸氧，控制补液量，减慢静脉滴注速度。

第十一节　急性酒精中毒

酒精易溶于水。由谷类或水果类发酵或蒸馏而制成。发酵制成的酒中含酒精浓度低，以容量（L/L）计，啤酒为 3％～5％，黄酒为 12％～15％，葡萄酒为 10％～25％。蒸馏制成的称为烈性酒如白酒、白兰地、威士忌等含酒精 40％～60％。饮酒过量，可出现中枢神经系统兴奋或抑制症状，甚至发生呼吸和循环衰竭，称为急性酒精中毒。一般在饮酒后 2 小时可全部吸收入血，引起中毒症状。95％酒精致死量为小儿 6～30 mL，成人 250～500 mL。

【病机】

酒精为脂溶性，可迅速通过血-脑脊液屏障，作用于脑神经细胞膜某些酶而影响细胞功能。小剂量酒精出现兴奋作用，因为酒精作用于脑中突触后膜苯二氮-γ-氨基丁酸受体，抑制 γ-氨基丁酸（γ-GABA）对脑的抑制作用。随着血中酒精浓度增高则出现中枢神经系统抑制作用。随剂量增加，抑制作用由大脑皮质向下，通过边缘系统、小脑、网状结构到延脑。作用于小脑，可出现共济失调；作用于网状结构，可引起昏睡甚至昏迷；作用于延脑中枢可出现呼吸、循环衰竭。

酒精在肝内代谢可生成大量还原型烟酰胺腺嘌呤二核苷（NADH），使细胞内 NADH/烟酰胺腺嘌呤二核苷酸（NAD）增高，酒精中毒时，其值可高达正常的 2～3 倍，使代谢发生异常，如乳酸增高，酮体增高导致代谢性酸中毒；糖异生受阻可出现低血糖。

【诊断】

（一）临床表现

一次大量饮酒可使中枢神经系统抑制，其症状与饮酒量及个人耐受性有关，临床分 3 期。

1. 兴奋期　患者感头痛，欣快，健谈，饶舌，情绪不稳定，易激惹；或沉默寡言，自行入睡。

2. 共济失调期　行动笨拙，言语含糊不清，视物模糊，步态不稳；或恶心呕吐等。

3. 昏迷期　体温下降，神志不清，面色苍白，皮肤湿冷，瞳孔散大，呼吸慢而有鼾声，心率快，大小便失禁，严重者因呼吸、循环衰竭而死亡。

（二）理化检查

1. 血中酒精浓度升高，常大于 1 mg/mL（酒精容量浓度换算成重量浓度即 mg/mL，仅为其 80%）。

2. 血糖降低。

3. 电解质紊乱，可出现低血钾、低血镁、低血钙。

4. 血酮升高，可出现酮尿。

5. 慢性肝病时可见肝功能异常。

6. 心电图可示心律失常及心肌损害。

（三）鉴别诊断

应与主要引起昏迷的疾病如镇静催眠药中毒、一氧化碳中毒、脑血管意外、精神病、癫痫、低血糖等相鉴别。

【治疗】

（一）中医治疗

1. 验方

（1）盐水或绿豆汤洗胃。

（2）枳椇子 60 g，水煎服。

（3）黄连、乌梅各 6 g，生大黄、黑栀子各 10 g，淡豆豉 15 g，水煎服，每日 1 剂。

（4）新鲜茅根汁 100～200 mL，饮服，或车前草、白茅根各 30 g，水煎服。

（5）葛根 60 g，栀子、枳实、淡豆豉各 30 g，炙甘草 15 g，水煎服，每日 1 剂。

（6）葛根 150 g，紫苏 50 g，桂枝 20 g，水煎服，6 小时 1 次。

（7）五苓散 15 g，白糖 30 g，水调服。

（8）绿豆解毒汤：绿豆 120 g，生甘草、丹参、连翘、石斛、白茅根各 30 g，大黄 15 g，水煎服，水煎服，日夜各 1 剂，必要时每 6 小时 1 次。

2. 辨证施治

（1）痰热上蒙证：症见面红目赤，烦躁不安，躁扰如狂，渐至昏迷，呼吸气粗，喉间痰鸣，痰黄黏稠。舌红苔黄腻，脉弦滑数。治宜清热化痰，解酒开窍。方选黄连温胆汤（《备急千金要方》）加减。药用黄连 3 g，陈皮 6 g，法半夏、枳壳、竹茹、黄芩、瓜蒌、竹沥、天竺黄、葛花各 10 g，茯苓 15 g 等。另服安宫牛黄丸或至宝丹，灌服，或鼻饲，每次 1 丸，每日 2 次。

（2）肝胆湿热证：症见身目发黄，面发赤斑，心中懊恼或热痛，腹满不欲食，胸闷欲吐，小便短赤。舌红苔黄腻，脉滑数。治宜清利湿热，解酒毒。方选葛花解醒汤（《脾胃论》）合栀子大黄汤（《金匮要略》）加减。药用葛花、车前草各 15 g，茵陈 20 g，栀子、猪苓、茯苓、泽泻各 12 g，白术、神曲各 10 g，生大黄、青皮、陈皮各 6 g，砂仁、白豆蔻（后下）各 3 g 等。

（二）西医治疗

1. 轻症患者，一般不需要特殊治疗，静卧，保温，给予浓茶或咖啡。

2. 烦躁不安者慎用镇静剂，禁用麻醉剂；过度兴奋者可用氯丙嗪 12.5～25 mg 或副醛 6～8 mL 灌肠。

3. 对较重患者 ①应迅速催吐（禁用去水吗啡），中毒后短时间内，可用 1% 碳酸氢钠，或 0.5% 药用炭混悬液或清水反复洗胃，后予胃管内注入浓茶或咖啡。②立即补液：用 50% 葡萄糖注射液 100 mL 加入普通胰岛素 10 U，缓慢静脉注射，或 10%～50% 葡萄糖注射液 500～1000 mL，加入适量普通胰岛素，静脉滴注；同时，应用维生素 B_1、维生素 B_6 及烟酸各 100 mg，肌内注射，加速酒精在体内氧化。

4. 昏迷或昏睡者　苯甲酸钠咖啡因 0.5 g 或戊四氮溶液 0.1～0.2 g，每 2 小时肌内注射或静脉注射 1 次，或哌甲酯（利他林）20 mg，或盐酸二甲弗林（回苏灵）8 mg，肌内注射。

5. 呼吸衰竭者　尼可刹米（可拉明）0.375 g，或洛贝林 9 mg，肌内注射，同时吸入含 5％二氧化碳的氧气。必要时行气管内插管、人工呼吸。

6. 纳洛酮　为阿片受体拮抗剂，特异性拮抗内源性吗啡样物质（如 β-内啡肽）介导的各种效应，解除酒精中毒的中枢抑制，缩短昏迷时间。可用 0.4～0.8 mg 加生理盐水 10～20 mL，静脉注射；若昏迷时，则用 1.2 mg 加生理盐水 30 mL，静脉注射，用药后 30 分钟未苏醒者，可重复 1 次，或 2 mg 加入 5％葡萄糖注射液 500 mL 内，以 0.4 mg/h 速度静脉滴注，直至神志清醒为止。

7. 休克　参见常见危急重症中医内科诊疗厥脱。

8. 脑水肿者，给予脱水药，并限制入液量。

9. 维持水、电解质、酸碱平衡，血镁低时补镁。

10. 必要时透析治疗，迅速降低血中高浓度乙醇。

【护理】

1. 了解患者的饮酒习惯、饮酒浓度、饮用量及时间，观察神志、瞳孔及生命体征变化。

2. 轻度患者给予静卧、保暖、饮浓茶或咖啡。

3. 昏睡者、昏迷者给予吸氧。

4. 心电图监护心律失常和心肌损害。

5. 过度兴奋、烦躁不安者，可用温水或 1％碳酸氢钠液洗胃。

6. 呼吸抑制者，及时吸痰，保持呼吸道通畅。

7. 呼吸停止，及时进行人工呼吸。

第十二节　一氧化碳中毒

一氧化碳（CO）中毒，又称煤气中毒。CO 在工业生产中十分常见，凡是含碳物质燃烧不全时均可产生。若在生产和使用过程中防护不周，或冬季在密闭的居室中使用煤炉或液化气，均可引起 CO 中毒。CO 是一种无色、无味、无刺激性的气体，不溶于水，能与血红蛋白结合生成碳氧血红蛋白（HbCO），使红细胞失去摄氧能力，造成机体急性缺氧血症。

【病因病机】

工业生产和日常生活中使用含碳物质燃烧不全产生的 CO，经呼吸道吸入肺内，由肺泡进入血液，立即与红细胞血红蛋白结合，形成 HbCO，CO 与血红蛋白的亲和力比氧与血红蛋白的亲和力大 200～300 倍，而解离速度又只是氧合血红蛋白（HbO_2）的 1/3600。HbCO 的形成不仅使血液失去带氧能力，而且妨碍 HbO_2 正常解离，从而导致组织、细胞缺氧。CO 还可与肌红蛋白结合，影响细胞内氧弥散，从而损害线粒体功能；与细胞色素氧化酶内铁结合，抑制细胞呼吸，影响氧的利用。

中枢神经系统对缺氧最敏感，CO 中毒后首先受累且损伤最明显，缺氧引起脑内三磷酸腺苷过度消耗和生成不足，脑内血管先痉挛后扩张，毛细血管渗透性增加，产生脑水肿，引起脑缺血。严重时有不同程度的局灶性脑软化、脑坏死，或广泛的神经脱髓鞘病变，形成急性 CO 中毒神经系统后遗症。甚至因脑疝而继发呼吸、循环功能障碍而死亡。

【诊断】

(一)临床表现

1. 有吸入 CO 史，以冬季为多见。

2. 根据临床症状严重程度可分为轻、中、重三级。

（1）轻度中毒：头痛，头昏，嗜睡，眩晕，耳鸣，心悸，恶心呕吐，全身无力等，撤离现场，吸入新鲜空气后即可好转。

（2）中度中毒：除上述症状加重外，出现面色潮红，口唇呈樱桃红色，汗多，心率快，血压开始升高，后下降，躁动不安，意识模糊，渐至昏迷，如及时撤离现场，经积极抢救，一般数小时后可清醒，无明显并发症和后遗症。

（3）重度中毒：迅速进入昏迷，反射消失，二便失禁，四肢厥冷，面色呈樱桃红色，或苍白或发绀，大汗，体温升高，呼吸急促，脉快而弱，血压下降，四肢软瘫或阵发性强直抽搐，瞳孔散大或缩小，视网膜水肿。如CO浓度很高，可突然发生昏迷，痉挛，出现病理反射，呼吸困难以致呼吸麻痹而死亡。常有心肌损害、肺水肿、肺炎等并发症。神志清醒后1～2个月后常出现严重后遗症，如癫痫、肢体瘫痪、震颤、麻痹、周围神经炎、自主神经功能损害、皮肤营养障碍、眩晕、发作性头痛、精神障碍等。

（二）理化检查

1. HbCO测定 对诊断具有参考意义。轻度中毒者血中HbCO含量为10％～20％，中度中毒者为30％～50％，重度中毒者为50％以上。HbCO含量与临床症状轻重不完全呈平行关系。

（1）HbCO定性测定：

1）加碱法：取患者血液3～5滴，用等量蒸馏水稀释后，加入10％氢氧化钠1～2滴，混匀后正常血呈草绿色，如血中含有HbCO，血液仍保持淡红色不变。

2）煮沸法：取蒸馏水10 mL，加入患者血液3～5滴，混合后，正常血液呈褐色，如血中含有HbCO呈红色。

3）硫酸铜法：取患者血液2 mL，加入等量蒸馏水和硫酸铜溶液，混匀后，正常血液出现绿色沉淀，血中含有HbCO者出现红色沉淀。

（2）血HbCO含量测定：取耳血1～2滴，采用分光光度计进行双波长（432/420 mm）分光光度测定，正常人不吸烟者血中HbCO<5％，吸烟者HbCO<10％。

2. 头部CT检查 可发现大脑皮质下白质，包括半卵圆形中心与脑室周围白质密度减低或苍白球对称性密度减低。

3. 脑电图检查 可发现弥漫性不规则慢波，双额低波幅慢波及平坦波。

（三）鉴别诊断

应与脑血管病、急性有机磷中毒、急性巴比妥类药物中毒、流行性乙型脑炎等鉴别。

【治疗】

（一）中医治疗

1. 验方及中成药

（1）白萝卜500 g，水煎服或鼻饲。

（2）宣肺解毒疏理方：地枯萝、冬桑叶、蔓荆子、白芷、藁本各10 g，荷叶15 g，薄荷3 g。水煎服，每日1剂。

（3）闭证：安宫牛黄丸口服或鼻饲，或醒脑静注射液或菖蒲郁金注射液等，静脉注射。

（4）脱证：①阴脱，生脉注射液、参麦注射液或人参注射液，静脉注射。②阳脱，参附注射液或附子1号注射液，静脉注射；四肢厥逆，四逆注射液，静脉注射。或用人参、五味子、白术、炙甘草各10 g，熟附子12 g，麦冬、黄芪各15 g，水煎服或鼻饲，每日1剂。

（5）后遗症：丹参注射液，静脉滴注；或血府逐瘀汤，水煎服，每日1剂。

2. 辨证施治

（1）痰火内蕴证：症见头晕头痛，恶心呕吐，乏力或烦躁，舌苔白腻或黄腻，脉滑。治宜涤痰清心。方选温胆汤（《三因极一病证方论》）加减。药用半夏、栀子、竹茹各12 g，陈皮、胆南星、郁金、远志各 9 g，黄连、甘草各 6 g。

（2）热入心营证：症见昏迷，面赤如妆，唇红，肢体强直，癫闭，舌绛苔黄，脉数有力。治宜清营凉血开窍。方选清营汤（《温病条辨》）合安宫牛黄丸（《温病条辨》）。药用水牛角（先煎）30 g，生地黄 15 g，玄参、淡竹叶、麦冬、牡丹皮、丹参各 12 g，生石膏（先煎）25 g，黄连、甘草各 6 g，另加安宫牛黄丸，每次 1 粒，每日 1 次。

3. 针灸

（1）昏迷：穴位取人中、涌泉、素髎等。

（2）惊厥、抽搐：穴位取人中、涌泉、素髎、太冲、内关等。

（二）西医治疗

1. 立即开窗、开门通风，同时将患者移至空气新鲜流通处。

2. 吸入含 5％二氧化碳的氧或高压氧舱治疗。

3. 防治脑水肿

（1）脱水剂：给予甘露醇或山梨醇、呋塞米、地塞米松等。

（2）静脉封闭：0.1％普鲁卡因 500 mL，静脉滴注，每日 1 次，连续 5～7 日，解除脑血管痉挛，改善微循环。

（3）镇静药：频繁抽搐者，首选地西泮 10～20 mg，静脉注射，抽搐停止后改用苯妥英钠 0.5～1 g，静脉滴注，4～6 小时后可重复应用。禁用吗啡。

4. 治疗感染　选择广谱抗生素，或根据咽拭子、血及尿培养的结果选用敏感抗生素。

5. 控制高热

（1）物理降温：如头部用冰帽，体表用冰袋，使肛温控制在 32 ℃左右。

（2）亚冬眠疗法：物理降温过程中如出现寒战或体温不降时，可采用亚冬眠疗法，使人体处于保护性抑制状态。

6. 促进脑细胞代谢　应用葡萄糖、细胞色素 C、胞二磷胆碱、1,6-二磷酸果糖、γ-氨酪酸、三磷酸腺苷、辅酶 A、维生素 B_1、维生素 B_6 及大剂量维生素 C 等。

7. 放血或换血疗法　在脱离中毒环境 2～3 小时以内而昏迷者，若血压稳定，可放血 300～400 mL，在体外充氧后再输入（充氧时氧气压力以血压计刻度 3～4 mmHg（0.4～0.5 kPa）为宜，如压力过高，易产生泡沫，导致溶血，回输前取数毫升血作离心沉淀，上层血浆无溶血者方可输入）；如脱离中毒环境 3 小时以上，血压不稳定者，则不宜放血，可输新鲜全血；极度危重患者，可采用换血疗法。

8. 对症处理

（1）呼吸衰竭，予呼吸兴奋药，必要时气管内插管加压给氧，或人工呼吸。

（2）深度昏迷，可给予甲氯芬酯 250 mg 加入 5％葡萄糖注射液 250 mL 中，静脉滴注，或用尼可刹米（回苏灵）8 mg，静脉注射或肌内注射。

9. 防治肺水肿　输液不宜过快，有指征时早期使用毛花苷 C（西地兰），但应掌握剂量，密切观察病情变化。

10. 其他　①25％硫代硫酸钠 50 mL，静脉注射，或维生素 B_{12}，肌内注射及紫外线照射，可促进 HbCO 解离作用，加速一氧化碳排出。②加强营养支持治疗。

【护理】

1. 了解中毒环境及停留时间。

2. 患者移至通风良好处，注意松解衣扣及保暖。

3. 昏迷患者保持呼吸道通畅，定期翻身，预防压疮。

4. 对昏迷后苏醒者，应尽可能观察 2 周，以发现和处理神经系统和心脏并发症。

第四章　中医内科常用急救技术

第一节　针灸疗法

针灸疗法是针法、灸法的合称，简称针灸。针法是用特制的金属针具，刺激人体穴位，并运用操作手法，借以疏通经络，调和气血而治疗疾病；灸法主要是以艾为原料，温灼穴位皮表，借以温通经脉，扶阳散寒而治疗疾病。临床上常配合使用，通称针灸疗法。常用的针灸针具有毫针、耳针、电针、三棱针、皮肤针、水针等。

【适应证】

针灸疗法在中医急症中的应用，发挥着积极有效的作用。具有双向调节平衡阴阳、迅速及时简便、适用范围广泛、极少副作用的特点。适用于头痛、昏厥、肾绞痛等常见急症。

【操作方法】

（一）昏迷

1. 闭证治疗　取穴：水沟、十二井、合谷、太冲，热闭加大椎，痰闭加丰隆。先取水沟，针尖向上，反复运针，强度宜大；十二井采用三棱针泻血。留针期间间断运针，至患者神志恢复。余穴用泻法。

2. 脱证治疗　取穴：百会、关元、复溜、太渊；亡阴加太溪，亡阳加足三里。艾条雀啄灸百会、关元至皮肤潮湿发红，他穴用针刺，补法，手法宜重至脉回神清为度。

（二）厥证

1. 实证治疗　取穴：水沟、中冲、涌泉；痰厥加丰隆，食厥加内庭，暑厥加劳宫。用泻法先针水沟，继刺涌泉，留针，持续运针厥醒到神清。中冲以三棱针泻血，余穴留针至症状好转。

2. 虚证治疗　取穴：百会、膻中、隐白。百会、膻中雀啄灸，至患者清醒，隐白向上斜刺，行补法。

（三）偏头痛

取穴：丝竹空、率谷、足临泣、风池。用刺法丝竹空透率谷，平补平泻，风池穴朝对侧眼球方向进针，泻法，使针感向同侧头颞部扩散，甚能上至巅顶，前达头部，临泣用泻法。

（四）急性腰扭伤

取穴：水沟、委中、阿是穴。用刺法水沟得气后，强刺激 2～3 分钟，至泪出，留针令患者活动腰部，委中施泻法或用三棱针点刺出血。阿是穴用梅花针叩刺后加火罐。

（五）肾绞痛

取穴：肾俞、三焦俞、关元、阴陵泉、三阴交。血尿者，加血海、太冲；湿热重者，加委阳、合谷。毫针泻法针之。

【注意事项】

1. 实施针灸时，首先让患者身体平躺，衣服着装宽松，以便暴露针灸部位，并嘱其放松不要紧张。

2. 注意针灸处消毒，取穴部位不宜过多，手法要轻，特别是老年人身体比较弱，对疼痛的耐受性比较差。还要注意观察，一旦出现晕针等现象，及时停止治疗。

3. 针灸后应当避风，特别是不要吹空调，采用的火针、放血，这些刺激量比较大的针刺方法，要求患者 24 小时之内不要洗澡，防止感染。

4. 针灸后不要马上进行剧烈的活动，让患者静养休息 1 小时左右，然后再进行其他活动，以提高疗效。

第二节　嗅鼻疗法

嗅鼻通窍法是中医特有的简便有效的急救方法之一，它是将芳香性药物研成粉末，抹入（或吹入）鼻孔，通过鼻腔黏膜吸收，使鼻黏膜受到药物刺激而引起喷嚏，从而达到使昏厥患者苏醒的目的。

【适应证】

嗅鼻疗法适用于高热神昏，或痰涎壅盛而致的突然昏仆，不省人事，牙关紧闭患者。

【操作方法】

1. 准备嗅鼻剂　如通关散、菖蒲末、皂角末、半夏末，或用蟾酥 2 g、雄黄 2 g、细辛 3 g 共研末等。

2. 取嗅鼻剂粉末少许，吹入患者鼻孔取嚏。

【注意事项】

1. 嗅鼻剂应为极细粉末。

2. 药粉要靠近鼻孔吹或抹入。

第三节　探吐疗法

探吐是用手指或其他物品，探触咽喉，使之发哕作呕而将食物或痰涎吐出。

【适应证】

探吐疗法适用于无腐蚀性食物中毒或药物中毒，进食服药不久的患者；食停胃脘不下而上逆及痰涎壅塞者等。

【操作方法】

1. 将压舌板包上纱布，或直接用开口器放在上下齿之间，用手指（手指要先洗净消毒）、鸟翎或棉签探入咽喉部，在咽喉周围不时搅动，使之作呕而吐。

2. 生韭菜 60 g，白矾 3 g。挑选长叶的生韭菜扎一小束（约 60 g，直径约 2 cm），将白矾 3 g 放杯中，用凉开水冲化，探吐时用韭菜蘸白矾水探触咽喉腔，使之大吐痰涎。

3. 鸡蛋 1 个，用消毒的鸡毛蘸蛋清探触喉咙，使之大吐。此法对口腔有轻度破溃者更适用。

【注意事项】

1. 适用于口服有毒药物或食物 3 小时以内者。

2. 必须在神志清醒，或呕吐反应存在的情况下进行。

第四节　刮痧疗法

刮痧是指用边缘钝滑的器具如铜钱、瓷匙等物品，在体表一定部位反复刮动，使皮下出现红紫斑的一种治疗方法，具有逐邪外出，畅通全身气血的作用。由于本疗法具有方便易行、效果显著等优点，故至今仍广为流传。

【适应证】

刮痧疗法适用于中暑，日射病，感冒，中毒，头痛，头昏，恶心呕吐，腹痛腹泻，胸闷，呼吸困难，甚至昏迷等。

【操作方法】

1. 刮痧部位

（1）头颈部：眉心、太阳穴、喉骨两侧、颈侧面和颈椎两侧。

（2）肩背部：两肩部、脊中线、脊椎两旁及肩胛内缘向下向外。

（3）胸部：胸中线及胸骨两旁。

（4）四肢：两肘部屈侧面及腘窝部等。

2. 根据刮痧的部位，安排合适体位，并暴露局部，术者用铜钱、瓷匙或玻璃纽扣等蘸油或清水在选定部位从上至下，由内向外反复刮擦，长 6～15 cm 或更长。刮至油或水干涩时，再蘸再刮，直至皮下现红色或紫色为止。一般每一部位刮 20 次左右。

3. 刮背部应沿着肋间由内向外，呈弧形，两侧对称，每次可刮 8～19 条。

4. 刮完后让患者休息 20～30 分钟。

【注意事项】

1. 刮痧用器具边缘要光滑，以免划破皮肤。

2. 操作时宜取单一方向，用力均匀，轻重以患者能忍受为度。

3. 刮痧过程中要随时注意观察病情变化，如见胸闷不适，面色苍白，出冷汗，脉沉伏或神志不清等情况，应立即停刮报告医师。

4. 刮痧后注意避风，勿使患者感受风寒。

5. 体弱病重、出血性疾病患者及皮肤病变处禁用此法。

第五节　放血疗法

放血疗法亦名刺血疗法，是用粗毫针、三棱针、注射针头或小尖刀刺破身体某一部位的浅表脉络，放出少量血液，使内蕴的热毒随血外泄，具有开窍泄热，活血消肿，通经活络，镇吐止泻等作用。

【适应证】

放血疗法适用于实证和热证。如焮红肿痛之痈疽、红丝疔、流火丹毒等症。此外，如目暴赤肿、喉闭肿痛、中风闭证等均可通过放血疗法泻去蕴结之血毒，从而达到治疗疾病或减轻症状的目的。

【操作方法】

1. 放血部位

（1）穴位放血：急性咽喉肿痛、小儿高热抽搐刺少商；中风闭证、中暑刺十宣；高热刺大椎、十宜；头痛刺太阳；急性胃肠炎刺曲泽、委中；急性结膜炎、麦粒肿刺太阳或耳背静脉放血；小儿疳积刺四缝。

（2）患处放血：外伤瘀血、痈肿、丹毒在病灶相应部位散刺放血。

（3）耳背放血：适用于风疹、荨麻疹、湿疹等。

2. 选好穴位，常规消毒皮肤。

3. 术者右手持粗毫针，或三棱针、小尖刀，对准穴位，或病发部位放血。

4. 手法

（1）点刺：又称速刺，多用于穴位放血。术者右手持针，针尖对准穴位迅速刺入 0.3 cm，立即出针，轻轻挤压针孔，挤出少量血液。

（2）挑刺：多用于胸背、腰骶部或耳后等部位的放血，术者用三棱针或小尖刀挑破细小静脉，挤出少量血液。

（3）缓刺：用于肘、腘窝部浅静脉放血，术者在刺血部位的上部用手压迫或用止血带扎紧，使其充血，用粗毫针或三棱针缓慢刺入选好部位的浅静脉 0.3 cm 深，随即缓慢退针，然后松开压迫刺血部位上部的手或解开止血带，使之出血。

（4）散刺：又称围刺，多用于病灶周围点刺放血，术者用三棱针在病灶周围或沿病灶边缘顺序点刺出血。

【注意事项】

1. 注意无菌操作，以免感染。
2. 针刺不宜过猛、过深，手法要轻、稳、准，出血不宜过多。
3. 凡体质虚弱、孕妇、平素易出血者不宜使用。
4. 出现晕针，按针刺疗法晕针处理。
5. 术后用消毒棉球按压针孔或局部覆盖敷料。

第六节 捏脊疗法

捏脊疗法又称按脊、拈脊、占脊、拿脊、捏积疗法。是用手指沿脊柱两侧由下至上捏起皮肤，并夹杂点压动作，起到刺激皮肤经络，调理脏腑、气血功能之作用。常用于儿科，治疗小儿疳积症，故又称"捏积"。

【适应证】

捏脊疗法主要用于儿科消化系统疾病，如积滞、疳积、呕吐、腹泻、便秘、消化不良、伤乳等以及成人的神经衰弱、失眠多梦、头晕头痛等。

【操作方法】

1. 患者俯卧，背部、腰部、骶尾部充分暴露，婴儿应俯卧于母亲大腿前侧，头部稍高于体尾部。

2. 医者站立或坐位于患者左或右侧，用双手掌上下推摩，使皮肤温热，肌肉放松。

3. 两手呈半握拳状，两手食指中节背紧抵脊旁。

4. 双拇、食指从患者骶尾部（长强穴）开始，将皮肤轻轻捏起，两手交替进行，随推随捏，随捏随推，一直捏到大椎为止。

5. 从腰骶部开始，每向上一椎体，就用双手腕力提捏一次。临床治疗中，捏脊疗法有补、泻、平补平泻之分。

（1）补法：从长强穴捏至大椎，3～5 次，手法轻、柔、慢。

（2）泻法：从大椎始，与补法方向相反，连续 3 趟。第 1 趟，一直走通，无须做提捏动作；第 2、第 3 趟每隔 3～5 手以及在至阳穴处外提 1 次，然后重按肾俞 8～10 秒，两手收住。

（3）平补平泻：平补平泻 3 趟。第 1 趟从长强始，至大椎止；第 2 趟从大椎起至长强止；第 3 趟又从长强起至大椎止，然后按揉肾俞 8～10 秒，外分收手。

【注意事项】

1. 小儿需有 1～2 人协助扶持。
2. 脊柱两侧有疮疖、外伤、皮肤病等，忌做此疗法。
3. 体弱者只做捏点，不做捏提动作。
4. 饭后不宜行此疗法。
5. 注意保暖，防受凉感冒。
6. 捏脊的原则是虚则补之，实则泻之，虚实难辨者，平补平泻。

第七节　关节脱臼复位

关节脱臼是临床上较为常见的一种骨科疾病，又称关节脱位。好发于下颌及肩、肘、髋、膝关节等部位。关节脱臼复位是指通过一系列的整复手法使骨端关节之间的相互关系发生的分离得到恢复的一种治疗方法。

【适应证】

关节脱臼复位适用于组成关节的各骨关节面失去正常的对合关系而出现的脱位病证。临床上一般分为损伤性脱位、先天性脱位以及病理性脱位。

【操作方法】

1. 手法复位

（1）手摸心会：通过手法触摸伤处，了解关节脱位的程度和方向。

（2）拔伸牵引：这是整复脱位的基本手法。对脱位关节进行拔伸牵引，由一助手固定脱位关节的近端肢体，术者握住伤肢的远端进行对抗牵引，在牵引过程中，可同时实施屈曲、伸直、内收、外展及旋转等手法复位。

（3）屈伸回旋：多用于肩关节及髋关节脱位等。在采用纵向牵引的同时配合屈伸回旋手法使其脱位关节复位。

（4）端提捺正：本法是端提和捺正（挤、按）手法的综合应用，也可单用一法，可用于各种脱位。如桡骨头半脱位，以拇指向内下挤桡骨头使之复位。

（5）足蹬膝顶：足蹬和膝顶法，常由一人操作，适用于肩、肘及髋关节脱位的复位。以肩关节脱位为例，患者仰卧，术者立于患侧，双手握住伤肢腕部，让患肢伸直并外展，施术者用足底蹬于患者腋下，足蹬手拉，慢慢用力拔伸牵引，将患肢外旋、内收，同时足跟轻轻用力向外支撑肱骨头，即可复位。

（6）杠杆支撑（又称杠抬法）：本法采用杠杆为支撑点，力量较大，适用于难以整复的肩关节脱位及陈旧性脱位。助手以圆木棒裹以棉垫置于侧腋下，向上抬起，术者以双手握住患肢腕部，使肩外展 40°，并向下牵引对抗，以杠杆在腋下形成的支点发力而复位。

2. 固定制动　包括外固定和内固定，如小夹板、石膏固定等。

3. 中药内服　可分为早期、中期和晚期分别进行中医的辨证施治治疗。

4. 中医外用药物治疗　可参考熏洗、药熨法。

5. 中医康复锻炼　通过手法复位并固定后，关节脱位后期可进行康复锻炼。

【注意事项】

1. 明确诊断　了解关节脱臼程度及方向，可结合 X 线、CT 检查。

2. 手法复位，时间越早，复位越容易，效果越好。如果不及时复位，关节周围肿胀可有血肿，血肿机化、关节粘连，最后使关节不同程度地丧失功能。

3. 复位之后，将关节固定在稳定的位置上使受伤的关节囊、韧带、肌肉得以修复愈合，一般需要 2～3 周的时间。之后，需要积极地进行关节的康复功能锻炼，做到循序渐进，防止二次受伤。

第八节　熏洗疗法

熏洗疗法是将药物煎汤开沸后，利用药液蒸发之气体熏蒸患部，待药液降温后，再洗擦患部的一种药物外治疗法，与现代理疗中的水疗法有某些相似之处。药与热共同作用于人体，可使人体腠理疏通，气血流畅，改善局部营养和全身功能，达到消肿、止痛、止痒、祛风等目的。

【适应证】

熏洗疗法适用于各种体表急性炎症，如皮肤疖肿、暴发火眼等；各种扭伤；阴道滴虫；小儿麻疹不透；风湿肿痛等病证。

【操作方法】

1. 全身熏洗法

（1）将药物用量加倍，煎汤倒入浴盆沐浴，或把药汤倒入大木桶或大水缸内，桶内放一小木凳，高出水面 3.5 cm 左右。患者坐在小木凳上，用布单或毯子从上面盖住（仅露头部），勿使热气外泄，待药汤不烫人时，取出小木凳，将身子浸入药汤内沐浴，以出汗为度。

（2）熏洗完后，擦干全身，用浴巾盖住，卧床休息，待有汗后，换穿衣服。

2. 手足熏洗法

（1）把煎好的药液趁热倒入盆内。患肢架于盆上，用浴巾围盖患肢及盆，使药液之蒸气熏蒸患部。

（2）待药液不烫时揭去浴巾，将患部浸入药液中泡洗。

3. 眼部熏洗法

（1）将煎好的药液趁热倒入治疗碗中，碗口围一层纱布，中间露一小孔。

（2）患眼对准小孔，接受熏蒸。

（3）待药液不烫时，用镊子夹纱布蘸药液轻轻擦洗患眼。

4. 坐浴法

（1）将煎好的药液倒入坐浴盆中，加热水至所需容量，置盆于坐浴架上，盖上有孔盖。

（2）必要时用屏风遮挡患者。

（3）患者暴露臀部坐在盆盖上，使患部对准孔，进行熏蒸。

（4）待药液不烫时，拿掉盖子，臀部坐于盆内泡洗。

【注意事项】

1. 注意保温，室内应温暖避风，暴露部分尽可能采取保暖措施。

2. 熏洗时，既要加盖被单防止蒸气走散，又要掌握患部与盆口或罐口的距离，以免烫伤。

3. 有些病需要延长熏蒸时间，可用铁秤砣或洗净的鹅卵石烧红放盆内，加强蒸发。熏蒸下肢结束时，要立即拭干，盖被保暖。

4. 熏洗特殊部位如眼、口、鼻等，应使用较小的器皿，洗涤物应使用消毒纱布或消毒棉花为宜。

5. 急性传染病、严重心脏病、高血压、肾脏病、妇女月经期及妊娠期、恶性肿瘤、眼部新鲜出血疾患或脓成已局限的病灶忌用本法。

6. 饥饿、过饱、过度疲劳、皮肤知觉减退或感觉过敏患者慎用。

7. 在全身熏洗过程中，如患者感到头晕或不适、或出汗过多，应停止洗涤。

第九节　药熨疗法

药熨疗法是一种将药物炒热或加适当的辅料如酒、醋等，用布包裹，熨摩人体肌表某一部位，并时加移动，以达到祛风、散寒、止痛、活络等作用的方法。

【适应证】

药熨疗法适用于风寒湿痹，脘腹冷痛，跌打损伤，痛经，闭经等。

【操作方法】

1. 盐熨法　食盐适量放锅内用文火炒至极热，取一半装入布袋内，扎紧口袋，放疼痛部位热敷，待冷后换另一半盐装入袋中重复上法。每次 1 小时，每日 2～3 次，至病愈。

2. 葱盐熨法　取葱、盐各 500 g，将葱切成细末，与盐同入锅炒热，装入袋内热熨局部。

3. 药包热熨法　将按病情需要所选药物打碎炒热，分装两个布袋中，扎紧口袋，趁热将药袋置于治疗部位，边熨边摩擦，温度降低后换另一药袋，每次 20～60 分钟，每日 2～3 次，15 日为 1 疗程。

4. 铁砂疗法　将醋或 10% 稀盐酸加入铁屑中（5000 g 铁屑加 500 g 溶液），搅拌，放 15 分钟，装入布袋，每袋约 750 g，将铁砂袋重叠放在一起，棉垫保温，待发热至 50 ℃时即可应用。

5. 坎离砂熨法　将坎离砂放入治疗碗内，加 2% 醋酸或食醋适量，以竹片或木棒迅速拌至均匀潮湿，装入布袋，待温度升至 45 ℃～50 ℃后敷患处。

【注意事项】

1. 铁砂疗法以陈醋为好；铁屑重复使用时，必须筛去已氧化的铁粉，且每次用时最好加入适量新铁粉；每次治疗结束，应及时清洗布袋，否则布袋会被醋酸腐蚀破坏。

2. 凡热证、实证、局部破损或局部无知觉，以及麻醉后知觉尚未恢复者禁用。

3. 严格掌握热熨温度，太低效果差，太高患者不能忍受，易烫伤皮肤，应以患者感到舒适为度。热熨前局部可先涂以薄油脂保护皮肤，刚开始熨烫时药包较热，熨速要快些，温度低时要慢些，注意听取患者对热感的反映，避免烫伤。

4. 准备两个热熨包交替使用，效果更好。

5. 随时观察皮肤有无潮红、水疱，如有烫伤，立即停止热熨，受伤局部涂烫伤药物。

第十节　雾化吸入疗法

雾化吸入疗法是利用高速气流使药液自雾化器中成雾状微粒喷出，而进入患者气管、支气管和肺泡，以达到治疗目的。

随着医学科学的发展，超声雾化吸入已经取代了蒸汽吸入。超声雾化吸入的特点是雾量大小可按病情需要而随时调节；雾滴小而均匀；温度接近体温；药液可随呼吸进入支气管及肺泡。特别是在危重患者抢救时可配合人工呼吸机持续温化或间歇雾化吸入，以达到畅通气道，改善通气功能的目的。对急慢性呼吸道炎症、哮喘以及气管内膜结核、肺脓肿等，选用适当药物进行超声雾化吸入，可将药液直接喷于病变部位，起到消炎镇咳、湿润呼吸道、减少刺激、稀化痰液等作用。

【适应证】

雾化吸入疗法适用于急慢性呼吸道炎症、哮喘以及气管内膜结核、肺脓肿等。

【操作方法】

1. 操作前应检查机器部件有无松动、脱落等异常现象，机器和雾化槽编号要一致，水槽底部的电晶片和雾化罐底部的透膜，因薄而质脆易碎，宜保护好。

2. 水槽内加冷水 250 mL，液面高度约 3 cm，使雾化罐底部的透膜浸泡于水中，水槽和雾化罐内均忌用热水。

3. 雾化罐内盛已稀释好的药液 30～50 mL，将罐盖旋紧，把雾化罐放入水槽内并将水槽盖盖紧。

4. 接通电源（红色指示灯亮），预热 3～5 分钟（冬天 8～10 分钟）后再开雾化开关（白色指示灯亮），将雾化面罩罩住患者的口鼻，药液成雾状喷入呼吸道，然后将调节钮旋至所需刻度，每次吸入 20～30 分钟即可。治疗完毕后，先关雾化开关，再关电源开关，否则易损伤电子管。

【注意事项】

1. 若水槽内水温超过 60 ℃时，应关机换冷水。
2. 雾化罐内药液不够时，不必关机，可从盖上的小孔处注入。
3. 不可连续使用，应间隔半小时。
4. 使用完毕后，将雾化面罩浸泡于苯扎溴铵消毒液内，1 小时后方能给其他人使用。

第十一节　氧气疗法

氧气疗法简称氧疗，是治疗缺氧症的重要手段，广泛用于临床。

氧疗的目的在于提高动脉血氧分压、氧饱和度及氧含量以纠正低氧血症，确保对组织的氧供应，达到缓解组织缺氧的目的。氧气如同药物一样应正确应用。氧疗有明确的指征，并应通过临床观察及实验室检查帮助估计适当的流量。一般动脉氧分压（PaO_2）小于 50 mmHg（6.7 kPa），血氧饱和度（SaO_2）小于 80% 时实行氧气疗法。给氧浓度（FiO_2）一般控制在 60% 以下，且重视撤离氧疗的指征与并发症的防治。

【基本要求】

1. 调节吸入 FiO_2：尽可能以最低的 FiO_2，使 PaO_2 保持高于 8 kPa。
2. 防止 CO_2 蓄积。
3. 减少呼吸道阻力。
4. 有效利用氧。
5. 患者能耐受。
6. 注意监测血气分析和 SaO_2。

【适应证】

氧疗适用于多种急、慢性缺氧状态，如阻塞性肺部疾患、急性呼吸窘迫综合征等肺性缺氧；心功能不全、心源性休克等淤血性缺氧；贫血、氰化物中毒、一氧化碳中毒等贫血性与组织中毒性缺氧；高山病、高空飞行、登山等大气性缺氧；高热、甲状腺功能亢进等机体需氧量增多所致的缺氧。

【给氧方式】

1. 鼻导管或鼻塞法　简单、方便，不影响患者咳嗽、进食、谈话。吸入的氧浓度一般可按下式估计：FiO_2（％）＝ 21％＋4×给氧流速（ L/min）。

2. 面罩给氧法　在氧流量为 6 L/min 时，供氧浓度为 50％左右。具体方法有多种：

（1）简易开放面罩：两侧有气孔，无阀门。一般给氧流量 5～6 L/min，FiO_2 能达 30％～50％。

（2）部分重复呼吸面罩：两侧有气孔，无阀门，与一储气袋相连。患者呼吸储气袋内气体，使用时可以提高 FiO_2 到 70％～85％，比较节约氧气。

（3）非重复呼吸面罩：面罩两侧及与储气袋之间均有单向瓣，可以用低流速氧提供高的 FiO_2，无重复呼吸，正常使用可使 FiO_2 达到 80％～95％。

（4）可调式通气面罩：文丘里面罩（Ventruri mask），根据 Ventruri 原理制成，所提供的氧浓度不受患者呼吸影响，可提供 24％～50％不同浓度的氧。保持在较恒定水平，且基本无重复呼吸。其 FiO_2 不受患者通气多少的影响，相当稳定（误差在 1％～2％）。其缺点是湿化不充分，耗氧多；面罩虽不必与面部紧密接触，但仍对咳嗽、进食有一定影响。用于需严格控制的持续低流量吸氧。

（5）雾化吸氧面罩：有湿化、雾化装置，可稀释痰液，防止气道堵塞，但易于感染。

（6）氧帐：实为氧气面罩扩大形式，有多种规格，提供不同的吸氧浓度，但因耗氧量大，且对护理与其他治疗造成不便，现少用。

3. 简易呼吸器　简易呼吸器包括呼吸囊、活瓣、口罩装置，内装塑料海绵、弹簧等弹性物质，呼气时自行膨起，气道内压下降，因而废气易于呼出，遂经开放的活瓣排至大气。若配合压缩氧装置，可提供较高的吸氧浓度。在急救中，气管插管或切开后连接呼吸器，再有同步的人工操作，可取得较好疗效。手术时，麻醉机上也有简易呼吸器，工作原理相似。

4. 呼吸机　呼吸机可改善通气、换气并减少呼吸功，改善呼吸衰竭、心脏骤停等危重患者的预后。现用呼吸机有定压、定容、定时等多种类型，有的附有呼吸生理指标的监测仪，可及时而准确地提供呼吸功能监护。

5. 高压氧舱　高压氧舱由压缩氧疗法发展而来。早在 1662 年就有压缩空气疗法，曾一度不用。至 1956 年，Boerma 报道用压缩氧进行心脏直视手术，受到重视。20 世纪 60 年代出现不同规格的高压氧舱，主要用于一氧化碳中毒、气性坏疽（梭形芽孢菌感染）、脑血管疾病、脑炎、脑外伤以及烧伤等。一般不适用于慢性呼吸衰竭。

操作方法：①患者入舱，常压下呼吸机面罩吸纯氧；②闭舱，在 10～30 分钟内逐渐增压至 2 个标准大气压（ATA），持续 45 分钟；③减压 10 分钟；④增压至 2ATA，持续 45 分钟；⑤在 45～50 分钟内逐渐减压至常压而出舱。每疗程 10～30 次。并发症有氧中毒、气压伤、减压病，均可通过合理操作而防止。预计将在克服氧中毒的基础上，用于多种脏器功能衰竭。

6. 经气管导管吸氧　此为 20 世纪 80 年代发展起来的氧疗新疗法，适用于需要长期氧疗者，如严重的慢性阻塞性肺疾病（COPD）、肺心病、肺间质纤维化、呼吸衰竭（阻塞性、限制性与混合性）而用鼻导管、面罩吸氧无效者；适用于病情危重、神志不清，必要时需要人工呼吸的患者。气管内给氧主要通过人工气道接 T 管、气管内小导管等方法进行。

7. 体外膜氧合（ECMO），血管内氧合（IVOX）　需要设备复杂，技术高，是有创伤性的氧疗技术。

【注意事项】

1. 撤停指征　若患者呼吸空气 30 分钟后，PaO_2 大于或等于 55 mmHg（7.31 kPa）、SaO_2≥85％，无明显缺氧现象，可终止氧疗，但若撤离后有出汗、血压升高、PaO_2 下降者应再行氧疗。

2. 排除影响疗效的因素　主要影响因素有：①血液 pH＜7.1 则细胞呼吸酶灭活；②心力衰竭时氧

的运输障碍；③高黏状态影响肺的换气功能；④贫血与中毒致组织缺氧；⑤低渗血症之低钾、低氯可致代谢性碱中毒，因而氧离曲线左移，氧的释放减少。如此等等，均影响氧疗效果，应采取综合处理措施。

3. 吸氧浓度与方式的选择　吸氧浓度不宜过高（FiO_2 小于 60％），以防氧中毒。高浓度给氧仅暂时用于气管切开等应激状态。对于慢性缺氧伴二氧化碳潴留者应低浓度给氧（25％～35％）。若 FiO_2 大于 30％而 PaO_2 小于 60 mmHg（8 kPa），最好改用呼吸机。

4. 氧疗期间监护　定期测定吸氧浓度（FiO_2）、肺内分流（Qs/QT）、肺泡-动脉血氧分压差（$A-aDO_2$）与血气分析。肺内分流量（Qs/QT）需在插入 Swan-Ganz 导管时测量混合静脉氧含量（CvO_2）等，然后计算。一般常用简易估算法：患者用非重复呼吸面罩吸入纯氧 5～10 分钟后测定 PaO_2 大于 500 mmHg（66.7 kPa）表示无分流（Qs/QT 为 3％～5％）；若 PaO_2 为 100 mmHg（13.3 kPa），提示肺内分流量达 50％。$A-aDO_2$ 是摄氧指标，反映氧的交换效率，吸入空气时为 10 mmHg（1.33 kPa）；吸入纯氧 15 分钟时，$A-aDO_2$ 为 35～50 mmHg（4.67～6.67 kPa），若增加则提示肺内分流增大；若吸入纯氧后 $A-aDO_2$ 大于 400 mmHg（53 kPa）则肺内分流量大于 20％，表明呼吸衰竭严重。

5. 坚持吸入气体的湿化、雾化与吸痰　最简单的湿化装置是湿化瓶，使纯氧携带水滴进入气道，但其作用欠可靠。雾化吸入器逐渐普及，类型繁多，尤以超声雾化器更为常用。基本工作原理是利用高速气流将液体或药物喷成雾状微小液滴，并冲进小气道与肺泡。微液滴直径 1～3 μm，其中 1 μm 左右者 90％以上进入肺泡，可连接氧气瓶，让氧气流速每分钟 6～10 L 作为动力。气管插管或切开的患者应定期滴入液体，一般用生理盐水，酌情加入稀释痰液的药物、抗感染或解除气道平滑肌痉挛的药物。

6. 防治并发症　高浓度吸氧可引起呼吸抑制、氧中毒、肺不张等并发症。氧中毒，现无特效疗法，故重在预防，宜动态观察肺功能与血气变化。

（1）呼吸抑制：见于 Ⅱ 型呼吸衰竭，通过高浓度吸氧而纠正了缺氧，却因弥散功能障碍等因素使二氧化碳排出不畅，出现二氧化碳潴留，呼吸中枢抑制。

（2）肺不张：高浓度给氧的情况下，肺泡内氧气被置换面减少，一旦气道堵塞，氧被吸收，则出现吸收性肺不张。

（3）氧中毒：高浓度氧吸入的早期就对气道黏膜有刺激，引起化学性炎症，对肺泡 Ⅰ 型、Ⅱ 型上皮和毛细血管内皮有损，导致表面活性物质合成障碍而致肺不张、间质与肺泡水肿，进而肺纤维化。临床上可有胸痛、呼吸困难、肺水肿表现；稍后，眼晶体后纤维形成，视网膜局部缺氧缺血，甚至失明；脑缺氧可引起抽搐与意识障碍；X 线摄片显示肺内小斑片状阴影；肺功能减退，特别是肺活量减低、肺顺应性降低、$A-aDO_2$ 与 Qs/QT 升高；病理所见有肺泡内渗液、肺不张、肺间质纤维化。业已证实，FiO_2 大于 60％持续 6 小时以上即可氧中毒，持续 36～48 小时则肺部可出现明显损害，甚至有不可逆性病变。故应重视控制吸氧浓度，预防氧中毒。

第十二节　气管内插管

气管内插管可在短时间内建立人工气道，改善患者的呼吸衰竭同时实施气道保护，是最常见的创伤性机械通气连接方法。常用于急诊、ICU 以及手术麻醉时。

【适应证】

1. 气道保护　某些情况下患者没有气道保护能力时，需要行气管内插管保护气道。最常见的是接受全身麻醉进行手术的患者；其次是颅脑外伤、镇静药物过量时；其他情况包括急慢性肺部炎症导致气道及肺产生大量的分泌物。气管内插管可以有效建立人工气道，避免误吸，同时可引流气道内分泌物。

2. 机械通气　气管内插管最常见的适应证。任何病因引起患者出现呼吸衰竭，需要进行有创机械通气时，都是气管内插管治疗的指征。最常见的病因包括肺部急性炎症、慢性阻塞性肺疾病、哮喘急性发作、急性左心衰等。

3. 解除上气道梗阻　对于某些病因引起的上气道梗阻，如舌根后坠及其相邻软组织后移、咽喉或甲状腺肿瘤压迫、喉水肿和痉挛等，气管内插管可以保障气道的通畅，解除上气道梗阻和避免窒息。

【禁忌证】

气管内插管没有绝对禁忌证。但需要注意的是，对于喉水肿的患者，虽然气管内插管可以改善上气道梗阻的症状，但是如果在插管的过程中，反复多次尝试后仍无法成功插管，水肿的喉部会因为受到刺激引起水肿加剧，导致气道梗阻的症状加重，由此可能引起上气道的完全阻塞。因此对于喉水肿导致上气道梗阻严重的患者，评估其存在较大插管难度时，可先进行环甲膜穿刺或切开，避免因为医源性操作导致的气道梗阻加重。

【插管方法】

常见的气管内插管方法包括经口插管与经鼻插管。

（一）经口插管

优点是插入容易，适用于急救；管腔相对较大，气流阻力小，吸痰容易。缺点是耐受性差，容易脱出移位，口腔护理困难，口咽部、声门、牙齿等易损伤。在插管前应选择适当的气管内导管，亚洲人体型偏小，一般成年女性选择7~8号，成年男性选择8~9号。插管前可给予适当的口咽部局部麻醉，但目前较常见的方法是使用静脉麻醉药与肌肉松弛药，这样可以更好地缓解患者的不适感，增加操作时患者的配合度，减少损伤发生的可能性。对于昏迷或配合度好的患者可以直接进行气管内插管的操作。

操作方法：操作时患者取仰卧位，保持颈部前倾。喉镜应从口腔右边放入，将舌推向左侧，见到腭垂后换用左手持喉镜，提起喉镜进入直至见到会厌，显露声门。切记不可以上门齿为支点。右手将气管导管送入声门后充气固定。一般女性患者经口插管深度应为21 cm，男性应为23 cm。气管导管置管时如有困难，可用管芯调整至合适的角度方便置管。

现今大部分急诊、监护室或麻醉科均配备可视喉镜，其喉镜前端配有摄像装置，可将口咽部图像传送至屏幕，医师可在直视下进行操作，提高了气管内插管的成功率，减少误伤周围器官组织的概率。其操作步骤与普通喉镜类似。但需要注意的是，喉镜前端进入口咽部后即可显示声门，无须再进一步向内进入。其次，使用电子喉镜时必须同时使用其配套的管芯。

插管完成后应即刻检查气管导管的位置是否位于气道内。常用的方法包括连接简易呼吸器辅助呼吸时听诊两侧呼吸音，条件允许时也可选用呼气末 CO_2 监测，有时也可通过胸片来判断气管导管的位置。使用可视喉镜操作时，其气管导管位于气道内的概率要高于普通喉镜的操作，但也需要通过其他方法确定导管的位置。

（二）经鼻插管

优点是易耐受，保留时间长；便于口腔护理。缺点包括管腔较小，气流阻力较大，管腔易阻塞；不适用于急救；易引起鼻出血、鼻窦炎、中耳炎等。经鼻插管的原则与经口插管类似。选定鼻孔后进行表面麻醉且滴入血管收缩药。润滑导管表面后将导管垂直插入鼻孔，后沿鼻通过鼻后孔达咽腔，再用喉镜或插管钳调整导管的位置，对准声门送入。

【并发症】

1. 插管过程中造成的口咽喉部损伤　使用可视喉镜可以大大降低口咽喉部损伤发生的概率。但即便如此，在气管内插管的过程中，周围组织的损伤也是不可避免的。特别是紧急气管插管的情况，患者的不配合，操作者的不熟练等都会增加损伤发生的概率。

2. 导管相关并发症　最致命的并发症是气管导管内阻塞，需要即刻处理，否则会引起患者窒息，甚至死亡。其他常见的并发症包括导管破裂，导管弯折等。

【拔管】

拔管前需对患者进行气管内插管的病因进行评估，如患者的气道保护能力是否恢复，气道梗阻是否解除等。对进行机械通气的患者，需进行呼吸功能等方面的评估，具体内容可参考呼吸机应用的脱机内容。值得一提的是，所有气管内插管拔管前需评估上气道是否存在水肿。对于有发生上气道水肿高危因素的患者，可以在拔管前注射肾上腺皮质激素，促进水肿的吸收。声嘶是拔管后最常见的并发症，短时间内通常是可自愈的。

第十三节　机械通气

呼吸机应用，是机械通气最常用于临床的器官功能替代治疗手段。一般来说，由于各种病因导致患者不能保持气道开放或足够的氧合与通气时，都需要考虑进行机械通气。临床上需要进行机械通气的情况主要是循环与呼吸系统疾病。此外，在进行麻醉手术时，也需要机械通气支持，维持患者的正常通气。

【人工气道的建立】

人工气道是进行机械通气的先决条件。根据人工气道的建立模式不同可将机械通气分为两种模式：无创机械通气（noninvasive mechanical ventilation）与有创机械通气（invasive mechanical ventilation）。无创机械通气是指人工气道的建立是通过各种面罩或者喉罩完成的。有创机械通气则是通过各种气管内置管完成人工气道的建立，包括经鼻气管插管、经口气管插管以及气管切开等方式，其中经口气管插管是最常见的方式。

临床上选择有创或者无创时，主要基于患者的基础疾病与自身情况而决定。一般来说，对于神志清楚且能配合呼吸机使用的患者，通常首先选择无创机械通气模式；如患者出现不能耐受的情况或病情恶化需要更高的呼吸机支持力度时，可从无创机械通气改为有创机械通气；当然，如果患者病情改善，不需要再进行有创机械通气治疗，也可以改为向无创机械通气进行过渡。

【机械通气常用模式】

在开始机械通气前需要对呼吸机主机进行模式设定。常用的呼吸机模式有容量控制和压力控制两种模式，最新的模式可以做到两者兼顾。气体的特性决定压力和容量存在直接关联，因此无论哪种模式，两者的参数必然存在一定的联系。

1. 控制通气、辅助通气和辅助-控制通气　控制通气（control ventilation，CV）又称间歇正压通气（intermittent positive pressure ventilation，IPPV），指呼吸机决定通气方式，并输送预定潮气量，与患者的自主呼吸无关。辅助通气（assist ventilation，AV）是由患者自主呼吸触发，触发后呼吸机即按预设潮气量（或压力）、频率、吸气和呼气时间将气体输送给患者。辅助-控制通气（assist-control ventilation，A/CV）是将 AV 和 CV 的特点结合应用。以上三种模式统称为持续指令通气（continuous mandatory ventilation，CMV）。IPPV 是临床上最常用的 CMV 模式。

2. 间歇指令通气和同步间歇指令通气　间歇指令通气（intermittent mandatory ventilation，IMV）指呼吸机根据预设呼吸频率给予 IPPV 通气。两次指令通气之间允许自主呼吸，此时呼吸机只提供气量。同步间歇指令通气（synchronized intermittent mandatory ventilation，SIMV）指呼吸机按预设的呼吸参数进行指令通气，在触发窗内出现自主呼吸时，便触发 IPPV 通气；若在触发窗内无自主呼吸，触发窗结束后呼吸机便会自动给予 IPPV 通气。现代呼吸机皆有同步功能，因此 SIMV 模式与 IMV 模式属于同一种模式。

3. 压力支持通气（pressure support ventilation，PSV） 是指自主呼吸触发和维持吸气过程，呼吸机给予一定的压力辅助。呼吸频率和潮气量都由患者吸气力量和胸肺顺应性决定。当患者呼吸不稳定时，单纯 PSV 模式可发生通气不足或过度，因此一般与 SIMV 合用。

4. 持续气道正压（continuous positive airway pressure，CPAP） 是指整个呼吸过程中，均由患者自主触发，呼吸机仅提供维持气道内正压的恒定压力。CPAP 只能用于有自主呼吸、呼吸中枢功能正常的患者。

5. 双相气道正压（biphasic positive airway pressure，BiPAP） 是压力控制模式的一种，指在患者自主呼吸条件下，分别设置两个气道正压水平和持续时间，两个压力水平交替变化，也就是两个水平的CPAP。高压和低压水平均允许患者自主呼吸，即自主呼吸和控制呼吸均可应用。若患者没有自主呼吸，则 BiPAP 就为时间切换的压力控制通气。

6. 压力调节容积控制（pressure-regulated volume control，PRVC） 是指压力控制通气时，呼吸机根据压力-容积曲线自动调节压力水平，使潮气量不低于设定的最低水平。实质是将压力控制通气的人工调节改为电脑自动调节。

【机械通气参数设定】

常见需要设定的机械通气参数包括潮气量，呼吸频率，吸呼时间比，流速，吸氧浓度，呼气末正压以及触发灵敏度。

1. 潮气量（tidal volume，Vt） 与呼吸频率的设定决定了分钟通气量的大小。在成年人最常用的范围是 $6\sim12$ mL/kg，研究表明小潮气量对肺有明显保护作用。

2. 呼吸频率（respiratory rate，RR） 对于成年人机械通气频率可设置到 $16\sim20$ 次/min。对 Vt 设定较小的患者可相对增加 RR，以此达到相对稳定的分钟通气量。RR 可以通过监测 PaO_2、$PaCO_2$ 和 pH 的值来进行调整。

3. 吸呼气时间比 简称吸呼比。呼吸功能基本正常者，吸呼比一般为 $1:(1.5\sim2)$；阻塞性通气障碍延长呼气时间，可调至 $1:(2\sim2.5)$，限制性通气障碍可调至 $1:(1\sim1.5)$。

4. 流速 只有在容量控制通气中才直接设定流速，应结合患者吸气用力水平和每分通气量来设置流速，一般成年人选择 $40\sim100$ L/min，平均 60 L/min。对 COPD 患者可选择 100 L/min。

5. 呼气末正压（positive end-expiratory pressure，PEEP） 调节原则为从小渐增。一般从 2.5 cmH$_2$O 开始，逐渐增加至能有效改善氧合，而血压无明显下降。

6. 吸氧浓度（FiO$_2$） 设置范围 $21\%\sim100\%$，其设置主要考虑 PaO_2 目标水平，PaO_2 目标为 60 mmHg 或 SaO$_2$ 90%。对严重氧合障碍的患者，设定吸氧浓度时还需要结合 PEEP 的数值。

7. 触发灵敏度（trigger sensitivity） 吸气触发分压力触发和流速触发两种，压力触发灵敏度设置在 $-0.5\sim1.5$ cmH$_2$O，流速触发灵敏度设置在 $1\sim3$ L/min。

【机械通气应用的适应证与禁忌证】

（一）适应证

机械通气主要为保持气道持续开放以及维持正常的通气。因此临床上一旦出现影响气道开放和通气的情况，都是急性机械通气的适应证。

1. 机械性因素导致气道梗阻或开放不全 常见的疾病如上气道梗阻、痰液窒息或胸廓疾病压迫气道，表现为通气不足，可发生缺氧和二氧化碳潴留，需用呼吸机辅助通气纠正。

2. 各种原因导致的呼吸肌无力 常见于神经肌肉疾病如吉兰-巴雷综合征、重症肌无力等，呼吸肌无力导致外周呼吸驱动力不足。

3. 中枢性呼吸衰竭 主要由于呼吸中枢受抑制引起，见于脑外伤、脑水肿、颅脑感染或镇静药使用过量等。

4. 换气功能障碍　见于充血性心力衰竭、急性呼吸窘迫综合征（ARDS）、严重的肺部感染、肺间质纤维化、急性肺水肿、哮喘持续状态等。

5. 通气功能障碍　主要见于慢性阻塞性肺疾病导致的呼吸衰竭，主要表现为通气不足，二氧化碳潴留。

6. 呼吸机支持　外科手术患者接受麻醉后，或是严重创伤以及心肺复苏术后患者，需要呼吸机支持维持通气与气体交换。

（二）禁忌证

机械通气没有绝对禁忌证。临床上只要患者出现呼吸衰竭，都可以进行机械通气。但在某些特殊情况下，仅仅使用机械通气对疾病的恢复会产生负面影响，因此需要先采取必要的处理后再给予机械通气。此种情况视为相对禁忌证。

1. 休克或心力衰竭　两种疾病最终病理生理改变都是循环容量绝对或相对不足，临床表现为血压下降。如使用正压通气会进一步减少回心血量和心排血量，可能加重低血压的症状。因此该类患者如出现严重的缺氧和呼吸衰竭，必须使用机械通气时，应选择适当的通气模式和 PEEP，并密切监测血流动力学变化。

2. 张力性气胸　必须首先进行胸腔闭式引流并保证引流通畅后再给予机械通气，否则会加重病情甚至导致死亡。

3. 大咯血　咯血量较大且不能及时排出体外时，会阻塞气道，因此大咯血的患者如病情需要进行机械通气，必须选择有创通气模式，这样有利于呼吸道清理与气道管理。

4. 肺大疱　肺大疱不是机械通气的禁忌证，但是如果压力过高时容易引起肺大疱破裂，发生气胸。因此存在巨大肺大疱的患者，应慎用呼吸机。若必须机械通气，可尝试给予小潮气量、低压通气，避免使用过高的 PEEP。出现气胸时应及时行胸膜腔闭式引流。

【机械通气的并发症】

机械通气的并发症可分为 3 类。

（一）人工气道的并发症

1. 气道损伤　是气管内插管和气管切开最常见并发症，导管经过的区域，包括口唇或鼻腔至气管各个部位都有可能出现损伤。

2. 面部或颈部皮肤溃疡　无创通气使用时，皮肤与面罩接触时间过长可能导致皮肤溃疡，尤其是戴面罩的患者特别容易发生。使用头罩接呼吸机时皮肤溃疡发生概率有所下降。

3. 气管食管瘘　气管内插管与气管切开的患者都可能出现气管食管瘘。气囊长时间压迫及局部低灌注引起气管后壁和食管破裂。

4. 气道梗阻　是人工气道最严重的并发症，常危及生命。原因包括导管扭曲、痰栓或异物阻塞管道、管道塌陷等。

（二）机械通气直接引起的并发症

1. 气压伤　平均气道压升高或出现部分肺泡过度膨胀，可造成呼吸道或肺泡壁损伤，表现为气胸、纵隔气肿、皮下气肿、肺间质积气、气腹等。

2. 呼吸机相关性肺炎　主要病因包括呼吸道分泌物的清除能力和病原菌侵袭的防御能力下降；胃肠道反流和误吸增加肺部感染的机会等。

3. 呼吸机相关肺损伤　使用过程中参数设定不当引起受损肺组织损伤加重或正常肺组织出现损伤，表现为炎性细胞浸润、血管通透性增加、透明膜形成以及肺水肿等，称为呼吸机相关肺损伤。使用小潮气量、低平台压的肺保护性通气策略可以减少肺损伤发生的概率。

4. 心血管系统并发症　正压通气时，胸腔内压升高，回心血量减少，心排血量下降，从而引起血压下降和休克。在建立气道开始机械通气前即应补足血容量，并降低压力支持力度，必要时应用血管活性药物。

（三）长时间不活动以及不能正常饮食导致的并发症

1. 皮肤溃疡　长时间不活动易引起皮肤接触面溃疡，尤其是重力承受面如骶尾部发生的概率较大。

2. 消化系统并发症　长时间无法正常进食易引起应激性溃疡或急性胃黏膜病变，导致上消化道出血。

3. 其他　营养不良和肌肉萎缩。

【呼吸机的脱机】

机械通气是器官功能支持治疗，因此积极治疗原发疾病是脱机的首要原则。当原发疾病基本纠正，呼吸衰竭症状改善时，需要对患者进行充分评估，包括血流动力学是否稳定，呼吸驱动力是否正常，营养与电解质酸碱平衡等。如机体一般状态允许，可以尝试通过 T 型管或 CPAP 模式进行自主呼吸实验。如果患者可以维持较好的氧合（吸氧浓度＜50％而氧合指数＞150），且快浅呼吸指数，即患者自主呼吸频率（次/min）/潮气量（L）＜105 时，提示自主呼吸有望成功，可尝试脱机。需要注意的是，部分患者脱机后存在再次插管的可能，而脱机后再插管是预后不佳的独立危险因素。因此对于呼吸机治疗的患者，不宜过早尝试脱机。需保证其基础疾病治疗与一般情况都达到理想状态时再进行脱机尝试。

第十四节　心脏电复律

心脏电复律是用较强的脉冲电流通过心肌，使心肌各部分在瞬间同时除极，以终止异位心律，使之恢复窦性心律的一种方法。心脏电复律是药物与人工心脏起搏以外的治疗异位快速性心律失常的一种方法，具有作用快、疗效高、安全简便等特点，但是它并不能防止心律失常的复发。该方法最早应用于消除心室颤动（简称室颤），故称为电除颤，后来进一步用于纠正心房颤动（简称房颤）、心房扑动（简称房扑）、阵发性室上性心动过速（简称室上速）等，故称为电复律。

【电复律术的发展】

1947 年，德国的贝克医生首次在开胸手术中，用交流电电击室颤的心脏而使室颤停止。20 世纪 50 年代，德国的佐尔医师发明体外除颤仪。60 年代佐尔又将电除颤的应用范围，由室颤扩大至其他一些严重的心律失常。1962 年，Lawn 等证实直流电复律的效果比交流电更好，此后直流电复律成为电复律技术的主流。20 世纪 80 年代以来，医学界普遍认为电除颤是治疗室颤的最有效方法，愈早实施成功率愈高，主张进行早期电除颤。

进行心脏电复律时所用的装置，称为心脏电除颤器。根据发放电流的不同，分为交流与直流电复律器两种。直流电复律器放电方式效果好，所需能量小，对组织损伤亦少，自 1962 年直流电复律被广泛应用以来，交流电复律已罕见使用。

根据电除颤器电脉冲的释放是否与患者心电 R 波同步，心脏电复律又分为同步和非同步心脏电复律。同步电复律是利用患者心电图中 R 波来触发放电，使电流仅在心动周期的绝对不应期中发放，避免诱发心室颤动，可用于转复心室颤动以外的各类异位性快速心律失常，如心房颤动、心房扑动、阵发性室上速和室性心动过速等。非同步心脏电复律又称为心脏电除颤，可在任何时间放电，主要用于治疗心室颤动、心室扑动。

根据电流脉冲通过心脏的方向，除颤仪分为单相波除颤仪和双相波除颤仪。单相波除颤仪释放单向电流脉冲，双相波除颤仪先后释放两个方向相反的电流脉冲。双相波取代单相波是除颤仪与电除颤技术的发展趋势。

20 世纪 90 年代中后期以来，一种携带方便、操作简单、智能化的自动体外除颤仪（AED）开始在北美与欧洲国家推广普及。凭借微型计算机技术，AED 可以自动分析与判断可除颤性心律（室颤或无脉性室速），并且通过语音提示和/或屏幕显示的方式，建议操作者实施电击。AED 的小型化和智能化，不仅使其非常便于在院内特别是院前急救中使用，而且也使除颤仪的使用者，由专业人员延伸至非专业人员。

【心脏电复律机制】

利用电能终止异位快速性心律失常的基础是：①引起异位快速性心律失常的机制最常见的是环行或折返现象所致，低能量脉冲电流或恰为足量的电流通过心脏，能使折返环路中的一部分心肌除极，而不再接受从折返环传递过来的冲动，从而中断这一折返途径而终止心动过速。②因异位兴奋灶的自律性增高（包括触发活动）所致的心律失常，在短时间内给心肌通以高能量脉冲电流，可使心肌各部（不论是处于应激期还是不应激期）在瞬间同时除极，暂时地使各处异位兴奋灶失去自律性能，此时心脏起搏传导系统中具有最高自律性的窦房结，可以恢复其主导功能再行控制整个心动和心律。

【非同步电复律】

（一）适应证

非同步电复律适用于室颤、心室扑动（简称室扑）、尖端扭转型室速等无法识别 QRS 波群时。当发生室颤时，患者已失去知觉，电击时无须任何麻醉剂，应在积极行心肺复苏时即刻进行电除颤。单相波除颤用 360 J，双相波用 150～260 J，以期一次除颤成功。若室颤波幅小，可注射肾上腺素，以增大颤动波，从而提高复苏的成功率。

（二）操作步骤

1. 操作前准备

（1）患者平卧，评估病情：是否意识消失，颈动脉、股动脉搏动消失，呼吸断续或停止，皮肤发绀，心音消失，血压测不出。

（2）准备除颤仪的同时，持续给予心肺复苏。

（3）确认除颤仪处于完好备用状态。

（4）暴露患者胸部，清洁导联部位皮肤，连接导联线。正确开启除颤仪，调至心电监护状态，识别心电图是否需要除颤。如为室颤、室扑，设置为非同步状态。

2. 操作

（1）将两个电极分别置于右锁骨中线第 2 肋间及心尖部，两块电极板之间的距离不应＜10 cm。电极板应紧贴皮肤并稍微加压，约 5 kg。

（2）正确选择除颤能量，单相波除颤用 360 J，双相波用 150～200 J，按下充电按钮充电完毕，确认本人与旁人未与患者身体接触后开始放电。

（3）放电后立即观察患者心电图。若首次电除颤未成功，继续心肺复苏 2 分钟后再次除颤，除颤能量至少不低于首次除颤能量，直至转复成功或停止抢救。

3. 监测　操作过程中与操作成功后，均须严密监测并记录心律、心率、呼吸、血压、神志等生命体征变化。

4. 操作后　关闭电源，将电极板擦拭干净，擦干患者胸部皮肤，整理物品。

【同步电复律】

（一）适应证

同步电复律适用于房颤与房扑、室上速与室性心动过速（简称室速）。但凡上述快速异位性心律失常伴有血流动力学障碍及药物治疗无效者，都是同步电复律的适应证。此时，患者多为清醒状态，需用地西泮 20～40 mg 以 5 mg/min 速度静脉注射，或丙泊酚 1～3 mg/kg 镇静麻醉，以减少患者紧张情绪及疼痛感觉。

（二）能量选择

同步电复律所需能量一般低于电除颤。在使用单相波除颤仪时房颤为 100～200 J，房扑为 50～100 J，室上速为 100～150 J，室性心动过速为 100～200。双相波除颤仪同步电复律的最佳能量有待确定，但一般不超过单相波除颤仪。

放电后随即观察心电图变化，了解复律是否成功，主要是密切观察放电后 10 余秒的心电图情况，此时即使出现 1～2 次窦性心律，亦可认为此次电复律有效。此后心律失常再次出现，说明窦性心律不稳定或异位兴奋灶兴奋性过高。如未转复，可增加复律能量，间隔 2～3 分钟再次电击。用地西泮镇静的患者，如需再次放电，需给原剂量的 1/2～2/3 再次镇静。如反复电击 3 次或能量达到 300 J 以上仍未转复为窦性，应停止电复律治疗。

【注意事项】

1. 心脏电复律禁忌证　洋地黄中毒所致心律失常；电解质紊乱，尤其是低血钾；风湿活动及感染性心内膜炎；病态窦房结综合征合并心律失常；房扑、房颤或室上性心律失常伴高度及完全性房室阻滞；心脏明显扩大及心功能不全；高龄房颤，高血压或动脉硬化性心脏病长期持续房颤，心室率特别缓慢；慢性心脏瓣膜病，房颤已经持续 1 年以上；风湿性心脏病术后，1 个月内的房颤及甲亢症状未控制的房颤；最近发生过栓塞。

2. 心脏电复律并发症　心律失常、心肌损伤、肺循环及大循环的栓塞、低血压、急性肺水肿、心脏停搏、皮肤灼伤等。

3. 操作前　快速证实是否为心搏骤停，心电图是否为室颤、室扑、尖端扭转型室速等。

4. 操作中　因每次除颤而终止胸外心脏外按压的时间要尽可能短，要在呼气末放电除颤，以减少跨胸电阻抗。体重和心脏大小决定电能大小的选择。同时注意应用药物纠正酸碱失衡和电解质紊乱，利于除颤成功。

5. 操作后　除颤成功的定义是除颤后室颤终止至少 5 秒，但即使成功再发概率依然相当高，故自主循环恢复后，立即进行高级心脏生命支持及心搏骤停后的治疗。

【电复律与心肺复苏（CPR）】

室颤是大多数心搏骤停的原因，电复律术是公认的唯一可靠的治疗手段。室颤时心脏有效收缩已经停止，血液循环处于停顿状态，必须刻不容缓进行处理，只有及时进行电除颤和心肺复苏方可挽救生命。

西医学借助"生存链"的概念来说明对心搏骤停做出迅速反应的重要性，而电除颤在整个"生存链"中是一个承上启下的关键环节。有研究表明，如果未实施 CPR，除颤每耽搁 1 分钟，有目击者的室颤性心搏骤停患者的存活率下降 7%～10%。如果目击者立即实施 CPR，尤其在心搏骤停后 5 分钟内行电除颤，许多成年患者可存活且无神经功能的损害。CPR 可延长室颤除颤的时间窗，提供少量血流，以维持脑和心脏的氧及营养供应，但单独实施 CPR 不能终止室颤和恢复灌注心律。因此，早在 2005 年心肺复苏指南中就特别强调早期除颤和心肺复苏的有机结合，即"关键性联合"。另一方面，在 2015 最新指南中已明确指出，当可以立即取得 AED 时，对于有目击者的成人心搏骤停，应尽快使用电除颤仪；若成人在未受监护下发生心搏骤停，或不能及时取得 AED 时，应该在他人前往取得以及准备 AED 的时候开始心肺复苏，而且视患者情况，应在设备可供使用后尽快进行电除颤，即 CPR＋AED 模式。总之，在心搏骤停抢救的关键中，及早合理应用电除颤会明显提高心肺复苏的抢救成功率。

第十五节　紧急床边人工心脏起搏

紧急床边人工心脏起搏，即临时心脏起搏术，是指非永久性植入起搏器电极导线的一种临时性人工心脏起搏术，主要用于需要立即起搏的患者，达到治疗或诊断目的即可撤除，需要继续起搏者可换成永久起搏器，临时起搏器的植入时间不应超过 4 周。

【适应证】

（一）治疗性起搏

1. 缓慢心律失常　急性心肌炎、药物中毒、电解质紊乱、电击、雷击、心脏外伤或外科术后等各种原因所导致的一过性的缓慢心律失常（如二度或三度房室阻滞、严重窦性心动过缓、窦性停搏、窦房阻滞等）伴心源性脑缺氧综合征（阿-斯综合征）发作或近乎晕厥者。

2. 急性心肌梗死　急性心肌梗死伴有症状的窦房结功能障碍（如严重窦性心动过缓、窦房阻滞、窦性停搏、慢快综合征），二度Ⅱ型或三度房室阻滞伴有心室率过缓、室性心律失常、低血压、低灌注征象或充血性心力衰竭，新近发生的右束支阻滞伴左前或左后分支阻滞、一度房室阻滞合并左束支，或交替性左、右束支阻滞因猝发致命性高度房室阻滞的危险性高可作预防性起搏。

3. 各种原因引起 QT 间期延长并发尖端扭转型室速。

4. 不明原因的心搏骤停。

5. 对药物治疗无效或不宜用药物或电复律的快速性心律失常（阵发性室上速、房颤、房扑）患者行超速抑制治疗。

（二）保护性起搏

1. 心脏外科围手术期的有房室阻滞、窦性心动过缓、房颤伴长 RR 间期等心律失常的患者。

2. 心动过缓或虽无心动过缓但心电图有双束支阻滞，不完全性三分支阻滞，将要接受全身麻醉及大手术者。

3. 介入手术的保护性临时起搏。

4. 具有永久起搏指征但因感染等原因而暂不能实施的患者。

5. 需要更换永久性起搏器而有起搏器依赖的患者。

6. 快速性心律失常疑有窦房结功能障碍在使用抗心律失常药或电复律前进行保护。

（三）诊断性起搏

诊断性起搏主要用于临床电生理检查。

【禁忌证】

一般用于抢救，故无绝对禁忌。尽管疑有或确有败血症的患者插管起搏可能加重感染，但为挽救生命仍需临时起搏。

【临时心脏起搏的途径】

临时心脏起搏的途径主要有 5 种，起搏方式的选择通常取决于当时的情况。

（一）经静脉心内膜起搏

经静脉心脏临时起搏是目前临床上最常用的心脏临时起搏方法。一般在 X 线下选用股静脉、锁骨下静脉或颈内静脉途径进行静脉穿刺，植入普通双极起搏导管或球囊漂浮起搏导管，具有设备简单、操作方便和效果可靠的特点。紧急情况时可在无 X 线条件下应用球囊漂浮起搏导管进行紧急床旁操作，可迅速有效地起搏。

（二）经皮穿刺心内膜、心肌起搏

在心电监护下取普通针头刺入右下胸皮下，与起搏器正极相连，将带有钢丝电极的针头刺入右心室心肌或心腔，拔出针头使钢丝电极钩住心内膜或心肌，沿钢丝退出穿刺针，将钢丝电极的末端与起搏器的负极连接。经皮穿刺心内膜、心肌起搏操作简单，起效迅速但不适合长时间起搏，适用于心搏骤停等紧急的情况下抢救，成功后应改为其他方法。

（三）经心外膜心脏临时起搏

这种起搏方式是在心脏手术过程中将钢丝电极插入心肌或心外膜，电极直接缝到心房和/或心室外膜上，外接临时起搏器进行心外膜心脏起搏。主要用于心脏手术时或术后作为临时的治疗措施。

（四）经皮临时起搏

经皮临时起搏又称为无创性临时起搏，将2个电极放置在胸壁皮肤上，通常阴极放置在心前区，阳极置于左肩胛下角与脊柱之间，2个电极与起搏除颤仪连接。此法操作简单方便，无须消毒和X线下操作，且无创伤。适用于心脏停搏紧急复苏。但清醒的患者常因较强的电刺激而不能耐受，复苏成功后应改为经静脉临时起搏。

（五）经食管心脏临时起搏

经食管心脏临时起搏是指将食管电极由鼻腔或口腔插入心房或心室相当的部位，连接体外临时起搏器的起搏方式。因为电极难以稳定并对房室阻滞没有保护作用，通常用于临床电生理检查或超速起搏法来中止心动过速。

【临时心脏起搏方式】

（一）心室起搏

临时心脏起搏临床最常用的方法是心室起搏。这种起搏方法简单可靠，效果明显。电极导管顶端理想位置在右心室心尖部肌小梁处，也可在右心室流出道或右心室其他位置。

（二）心房起搏

心房起搏选择性地用于窦房结功能不全但房室结功能正常的患者。临时心房起搏必须在X线下放置，心房电极呈J形，电极放置于右心耳内。由于心脏临时起搏的主要目的是维持心室率，因此临床工作中极少应用临时心房起搏。

（三）双腔起搏

由于临时起搏多用于抢救急症患者，需要紧急置入，而双腔心脏临时起搏置入过程复杂，所需时间较长，为此应用极少。双腔起搏可以维持最佳血流动力学，降低起搏器综合征及起搏相关的心功能不全的可能性，可选择性地用于有起搏器综合征或心力衰竭的患者。

【经静脉临时心脏起搏】

（一）器械准备

1. 体外脉冲发生器　体外脉冲发生器分心房或心室单腔起搏和临时房室顺序起搏，都带有双重电源保护开关，可调节电流输出、起搏频率及感知灵敏度等参数，最常用的是心室单腔起搏。

2. 起搏电极导管　临时起搏电极导管包括需要借助X线透视协助放置的普通双极起搏导管和可不用X线定位的球囊漂浮起搏电极导管。临时经静脉起搏电极导管一般都是双极起搏导管，负极位于起搏导管的顶端，正极位于距起搏导管顶端1～2 cm处，两个电极之间形成一个电刺激场，漂浮导管两极间有一气囊（可装1.5 mL空气）。

3. 其他术前准备物品　心电图机或心电监护仪、血管穿刺针、比电极导管大一号的穿刺鞘管（带导引钢丝）、已消毒切开缝合包、除颤器、局部麻醉药和抢救药品、肝素盐水等。

（二）操作方法

1. 静脉穿刺部位的选择　常用的静脉入路包括锁骨下静脉、颈内静脉和股静脉。

（1）锁骨下静脉：左右锁骨下静脉均可，首选左锁骨下静脉。穿刺点一般选择在锁骨中点偏外锁骨下缘2 cm处，穿刺针应紧贴皮肤或与皮肤成30°，针尖朝向胸骨上凹或喉结之间的部分。锁骨下静脉较粗大，电极导管容易顺利到达心腔并容易固定，不影响患者的日常活动（如下地行走）且不容易感染。操作不当可发生气胸或误扩张动脉时不能进行压迫止血。对可能需要植入永久性起搏器的患者应尽量避免选择锁骨下静脉入路。

（2）颈内静脉：左右颈内静脉均可，尽量选择右颈内静脉。取胸锁乳突肌锁骨头与胸骨头形成的三角顶点为穿刺点，穿刺针与皮肤呈 30°，针尖指向同侧乳头，一般刺入 2~3 cm 即入颈内静脉。颈内静脉穿刺点体表定位清楚，容易固定，患者肢体活动不受限。床旁漂浮电极植入时多选用此静脉入路。

（3）股静脉：行介入手术时采用股静脉入路。首选右侧股静脉，尽量不选用左股静脉途径，以免导管送入困难。穿刺点一般位于腹股沟韧带下 2~3 cm，股动脉搏动最明显处内侧 0.5~1.0 cm，进针方向与股动脉走行平行，进针与皮肤成 45°。股静脉入路穿刺后需下肢制动，因此容易感染和形成下肢静脉血栓。

2. 静脉穿刺技术　常规消毒皮肤，铺无菌巾，穿刺针穿刺静脉，穿刺回抽血暗红且通畅无阻，左手固定穿刺针避免移位，沿穿刺针进入导引钢丝，撤除穿刺针。沿导引钢丝送入扩张管和导管鞘，退出扩张管和导引钢丝，用肝素盐水冲洗鞘管。与动脉穿刺不同，静脉穿刺需要负压下进针，可先用麻醉针探得静脉，之后穿刺针以与麻醉针同样方向的角度进针。

3. 起搏电极的放置

（1）普通双极电极的放置：通过鞘管推送普通双极电极导管进入右心房，轻微旋转电极，使电极头端弯向三尖瓣环方向稍做推送，最终电极顶端定位于右心室心尖部或其附近，如心尖部无法满足感知和起搏要求，也可以将其放置到右心室流出道。放置妥当之后即将电极远端与临时起搏的脉冲发生器负极相连接，近端电极与正极相连。如在非 X 线下无法完成，应在导管室内于 X 线下引导完成。

（2）床旁球囊漂浮电极导管的安置：取出漂浮电极导管，体外应用 1 mL 气体向球囊充气，检查球囊是否漏气。抽空球囊，将正负极与临时起搏器的起搏脉冲输出口相连，打开临时起搏器，选择起搏电压高于 5 V，感知灵敏度 1.0 mV，起搏频率高于自主心率 10~20 次/min。在"带电"状态下经鞘管推送电极导管进入约 15 cm 后向球囊充气 1.5 mL，继续送入电极并密切观察心电监护仪或体表心电图，当电极头端进入右心室接触心内膜后，起搏脉冲会夺获心室起搏，表现为每个脉冲之后跟随一个宽大的 QRS 波形。此时将气囊放气，观察 Ⅱ 导联调整电极导管。Ⅱ 导联主波向下时再送入电极导管 0.5~1.0 cm，心电图呈类左束支阻滞图形，Ⅱ 导联呈 rS 型，提示起搏导管位于右室心尖部；Ⅱ 导联主波向上，提示起搏导管位于右心室流出道，可在心室起搏状态下边退边旋转导管。电极导管到达理想位置以后连接脉冲发生器。漂浮起搏电极放置完毕后，可以常规行床旁胸片检查以确定电极的位置，也可在床旁心脏超声引导下放置漂浮起搏电极。

【临时心脏起搏常见并发症】

1. 导管移位　为临时起搏最常见并发症，心电图表现为不起搏或间歇性起搏，需要重新调整电极。

2. 心肌穿孔　常见于股静脉途径起搏或导管质地较硬等情况，若患者心脏大，心肌薄，急性心肌梗死期置入导管过程中可能导致心肌穿孔。临床可见心前区疼痛、呃逆及起搏中断或间歇性等。如确认穿孔时间不长，可备好心包穿刺及抢救药物，在 X 线透视下小心撤回电极，并密切观察有否心脏压塞；若穿孔时间长，心肌穿孔处机化，则需开胸做心肌修补。

3. 导管断裂　因导管质地硬，柔韧性差，反复使用，如放置时间长和体位活动，可能发生导管不完全性断裂，需重新更换导管。

4. 膈肌刺激　因导管电极插入位置过深，电极靠近膈神经所致。患者可觉腹部跳动感或引起顽固性呃逆（打嗝），将导管退出少许，症状消失即可。

5. 心律失常　心腔内放置任何导管均可能诱发心律失常，最常见的是室性早搏和室速，一般将导管电极及时撤离心肌壁的接触即可消失。如果导管撤离后仍频繁出现这些心律失常，可静脉给予相应的抗心律失常药，待心律失常控制后再进行。

6. 穿刺并发症　常见有气胸、血胸、空气栓塞、皮下血肿等，此类并发症直接与术者的经验有关。

（1）皮下血肿：静脉穿刺时有可能误穿毗邻的动脉。局部压迫不当，可发生皮下出血，造成血肿甚至动静脉瘘形成。

（2）气胸：常见于采用锁骨下静脉或颈内静脉途径时进针过深。少量气胸一般严密观察下可不必特殊处置。如气胸在 X 线片上压缩肺的面积＞30％，则需行胸腔穿刺。

（3）血胸：锁骨下或颈内静脉穿刺不当可伤及动脉致血胸，同时刺破肺脏可致血气胸。必要时需做外科紧急处理。

（4）气栓：在颈内静脉或锁骨下静脉插入导管时，因吸气胸腔为负压，从静脉入口处吸入空气所致。此类并发症少见，重者可形成肺栓塞。

7. 感染　穿刺局部处理不妥或电极导管放置时间过长，可引起局部或全身感染。一般程度轻，应用抗生素或拔除导管后感染即可控制。临时起搏导管一般留置时间最好不超过 1 周。一旦发生菌血症，应尽快拔出起搏电极导管并做细菌培养，针对病原菌适当应用抗生素治疗。如仍需临时起搏，可在给予抗生素治疗的同时，从另外静脉途径插入新的临时起搏电极导管。

第十六节　心肺复苏

心搏骤停（sudden cardiac arrest）常见的心脏机制为室颤或无脉性室速，其次是心室静止及无脉电活动。心搏骤停后即出现意识丧失、脉搏消失及呼吸停止，经及时有效的心肺复苏部分患者可获存活。心肺复苏（cardiopulmonary resuscitation，CPR）是指抢救生命最基本的医疗技术和方法，包括胸外按压、开放气道、人工通气、电除颤以及药物治疗等，目的是使患者恢复自主循环和自主呼吸。

【病因与发病机制】

除心脏本身的病变外，休克、缺氧、严重水电解质平衡和代谢紊乱、中毒和呼吸系统疾病等均可导致心搏骤停。可按"6H4T"提示分析停跳原因：Hypovolaemia（低血容量症）、Hypoxemia（低氧血症）、Hypoxic acidosis（低氧性酸中毒）、Hyperkalemia/hypokalemia（高钾/低钾血症）、Hypoglycemia（低血糖）、Hypothermia（体温过低）；Intoxication（中毒）、Cardiac tamponade（压塞）、Tension pneumothorax（张力性气胸）、coronary embolism/pulmonary embolism（冠状动脉/肺动脉栓塞）。

【临床表现】

（一）一般临床表现

早期可有诱发疾病的表现及非典型性先兆症状，如心慌、无力、精神改变等。心搏骤停可导致呼吸、循环、神经系统等改变，如点头或叹气样呼吸、面色苍白或发绀、心跳及大动脉搏动消失、呼之不应或伴有癫痫发作等。

（二）体征

1. 意识丧失　拍打或摇动患者，并大声呼唤患者没有反应。

2. 呼吸异常或停止　观察胸廓有无隆起，同时将耳面部靠近患者口鼻，感觉和倾听有无气息。若不能肯定，应视为呼吸不正常，立即采取复苏措施。

3. 心跳停止　食指和中指触摸到甲状软骨，向外侧滑到胸锁乳突肌前缘凹陷处即可触及颈总动脉搏动，若未扪及可视为心跳停止。

【诊治要点】

（一）诊断

心跳呼吸骤停的判断越快越好，只需对有无应答反应、呼吸及心跳 3 个方面进行判断。判断与措施尽可能同时进行，且在 10 秒内完成。

（二）辅助检查

1. 心电图　可以明确心律失常、急性心肌梗死或肺栓塞等疾病。

2. 血常规　如为感染性疾病可有白细胞、中性粒细胞升高；即使无感染存在，由于应激反应，白细胞计数也可升高或出现核左移。

3. 血气分析　多呈严重代谢性酸中毒，可根据氧分压情况调节呼吸支持强度。

4. 电解质　可以发现高钾、低钾、低钙血症等电解质紊乱。

5. 心肌损伤标志物　常有肌钙蛋白、肌红蛋白升高。

6. 凝血全套　可有凝血时间延长或 D - 二聚体升高。

7. 血尿素氮和肌酐　随病情进展可有升高，提示肾损伤。

【急救处理】

心搏骤停后，成功的复苏需要一整套协调的措施，即生存链。2010 年国际心肺复苏指南将心肺复苏生存链内容扩充为 5 个：①立即识别心搏骤停并启动急救系统；②尽早进行心肺复苏，着重于胸外按压；③快速除颤；④有效的高级生命支持；⑤综合的心搏骤停后治疗。加强生存链中各环节联系是成功复苏的关键。

心肺复苏程序分为 3 个阶段：基础生命支持、加强生命支持、复苏后处理。

（一）基础生命支持（basic life support，BLS）

心搏骤停发生后就地进行的抢救，在尽可能短的时间里进行有效的人工循环、呼吸，为心脑提供最低限度的血流灌注和氧供。BLS 大多在没有任何设备的情况下进行，即徒手心肺复苏。BLS 包括胸外心脏按压、开放气道、人工呼吸三大措施，即 CAB（circulation，airway，breathing）三部曲。

1. 胸外心脏按压（circulation）　胸外按压通过心泵和胸泵机制原理产生血流。高质量的胸外按压要点如下：①仰卧于硬质平面；②按压部位为胸骨下半部分的中间，将手掌置于胸部中央相当于双乳头连线水平；③一手掌根置于按压点，另一手掌重叠其上，手指交叉并翘起；双肘关节与胸骨垂直，利用上身的重力快速下压胸壁，按压和放松时间相当，放松时让胸廓完全回弹，手掌不离开胸壁，但施救者应避免在按压间隙倚靠在患者胸上；④深度 5~6 cm，频率 100~120 次/min；⑤按压/通气比：单人为 30∶2，适于小儿和成人；2 名以上施救者 15∶2。应尽量减少中断按压时间和次数，避免过度通气。如有多位施救者，每隔 2 分钟轮换。⑥儿童心脏按压标准、按压部位、按压频率与成人相同，但按压深度为胸廓前后径 1/3，动作要平稳，不可用力过猛。如胸外心脏按压的对象是婴儿，其操作与成人及儿童有一定区别。婴儿的按压部位在胸骨上两乳头连线与胸骨中线交点下一横指，抢救者用中指和环指按压，按压深度为胸廓厚度的 1/3 或约 4 cm，按压频率 100 次/min 以上。

医院内复苏可使用机械复苏装置，Steven 等人进行系统评价提示胸外按压器械在 CPR 中与传统人工胸外按压相比并没有明显的益处或损害。但在进行高质量人工胸外按压比较困难或危险的特殊条件下（如施救者人数有限、长时间心肺复苏、低温心搏骤停时进行心肺复苏、在移动的救护车内进行心肺复苏、在血管造影室内进行心肺复苏）可使用机械复苏。目前较成熟的机械复苏装置有活塞式机械复苏装置、主动式胸部按压-减压复苏装置、压力分布带式复苏装置和微型机械复苏装置。胸外按压的并发症包括肋骨骨折、心包积血、心脏压塞、气胸、血胸、肺挫伤等。

2. 开放气道（airway）　在双人心肺复苏中，在完成 30 个胸外心脏按压后，应评估患者的气道开放情况，并给予 2 次人工呼吸支持。

开放气道前须清除气道及口腔异物，取下义齿。方法包括：仰头抬颏法、托颌法。仰头抬颏法针对除外颈椎损伤的患者：施救者一手食指、中指抬起下颏，另一手放于患者前额部用力加压，使头后仰，下颌尖、耳垂连线垂直于地面。托颌法适用于怀疑存在颈椎损伤的患者：施救者食指及其他手指置于下颌角后方，向前上方用力托起，并用拇指轻轻向前推动颏部使口张开。

3. 人工呼吸（breathing）　2010 版复苏指南弱化了人工呼吸的重要性，在双人心肺复苏中不影响心脏按压的前提下应保障呼吸道通畅及实施人工呼吸支持。无论何种人工呼吸（口对口、口对面罩、球囊-面罩、球囊对高级气道），均应吹气 1 秒以上，避免过快；胸廓有明显起伏即证明通气有效，不宜吹气过多，频率为 8～10 次/min，尽量避免过度通气。

（1）口对口人工呼吸：①在保持呼吸道畅通和患者口部张开的位置进行；②抢救者用按于前额一手的拇指和食指，捏闭患者鼻孔；③抢救者吸一口气，张开口紧贴患者口部，以封闭患者的嘴周围（婴幼儿可连同鼻一块包住，不使漏气）；④匀速向患者口内呼气，注意观察胸廓是否上抬；⑤一次呼气完毕，应立即与患者口部脱离，吸入新鲜空气，以便做下一次人工呼吸，同时放松捏患者鼻部的手，以便于患者从鼻孔出气，此时患者胸部自然回复，有气流从口鼻呼出。针对成人，2010 年国际心肺复苏指南提出不论单人还是双人复苏胸外按压与人工呼吸的比例均为 30：2。青春期以下儿童双人复苏时按压与呼吸比例为 15：2，单人仍为 30：2。如果患者有脉搏，但无呼吸或呼吸不充分时，成人吹气频率为 10～12 次/min，儿童 12～20 次/min。每隔 2 分钟重新评估脉搏。

（2）口对鼻呼气：当患者有口腔外伤或其他原因致口腔不能打开时，可采用口对鼻吹气，其操作方法是首先开放患者气道，头后仰，用手托住患者下颌使其口闭住。吸一口气，用口包住患者鼻部，向患者鼻孔内吹气，直到胸部抬起，吹气后将患者口部张开，让气体呼出。如吹气有效，则可见到患者的胸部随吹气而起伏，并能感觉到气流呼出。

（3）应用气囊面罩：单人施救时一手拇指和食指扣压面罩，中指及其他手指抬起下颌，另一只手捏气囊。通气量需使胸廓隆起，频率保持在 8～10 次/min，避免快速和过分用力加压通气。建立高级人工气道患者每 6 秒给予 1 次呼吸（每分钟 10 次呼吸）。

4. 心肺复苏有效的指标

（1）动脉搏动：每次按压可摸到颈动脉搏动，若停止按压搏动消失则应继续心脏按压。若停止按压后脉搏仍有跳动，说明患者心跳恢复。成人复苏能否成功，取决于复苏时能否将患者的舒张压始终维持在 25 mmHg，否则应改进、优化心肺复苏及给予血管加压药物，有效按压期间可测到血压在 60/40 mmHg 左右。

（2）色泽：由发绀转为红润，如变为灰白，则无效。

（3）神志：有眼球活动，睫毛反射与对光反射出现，甚至手脚开始抽动，肌张力增加。

（4）自主呼吸：存在即有效，但呼吸微弱者应该继续人工呼吸或给予其他呼吸支持。

（5）瞳孔：由大变小，对光反射出现。如由小变大、固定、角膜混浊，则无效。

5. 电除颤　针对可电击心律包括心室颤动（VF）和无脉性室性心动过速（无脉 VT），及早除颤可增加复苏成功率。除颤仪准备好前持续胸外按压，双相波（AED）用 120 J，单相波初始及后续电击均采用 360 J，不了解所用设备的有效能量范围时，首次电击 200 J，其后选用相同或更大能量。若复发，采用先前成功除颤的能量再次电击；最常用电击部位是胸骨心尖位，电极分别置于胸骨右缘第 2 肋间和左第 5 肋间腋中线。对于院外心搏骤停患者，如果任何施救者目睹发生院外心搏骤停且现场有 AED，施救者应从胸外按压开始进行心肺复苏，并尽快使用 AED；如果院外心搏骤停的目击者不是急救人员，现场没有 AED，则急救人员到达后先进行 1.5～3 分钟的心肺复苏，然后再尝试除颤。而对于院内有心电监护的患者，从室颤到给予电击的时间不应超过 3 分钟，并且应在等待除颤器就绪的过程中进行心肺复苏。单次除颤后立即 CPR，完成 5 个 30：2 周期（约 2 分钟）CPR 后，再检查是否恢复自主心律。

6. BLS 的终止

（1）院前：①恢复自主循环；②治疗交给高级抢救队伍接手；③抢救人员由于自身筋疲力尽不能继续复苏，在对自身产生危险的环境中或继续复苏将置其他人员于危险境地时；④确认为死亡；⑤发现有效的书面"不复苏遗嘱"。

（2）院内：持续 CPR 30 分钟以上，仍无自主呼吸、循环，瞳孔散大，各导联心电图均为直线，并经两名医务人员确认，可终止复苏。

（3）体外心肺复苏（ECPR）：对于发生心搏骤停，且怀疑心搏骤停的病因可能可逆的患者，可以考虑以 ECPR 替代传统 CPR，即在按压同时辅以体外膜氧合器（ECMO），已经是非常成熟的常规心肺重症治疗技术。通过紧急建立急诊体外循环也可作为 CA 治疗的循环辅助措施，该方法是通过股动脉和股静脉连接旁路泵而不必开胸。实验和临床研究已经证实，救治延迟的 CA 时，ECPR 可改善血流动力学状况及存活率和神经功能预后。一般用于年龄 18～75 岁、合并症较少的患者发生了心源性的心搏骤停，并在接受了超过 10 分钟的传统心肺复苏后仍未恢复自主循环（ROSC）。

（二）加强生命支持（advanced life support，ALS）

ALS 的目的是进一步支持基础生命活动，恢复患者的自主心律和呼吸，包括进一步维持有效的通气和换气、转复心律达血流动力学的稳定以及恢复脏器的灌注。ALS 应尽早开始，如条件具备，抢救人员及抢救药品充足，最好与 BLS 同步进行。具体措施包括：①人工气道的建立，主要是气管内插管；②除颤复律/起搏；③建立静脉通路及复苏药物的应用。

1. 通气和氧供　ALS 需继续维持气道的开放状态，无自主呼吸患者应及早进行气管内插管，利用简易球囊、呼吸机进行机械通气，频率 10～12 次/min，保证氧分压在正常范围，避免再灌注时氧供突然增加而引起大量氧自由基形成。气管内插管时应尽量减少暂停胸外按压的时间。气管内插管患者，可用定量的 CO_2 波形图监测 CPR 质量、优化胸外按压和检测有无 ROSC。如果 PET-CO_2＜10 mmHg（1.33 kPa），应提高 CPR 的质量。如果 PET-CO_2 突然升高到正常值 35～40 mmHg（4.67～5.33 kPa），可以认为这是 ROSC 的标志。

2. 紧急心脏起搏　对心脏停搏，在心肺复苏的基础上应考虑立即进行无创体外起搏。详见心脏电复律和紧急床边人工心脏起搏内容。

3. 复苏药物治疗　应及早建立复苏用药通路，可选用外周和中心静脉，必要时考虑骨髓腔用药和气管内给药。

（1）肾上腺素：CPR 首选药物，应用于电击无效 VF、无脉 VT、心脏停搏和无脉电活动。首剂静脉注射 1 mg，每 3～5 分钟 1 次。

（2）多巴胺：用于低血压，特别是 ROSC 后，常用剂量为 5～20 μg/(kg·min)，与多巴酚丁胺合用为治疗复苏后低血压的有效组合。

（3）多巴酚丁胺：一般剂量为 2～20 μg/(kg·min)，大剂量时可使心率增快超过 10%，加剧心肌缺血。

（4）去甲肾上腺素：适用于严重低血压［收缩压＜70 mmHg（9.33 kPa）］及周围血管阻力低的患者，容量不足为相对禁忌证。最初剂量为 0.5～1.0 μg/min，根据反应调节剂量。

（5）胺碘酮：用于无效 VF 或无脉 VT，初始剂量为 300 mg，随后可追加 150 mg。

（6）利多卡因：不建议常规使用利多卡因，但是 VF 或无脉 VT 导致心搏骤停，在出现 ROSC 后，可以考虑立即开始或继续施用利多卡因。剂量为 100 mg（1～1.5 mg/kg）。若 VF 或 VT 持续存在，每隔 5～10 min 追加 0.5～0.75 mg/kg，第 1 小时内总剂量不超过 3 mg/kg。

（7）硫酸镁：用于以下情况。①电击无效的顽固性 VF、室性快速性心律失常伴有低镁血症；②尖端扭转型室速；③洋地黄中毒。初始剂量为 2 g，1～2 分钟内注射完毕，可于 10～15 分钟后重复。

（8）阿托品：用于以下情况。①心室停顿；②节律＜60 次/min 的无脉搏电活动；③血流动力学不稳定的窦性、房性或交界性心动过缓。3 mg，静脉注射 1 次。

（9）钙剂：高钾、低钙血症时使用。

（10）碳酸氢钠：pH＜7.1（碱剩余为 10 mmol/L 以下）时可考虑应用。原本就有代谢性酸中毒、高钾血症、三环类抗抑郁药过量时使用可能有益。

（11）参附注射液、生脉注射液：二者单用或者连用能更好地保护缺血后的心脏功能，维持良好的血液循环，保护心、脑、肾等重要器官功能，提高心肺复苏成功率。心肺复苏开始时 50～100 mL 静脉注射。

（三）复苏后处理（post-resuscitation care）

自主循环恢复后，应在 ICU 等场所实施以脑复苏为中心的全身支持治疗。由于心脏停搏等因素导致全身长时间的缺血，机体进入新的病理生理过程，如脑损伤、心肌功能损伤、全身性缺血-再灌注损伤、原发病对相应器官的进行性损伤等。这种病理生理状态曾被称为复苏后综合征（post-resuscitation syndrome，PRS），近来称之为心脏停搏后综合征（post-cardiac arrest syndrome，PCAS）。

1. 复苏后监测　应进行血流动力学、脑电图、脑水肿、pH 值、电解质、凝血功能及其他各器官功能的动态监测，根据监测结果调整器官支持的强度。

2. 呼吸支持　无自主呼吸或恢复不完善者应机械通气。对脑功能障碍者，应气管内插管以保障气道通畅。有肺损伤者需小潮气量通气（4～7 mL/kg）。目前有证据显示持续的高血氧分压对患者最终预后有害，主张在循环稳定后维持正常的动脉氧分压。

3. 循环支持　全脑缺血后可发生脑水肿，需更高的脑灌注压才能维持充分的脑血流，适当提高血压水平是合理的，至少不应低于患者平时的血压水平。需行有创动脉血压监测，有条件者，可在颅内压监测的导向下，维持平均动脉压为颅内压加脑灌注压（60～90 mmHg）的水平。如有心力衰竭可在血流动力学监测的引导下使用血管活性药物或机械性辅助装置增加心排血量以满足机体的需要。

4. 中枢神经系统支持　由于心搏骤停患者几乎皆有不同程度的中枢神经功能损害，且脑功能的损害程度决定患者的远期预后，故脑功能的监测和支持就显得尤为重要。

（1）减轻脑水肿：较长时间的心跳停顿，必然会出现不同程度的脑水肿，治疗脑水肿可一定程度上减轻脑细胞的继发损害。可用 20%甘露醇 0.25～0.75 g/kg，静脉快速注射，2～4 次/d，或 7.5%氯化钠 110 mL 静脉快速注射，1～2 次/d。

（2）目标温度管理（TTM）：所有在心搏骤停后恢复自主循环的昏迷（即对语言指令缺乏有意义的反应）的成年患者都应采用 TTM，目标温度选定在 32 ℃～36 ℃，并至少维持 24 小时。在 TTM 后积极预防昏迷患者发热。在恢复自主循环（ROSC）后几分钟至几小时开始实施。

（3）控制高热：心搏骤停后发热的病因学与炎症因子的启动有关，这和脓毒症类似。有研究显示较低的存活率与发热≥37.6 ℃相关。可使用退热药或使用主动降温技术将体温控制至正常。

（4）癫痫及抽搐的控制：5%～20%的心搏骤停昏迷存活者都会发生。一旦出现需立即控制。

（5）神经营养剂：心搏骤停后导致神经退行性变，可选用依达拉奉、纳洛酮等抗氧自由基；选用 1,6-二磷酸果糖、神经节苷脂等改善钙超载，减轻脑损伤。目前临床试验的数据表明在心搏骤停后用神经保护药物并不能改善预后。

5. 急性冠脉综合征处理　ROSC 后做 12 导联 ECG 检查是否有发生急性 ST 段抬高。当高度怀疑急性心肌梗死时，应立即启动针对急性心肌梗死的治疗，恢复冠状动脉灌注。不应因患者昏迷或接受亚低温疗法而延缓介入治疗。

6. 镇静、镇痛管理　对需机械通气或抑制寒战的危重患者，要考虑使用镇静及镇痛处理。

7. 血糖调整　心搏骤停后患者可发生代谢异常。对于 ROSC 者，适度控制血糖在 8～10 mmol/L 范围，避免低血糖。

8. 高压氧治疗　成功心肺复苏患者往往因缺血缺氧性脑病成为植物状态。血流动力学稳定、器官功能恢复者可应用高压氧改善脑功能。

9. 血液净化和体外血浆脂类去除技术　该系统用于缺血缺氧性脑病的治疗，它不仅可通过降低血脂水平及降低血液黏度从而达到缺血性梗死治疗中的抗凝、降纤及血液稀释目的，还能迅速有效地降低总胆固醇、低密度脂蛋白、脂蛋白（a）、甘油三酯等成分从而降低血液黏度。在改善血液流变学方面，能全面降低高切、低切血液黏度及血浆黏度，改善微循环，提高红细胞携氧能力及脑组织供氧能力，降低红细胞的聚集指数，清除自由基和炎性介质等。

10. 其他　包括感染控制、营养支持、皮肤的保护等。